VADE-MECUM

DU

MÉDECIN MOBILISÉ

RÈGLEMENTS MILITAIRES

PANSEMENTS ANTISEPTIQUES

APPAREILS ET MATÉRIEL POUR LES BLESSÉS

PAR LE

Docteur Etienne LEBLANC

MÉDECIN AU 104me TERRITORIAL

Les grandes guerres de la République et de l'Empire (1792 à 1815) ont coûté la perte de sept millions d'hommes, dont trois millions de soldats français. La guerre prochaine fera périr, dit-on, le quart des effectifs ! Quelle sera l'atténuation apportée à la mortalité par le Service de santé, proportionnellement à la perfection des engins de destruction ? ? ?

DEUXIÈME ÉDITION

GANNAT (Allier)

F. MARION, IMPRIMEUR-ÉDITEUR

GRANDE-RUE

1889

VADE-MECUM

DU

MÉDECIN MOBILISÉ

VADE-MECUM

DU

MÉDECIN MOBILISÉ

RÈGLEMENTS MILITAIRES

PANSEMENTS ANTISEPTIQUES

APPAREILS ET MATÉRIEL POUR LES BLESSÉS

PAR LE

Docteur Etienne LEBLANC

MÉDECIN AU 104me TERRITORIAL

> Les grandes guerres de la République et de l'Empire (1792 à 1815) ont coûté la perte de sept millions d'hommes, dont trois millions de soldats français. La guerre prochaine fera périr, dit-on, le quart des effectifs ! Quelle sera l'atténuation apportée à la mortalité par le Service de santé, proportionnellement à la perfection des engins de destruction ? ? ?

DEUXIÈME ÉDITION

GANNAT (Allier)

F. MARION, IMPRIMEUR-ÉDITEUR

GRANDE-RUE

1889

A M. DUCHAUSSOY,

PROFESSEUR AGRÉGÉ DE LA FACULTÉ DE MÉDECINE
DE PARIS,
CHIRURGIEN DES HOPITAUX,
FONDATEUR DE L'ASSOCIATION DES DAMES FRANÇAISES
POUR SECOURS AUX BLESSÉS.

HOMMAGE RESPECTUEUX DE L'AUTEUR

PRÉFACE

Je n'ai pas la prétention de présenter un recueil de médecine militaire. Je me suis borné à réunir, en un petit manuel, les renseignements principaux qui peuvent être utiles, à un moment donné, au médecin civil devenu subitement médecin militaire par suite de la mobilisation. Je crois avoir fait œuvre de bonne confraternité en condensant, en quelques pages, de nombreuses recherches dans les journaux de médecine, monographies, et volumineux traités que l'on n'aurait ni la facilité, ni le loisir de consulter au moment d'une déclaration de guerre.

Nous ne saurions néanmoins assez engager le médecin mobilisé à se constituer une petite bibliothèque facile à loger dans le coin d'une malle : l'*Aide-Mémoire,* de Corlieu ; le *Nouveau formulaire,* de Dujardin-Beaumetz ; *la Chirurgie de guerre,* d'Heydenreich, professeur à la Faculté de Nancy. L'intéressante monographie de M. Weiss, sur les pansements antiseptiques. *La médecine opératoire,* d'A. Guérin. Ces ouvrages rendront de grands services pour ceux d'entre nous qui seront attachés à une ambulance sédentaire. Mais le médecin des postes de secours et des ambulances de première ligne, n'aura guère le temps de feuilleter un volume ; sa préparation doit être faite en temps de paix ; un court memento seul, peut être le compagnon de ses étapes sous le feu de l'ennemi.

E. Leblanc.

AVANT-PROPOS

Percy est généralement considéré comme le père de la chirurgie militaire ; mais modeste et réservé, peut-être n'a-t-il pas obtenu dans l'opinion publique la haute situation qui lui revenait de droit. Chirurgien en chef des armées de la Moselle et du Rhin, il créa le corps des chirurgiens mobiles chargés d'opérer sur le champ de bataille, et dont un des plus brillant généraux de la République, Lecourbe, a dit : « Les soldats les vénère et se console lorsqu'il est blessé, parceque les premiers secours lui sont donnés avec une rapidité surprenante. » C'est encore Percy qui, devançant son temps de plus de soixante-dix années, proposa à Moreau de faire neutraliser le personnel et le matériel des ambulances. Moreau écrivit à ce sujet au général en chef de l'armée autrichienne. Il ne reçut pas de réponse. Enfin, c'est Percy qui le premier en Espagne, organisa à ses frais, dit-on, des compagnies d'infirmiers militaires. Percy, tout autant que les autres *illustrations militaires*, eut pour devise : « Pro Patria ». Mourir pour la Patrie, en effet, n'est pas la seule forme du patriotisme. On doit être patriote sous tous les habits, et en temps de paix tout aussi bien qu'en temps de guerre. Le dévouement civique même doit prendre toute la vie du citoyen et à ce titre l'emporter sur l'héroïsme militaire. En un mot, le patriotisme est une vertu de longue haleine, et l'on aime sa patrie en travaillant journellement pour sauver la vie de ses concitoyens, non moins qu'en se sacrifiant momentanément pour sa défense.

PREMIÈRE PARTIE

CHAPITRE I

Bien que l'exercice de la médecine civile doive être réservé exclusivement aux médecins civils, l'ancienne distinction en médecins civils et médecins militaires n'existe plus.

Tous les médecins de 20 à 45 ans étant soumis aux lois militaires, peuvent et doivent être pourvus de fonctions militaires dans le corps de santé, armée active, réserve de l'armée active, armée territoriale et sa réserve.

L'éloge des médecins militaires n'est plus à faire : Percy, Larrey, Baudens, Chenu, Lévy, Sédillot, etc. sont leurs gloires et celles de la médecine française.

Au nouveau contingent de médecins militaires de la réserve et de l'armée territoriale, nous citerons avec orgueil le discours de M. le député Steeg :

— « Messieurs, au nom du peuple immense des patients, de tous ceux qui ont recours à vos soins, de la multitude qui est sûre de vous trouver nuit et jour à son service, je porte un toast à cet admirable corps médical, dont on ne saurait trop vanter la science, le dévouement et le courage.

« Vous êtes tous, par profession, par devoir et par goût, des hommes de science. Où trouver ailleurs une corporation aussi nombreuse, tout entière penchée sur l'étude de la nature, livrée à l'observation exacte et scrupuleuse des secrets les plus difficiles de la science. Vous ne vous livrez pas à des hypothèses, vous ne bâtissez que des images; si vous êtes aux prises avec la réalité, vous fondez votre savoir sur l'expérience. Vos devoirs professionnels font un savant du plus modeste médecin de village.

« Et ce corps de savants est en même temps un corps de vaillants. Certes, je sais ce que nous devons de reconnaissance et d'admiration à notre armée. Je sais que tous, officiers et soldats, sont prêts à verser leur sang pour la Patrie dans les terribles luttes de l'avenir. Mais vous, médecins, vous êtes aussi des soldats, et les champs de bataille où vous vous dépensez, où vous prodiguez votre courage, où vous exposez votre vie, ces champs de bataille sont toujours et partout ouverts. A toutes les heures du jour et de la nuit, pour les besognes les plus difficiles, les plus répugnantes, les plus dangereuses, vous êtes toujours prêts, et il est grand, trop grand hélas, le nombre des victimes héroïques de votre noble et généreuse profession. Vous avez vos héros, vous avez vos martyrs, et vous êtes tous, à chaque heure de votre existence exposés à payer de votre vie votre dévouement. Nul de vous, en sortant de chez lui, ne sait s'il n'y rentrera pas en apportant un germe de mort qu'il aura pris au chevet de ses malades.

« Et vous faites cela tranquillement, sans fracas, avec désintéressement, avec bonne humeur, aussi bien dans nos riches cités que dans nos campagnes les plus reculées et les plus pauvres.

« Messieurs, je ne veux pas blesser votre modestie : je veux rendre hommage à la vérité. Je m'arrête, et je porte un toast, au nom de l'humanité reconnaissante, à ce corps médical si dignement représenté, à ce corps médical si savant, si dévoué, si désintéressé, si héroïque, si vraiment Français (Concours médical). »

CHAPITRE II

Corps de santé.

L'armée active comprend :

Des médecins auxiliaires. — Grade d'adjudant. Insignes : un galon d'adjudant. Nombre des médecins auxiliaires indéterminé.

Des médecins aides-major de 2e classe au nombre de 100. — Grade de sous-lieutenant par assimilation, un galon d'or.

Médecins aides-major de 1re classe, 250, deux galons d'or. — Assimilation au grade de lieutenant.

Médecins-majors de 2e classe, 468. trois galons d'or. — Grade capitaine.

Médecins-majors de 1re classe, 293, quatre galons d'or. — Grade commandant.

Médecins principaux de 2e classe, 45, cinq galons d'or le 2e et le 4e galon en argent. — Grade lieutenant-colonel.

Médecins principaux de 1re classe, 39, cinq galons d'or. — Grade colonel.

Médecins-inspecteurs, 9. — Grade général de brigade.

Un médecin-inspecteur genéral. — Grade général de division.

Médecins de réserves

Médecins sous-aides-major...
Médecins aides-major, 2e classe, 804.
Médecins aides-major, 1re classe, 116.
Médecins-majors, 2e classe, 8.
Médecins-majors, 1re classe, 3.
Médecins principaux, 2e classe. 1.
Médecins principaux, 1re classe, 3.

Corps de santé de l'armée territoriale.

Médecins sous-aides-major...
Médecins aides-major, 2e classe, 1,859.
— aides-major, 1re classe, 834.
— majors de 2e classe, 147.
— majors de 1re classe, 97.
— principaux, 2e classe, 16.
— principaux, 1re classe, 24.

(Annuaire 1887).

Ce qui nous donne un total général de 5,116 médecins militaires pour les deux armées. En 1870, les Allemands en ont mobilisé 7,025, avec des effectifs très inférieurs à ceux des guerres prochaines.

Les médecins civils des hôpitaux nommés au concours sont nommés médecins-majors de 2e classe.

Tarifs de la solde (guerre)

Médecin-inspecteur, par an: 12,960 francs. Solde nette sur pied de guerre, par mois: 1,080 francs, 36 francs par jour.

Médecin-principal de 1re classe, 8,892 francs par

an, 741 francs par mois, 24 francs 70 c. par jour.

Médecin principal, 2e classe, 7,308 francs par an, 609 francs par mois, 20 fr. 30 c. par jour.

Major, 1re classe, 6,156 francs par an, 513 francs par mois, 17 fr. 10 c. par jour.

Major, 2e classe, 3,708 francs par an, 309 francs par mois, 10 fr. 30 c. par jour.

Aide-major, 1re classe, 2,628 francs par an, 219 francs par mois, 7 fr. 30 c. par jour.

Aide-major, 2e classe, 2,556 francs par an, 213 francs par mois, 7 fr. 10 c. par jour.

L'armée *(Journal de l'Armée territoriale)* est une réunion de corps d'armée (en général de 3 à 5).

Le médecin-directeur de corps d'armée (en général un médecin principal de 1re classe) reçoit les ordres du médecin-inspecteur-directeur d'armée. Le directeur sanitaire du corps d'armée, est en campagne surtout, l'unité directrice essentielle; ailleurs, il n'y a guère que des organes de transmission ; c'est à lui qu'échoit la responsabilité et qu'il faut l'initiative pour l'installation, le relèvement et la mobilité sanitaires, la prophylaxie épidémique, les réapprovisionnements, réquisitions, improvisations de matériel. Il tient les contrôles et livrets matricules du personnel, un journal des marches et opérations (Modèle n° 1) et un carnet de correspondance.

Dans la guerre de sécession, l'armée américaine qui ne dépassa guère 800,000 hommes, eut 6,057 médecins pour le service de ses ambulances et de ses hôpitaux ; ce chiffre de 6,000 médecins est bon à noter. En 1794, la République Française, avec des armées à peu près aussi nombreuses que celles de l'Union, eut un corps de santé composé de 8,000 médecins de tout grade.

Heureusement que cette lacune a été en partie comblée par la création et l'organisation de deux puissantes sociétés de secours aux blessés et malades militaires : « l'Association des Dames françaises » et les « Sociétés de la Croix-Rouge ou des Femmes de France ».

Le ministre de la guerre a donné les plus grandes facilités pour le recrutement du personnel sanitaire de ces sociétés auxiliaires du corps de santé militaire.

Note relative aux militaires de la réserve de l'armée territoriale, qui peuvent être autorisés à faire partie du personnel des Sociétés françaises de la Croix-Rouge. — Direction du service de santé, hôpitaux.

Conformément aux prescriptions des décrets des 3 juillet 1884 (art. 4), 16 novembre 1886 et 21 novembre 1886 (art. 6), portant réglement sur le fonctionnement général des Sociétés françaises de la Croix-Rouge, les hommes appartenant à la réserve de l'armée territoriale peuvent exceptionnellement, sur des autorisations nominatives délivrées par le ministre de la guerre, être admis à faire partie du personnel employé par ces Sociétés. Ces autorisations sont valables, même en cas d'appel de la classe à laquelle appartiennent ces militaires.

Le ministre de la guerre a décidé que, dorénavant, ces autorisations seront soumises aux formalités suivantes :

1° A l'appui de leur demande, les délégués régionaux adresseront au directeur du service de santé de leur région, pour chaque formation sanitaire, un état nominatif des hommes appartenant à la réserve de l'armée territoriale qu'ils désirent employer ;

2° Le directeur du service de santé transmettra ces pièces au général commandant le corps d'armée, qui les adressera au Ministre (direction du service de santé), après les avoir annotées ;

3° Le général commandant le corps d'armée donnera avis de la décision du ministre au directeur du service de santé, qui la fera connaître au délégué régional.

Si cette décision est favorable, le général commandant le corps d'armée donnera aux commandants des bureaux de recrutements, les ordres nécessaires pour que les intéressés qui n'appartiendraient pas aux sections d'infirmiers soient versés à la section territoriale d'infirmiers du corps d'armée, et qu'on inscrive sur les divers contrôles et sur les livrets individuels de tous ces militaires, l'affectation à la.... section territoriale d'infirmiers militaires, suivie de la mention : « mis à la disposition de la... pour être employé à... ».

Le commandant de la section porte les mêmes indications sur les pièces matricules.

L'ordre de route sera libellé de manière que les hommes rejoignent le lieu où ils doivent être employés, le deuxième jour de la mobilisation, avant midi ;

4° En cas de mobilisation, le chef de chaque formation sanitaire adressera le 1er de chaque mois, au directeur du service de santé, par l'entremise du délégué régional, la situation nominative des hommes de la réserve de l'armée territoriale mis à sa disposition.

En outre, dès qu'une mutation se produira, elle sera communiquée de la même façon et d'urgence, au directeur du service de santé, pour être transmise par lui au commandant de la section;

5° Les militaires mis à la disposition des Sociétés françaises de la Croix-Rouge, dont la conduite laisserait à désirer, seraient signalés au directeur du service de santé, qui pourrait proposer au général commandant le corps d'armée, de demander au ministre de retirer l'autorisation accordée à ces hommes de faire partie du personnel des dites Sociétés.

Si cette autorisation est retirée, le général commandant le corps d'armée fera connaître la décision du ministre au commandant du bureau de recrutement intéressé, au commandant de la section territoriale d'infirmiers, et au directeur du service de santé, qui sera chargé d'en aviser le délégué régional.

Le commandant de recrutement prendra immédiatement les mesures pour que ces militaires, qui resteront affectés à la section territoriale d'infirmiers, quelle qu'ait été leur arme d'origine, soient soumis aux obligations imposées aux hommes de leur classe.

En outre, M. le secrétaire-général, fondateur de « l'Association des Dames françaises », le docteur Duchaussoy, professeur agrégé de la faculté de Paris, adressait à tous les médecins de France, la circulaire suivante :

« Monsieur le Docteur, (1887)

« Monsieur le Ministre de la guerre nous demande d'assurer, dès maintenant, le service médical et pharmaceutique des hôpitaux auxiliaires que l'Association des Dames françaises pourrait établir en cas de guerre.

« Pour faciliter cette organisation, le décret du 16 novembre 1886 nous autorise à demander la collaboration de médecins, de pharmaciens, de comptables et d'infirmiers, même s'ils font partie de la réserve de l'armée territoriale, en ajoutant que les personnes ainsi employées dans les formations sanitaires de l'Association et autorisées à cet effet, par le Ministre de la guerre, resteraient attachées à ces emplois, même en cas de mobilisation de la classe à laquelle elles appartiennent.

« Dans ces conditions, nous venons vous demander, Monsieur le docteur, si vous voulez être attaché à l'une de ces formations sanitaires dans votre voisinage.

« En donnant votre patriotique concours à notre grande œuvre d'humanité, vous voudrez bien nous faire connaître très exactement votre nom, prénom, date de naissance, domicile, et nous indiquer le service que vous préférez : médecine, chirurgie, administration et direction d'ambulance, afin que nous puissions vous proposer à l'acceptation de Monsieur le Ministre de la guerre.

« Si nos propositions sont agréées, nous vous demanderons ensuite, de nous désigner quelques hommes pour faire le service d'infirmiers dans nos hôpitaux auxiliaires ; ces hommes seraient employés dans votre région militaire.

« Nous vous prions enfin de communiquer cette lettre aux médecins et pharmaciens avec lesquels vous êtes en relations, en vous rappelant que nous pouvons employer à secourir les victimes de la guerre tout citoyen français âgé de plus de 40 ans, ou ceux qui ont de 35 à 40 ans et font partie de la réserve de l'armée territoriale, à la condition, pour ces derniers, d'être agréés par le Ministre de la guerre. »

Extrait du réglement relatif aux médecins et aux pharmaciens auxiliaires.

Le Ministre de la guerre a arrêté les dispositions suivantes :

Article premier. — Le recensement des officiers de santé, des pharmaciens de 2e classe et des étudiants en médecine possédant douze inscriptions valables pour le doctorat, s'opère d'une manière permanente, au moyen de l'envoi régulier au Ministre de la guerre, par les soins des secrétaires des Facultés, Ecoles supérieures de pharmacie et des Ecoles de plein exercice et préparatoires de médecine et de pharmacie, de bulletins individuels certifiant l'obtention du diplôme pour les officiers de santé et les pharmaciens de 2e classe, et la prise de douze inscriptions pour les étudiants en médecine.

Ces bulletins individuels sont envoyés par le Ministre aux généraux commandant les corps d'armée dans lesquels est situé le domicile des dits officiers de santé, pharmaciens de 2e classe et étudiants en médecine.

Art. 2. — Les généraux commandant les corps d'armée font faire, après constatation de la situation des intéressés au point de vue du recrutement, une enquête relative à leur honorabilité. Les candidats devront fournir un extrait de leur casier judiciaire, qui sera joint au résultat de l'enquête. Les commandants de corps d'armée transmettent aux directeurs du service de santé tous les bulletins individuels précités, moins ceux qui rentrent dans une des catégories visées par l'art. 5 ci-après.

Art. 3. — Au moyen de ces documents, les directeurs du service de santé établissent et adressent aux généraux commandant les corps d'armée, une liste de propositions pour l'emploi de médecin et de pharmacien auxiliaires, comprenant les officiers de santé, les pharmaciens de 2e classe et les étudiants en médecine possédant douze inscriptions pour le doctorat, ayant subi avec succès l'examen d'aptitude prévu par l'article 2 du 5 juin 1883, modifié par le décret du 23 mars 1887. Sur cette liste, les directeurs proposent à l'affectation qui leur paraît devoir être donnée aux candidats en se basant sur leur aptitude.

Art. 4. — Les candidats régulièrement présentés par les directeurs du service de santé sont nommés par les généraux commandant les corps d'armée, qui les affectent, suivant les besoins, soit aux régiments, soit aux sections d'infirmiers. Il ne leur est pas délivré de lettres de nomination.

Lorsque, dans un corps d'armée tous les emplois de médecin ou de pharmacien auxiliaires sont occupés, les nouveaux promus sont placés à la suite et affectés aux sections d'infirmiers.

Les médecins et pharmaciens auxiliaires ainsi mis à la suite peuvent être, par décision du Ministre, versés dans un autre corps d'armée où le recrutement de ces auxiliaires est insuffisant. Dans ce cas, ils sont, suivant les besoins, affectés aux régiments ou aux sections d'infirmiers.

Art. 5. — Ne peuvent être nommés à l'emploi de médecin ou de pharmacien auxiliaires :

1° Les candidats à qui l'enquête prescrite par l'article 2 ci-dessus a été défavorable ;

2° Ceux qui ont été l'objet d'une des condamnation visées à l'article 1er du décret 31 août 1878, portant réglement sur l'état des officiers de réserve et de l'armée territoriale ;

3° Ceux qui ont été déclarés en état de faillite ;

4° Ceux qui, après avoir été reconnus bons pour

le service par les conseils de révisions, ont été réformés par les commissions spéciales de réforme.

Art. 6. — Les commandants des bureaux de recrutement prennent les mesures nécessaires pour que les officiers de santé, les pharmaciens de 2e classe et les étudiants en médecine qui ont été l'objet de ces nominations soient désaffectés des corps pour lesquels ils avaient été désignés en cas de mobilisation et affectés aux régiments ou à la section à laquelle ils sont rattachés ; ils se font remettre sans retard par les intéressés, les livrets individuels dont ceux-ci sont porteurs, y inscrivent d'une manière apparente la mention de nomination et modifient, en conséquence, l'ordre de route. Les livrets individuels sont ensuite rendus aux intéressés.

Lorsque les médecins et pharmaciens auxiliaires de réserve sont affectés à un corps alimenté en réservistes par la subdivision de région où ils sont domiciliés, ils se mobilisent dans les mêmes conditions que les réservistes affectés à ce corps.

Dans tous les autres cas, ils rejoignent directement leur lieu de mobilisation où ils doivent être rendus le jour de la mobilisation. A cet effet, les commandants de bureau de recrutement déterminent eux-mêmes, s'il y a lieu, le jour et l'heure auxquels les intéressés devront se présenter à la gare d'embarquement.

Art. 7. — En temps de paix, les médecins et les pharmaciens auxiliaires sont soumis aux mêmes obligations que les hommes de troupe en ce qui concerne les changements de domicile et de résidence.

En ce qui concerne les convocations pour les exercices et manœuvres en temps de paix, ils sont soumis aux mêmes obligations que les hommes de leur classe et de leur corps d'affectation.

Art. 8. — Chaque année, du 15 au 30 novembre, les médecins et les pharmaciens auxiliaires qui passent dans l'armée territoriale le 1er juillet suivant doivent déposer leur livret à la mairie ou à la gendarmerie de leur résidence.

Les livrets individuels sont transmis, du 1er au 15 janvier, par la gendarmerie aux commandants des bureaux de recrutement, qui signalent aux généraux commandant les corps d'armée les médecins et pharmaciens auxiliaires appelés à passer dans l'armée territoriale pendant l'année courante.

Il est procédé d'une manière identique pour les médecins et les pharmaciens auxiliaires dont le passage dans l'armée territoriale peut être devancé, par suite d'engagement conditionnel ou de toute autre cause.

Après leur affectation dans l'armée territoriale, les livrets individuels sont rendus aux intéressés.

Art. 9. — Au moment de leur passage dans l'armée territoriale, les médecins et pharmaciens auxiliaires sont, par les soins des généraux commandant les corps d'armée, nommés médecins et pharmaciens auxiliaires de l'armée territoriale, et ils reçoivent, s'il y a lieu, nouvelle affectation.

Les médecins et pharmaciens de l'armée territoriale auxiliaires, affectés à un corps territorial alimenté par la subdivision de région de leur domicile se mobilisent dans les mêmes conditions que les hommes de la dite subdivision affectés à ce corps. Dans tous les autres cas, ce personnel devra être rendu à sa première destination (corps ou bureau de recrutement) au jour fixé par les soins du général commandant le corps d'armée qui possède ou reçoit les médecins ou pharmaciens auxiliaires.

Les médecins et pharmaciens auxiliaires de l'armée territoriale qui sont en excédant des formations sanitaires de leur région, sont placés à la suite et affectés à la section territoriale d'infirmiers militaires du corps d'armée. Le ministre peut les mettre à la disposition des généraux commandant la région où le recrutement de ce personnel est insuffisant.

Art. 10 — Le médecin ou le pharmacien auxiliaire qui a accompli dans l'armée active, dans la réserve de l'armée active et dans l'armée territoriale, les vingt années de service imposées par la loi sur le recrutement, est rayé de droit.

Art. 11 — Le général commandant le corps d'armée peut, sur le rapport du directeur du service de santé, et dans les conditions déterminées par l'article 125 de l'instruction ministérielle, retirer leur emploi aux médecins et pharmaciens auxiliaires. A cet effet, le rapport du commandant de gendarmerie est transmis au directeur du service de santé.

Art. 12. — Les médecins et pharmaciens auxiliaires peuvent, par convenance personnel, renoncer à l'emploi dont ils ont été pourvus. Il sont alors tenus d'adresser cette renonciation au directeur du service de santé du corps d'armée auquel ils ont été affectés.

La direction du service de santé, en soumettant cette offre de renonciation au général commandant le corps d'armée, lui fait connaître avec son avis, les motifs invoqués par l'intéressé. Si le général accepte cette renonciation, il en prévient le Ministre, le directeur du service de santé et le commandant du bureau de recrutement d'où dépend l'intéressé.

Art. 13. — Ceux à qui leur emploi aurait été retiré seraient considérés comme simples soldats et resteraient soumis aux obligations imposées aux hommes de la classe à laquelle ils appartiennent.

Il en sera de même de ceux qui renonceront volontairement à l'emploi de médecin ou de pharmacien auxiliaire et même titulaire (réserve de l'armée active et armée territoriale).

Art. 14. — Au point de vue de la discipline générale les médecins et pharmaciens auxiliaires sont soumis à toutes les règles de la hiérarchie militaire.

Art. 15. — Leur rang, leur solde est la même que celui et celle des adjudants élèves d'administration des hôpitaux.

Art. 16. — Les médecins et pharmaciens auxiliaires sont autorisés, s'ils s'habillent à leurs frais, à porter la tenue des adjudants sous-officiers des corps auxquels ils sont affectés, ou celle des adjudants élèves d'administration, s'ils sont rattachés à sections d'infirmiers.

Art. 17. — Les examens que doivent subir les candidats portent sur les matières suivantes :

Notions sur l'organisation générale de l'armée, la discipline et la hiérarchie militaire.

Notions sur l'organisation du service de santé à l'intérieur (réglement du 28 décembre 1883).

Notions sur l'organisation du service de santé en campagne (réglement du 25 août 1884).

Fonctionnement des infirmeries régimentaires, composition des sacs et sacoches d'ambulance, voitures médicales régimentaires.

Infirmiers et brancardiers régimentaires, postes de secours (Manuels de 1882 : hôpitaux militaires), secours à donner aux blessés sur le champ de bataille, bandages et appareils improvisés, relèvement et transport des blessés, voitures et brancards improvisés.

Composition et fonctionnement des ambulances et hôpitaux de campagne, hôpitaux d'évacuation, trains d'évacuation, infirmeries, Convention de Genève.

Art. 18. — Après la prise de la douzième inscription, les étudiants en médecine doivent demander à prendre part à ces examens par une lettre adressée au directeur du service de santé du corps d'armée où ils résident.

Ils font connaître dans cette lettre d'une manière précise, leur nom et prénoms et l'adresse à laquelle la convocation doit leur être adressée par le directeur du service de santé. Tant qu'ils n'ont pas subi ces examens avec succès, ils ne peuvent être nommés à l'emploi de médecin auxiliaire ; ils conservent leur position militaire antérieure et continuent à faire partie de leurs corps respectifs.

Ceux qui ne demandent pas à prendre part aux examens reçoivent d'office une convocation à leur domicile.

S'ils ne répondent pas à cette convocation, ils ne peuvent prétendre à passer ultérieurement l'examen que s'ils justifient des motifs légitimes les ayant empêchés de se rendre à cette convocation.

L'examen aura lieu chaque année au commencement de décembre.

Afin de préparer les candidats à cet examen, les généraux commandants les corps d'armée pourront, sur la proposition du directeur du service de santé, faire faire chaque année, au mois de décembre, par un médecin militaire, des leçons sur les matières du programme.

Art. 19. — Les examens sont passés devant un jury composé d'un médecin-major de 1re classe, président, et deux médecins-majors de 2e classe.

Ils ont lieu dans chaque ville, siége de Faculté ou d'École de médecine.

Les membres du jury sont désignés par MM. les

généraux commandants de corps d'armée, sur la proposition des directeurs de service de santé.

Les examens terminés, le président du jury remet à chaque candidat reçu un certificat, et adresse aux directeurs du service de santé la liste nominative des candidats admis. Les étudiants en médecine joindront ce certificat à leur demande lorsque, reçus docteurs en médecine, ils se mettront en instance pour être nommés aides-major de réserve ou de l'armée territoriale.

CHAPITRE III

Le journal *L'armée territoriale* a publié sous le titre d'aide mémoire de guerre des officiers du corps de santé militaire, une série d'articles du docteur Chassagne d'une grande utilité pratique et que nous reproduirons souvent pour les renseignements nécessaires au médecin mobilisé.

Dès l'affichage de l'ordre de mobilisation, tout officier du corps de santé de réserve ou de l'armée territoriale se rend avec sa lettre d'avis soit à l'intendance ou bureau de recrutement ; on lui remet un ordre de mouvement rapide (de couleur violette pour les isolés), auquel sont fixés des bons de chemins de fer qui ne doivent en être détachés qu'aux guichets des gares ; présentés sans leur souche, ils seraient refusés.

Le plus pratique pour arriver dans le délai de la lettre d'avis à la ville de concentration sous pénalité du code de justice militaire, est de prendre un ticket militaire de 1re classe, 1/4 de place, qui sera remboursé à l'arrivée par l'intendance.

Dès l'arrivée, l'officier entre en solde, est pourvu de cheval (dont le livret est remis au détenteur), d'ordonnance (pris au corps pour les médecins régimentaires, parmi les infirmiers pour les formations sanitaires), de brassards, cartes, billets de logement chez l'habitant (à la mairie) pour trois jours pleins ; on touchera l'entrée en campagne.

L'entrée en campagne est de 1,500 francs pour médecin principal de 1re classe, de 1,200 francs pour médecin principal de 2e classe, 1,000 francs pour médecin-major de 1re classe, 700 francs pour médecin-major de 2e classe, 500 francs pour medecins-aides-major de 1re et de 2e classe.

Dès l'arrivée (art. 3 du réglement sur le service des places), l'officier se présente dans les bureaux du commandant d'armes, on lui donne l'adresse du directeur du service de santé du corps d'armée, du médecin divisionnaire, du médecin-chef d'hôpital ou de régiment auquel il doit se présenter ; il en reçoit une affectation et entre en service.

Visites au général, colonel, commandant, médecin-chef.

Les visites se font en tenue de campagne (képi, dolman avec pattes d'épaules noires, culotte de cheval, bottes) ces visites sont faites dans l'après-midi de l'arrivée ou au plus tard le lendemain.

La tenue doit être possédée en double : dolman, pantalon, gilet, képi. Nous conseillons de choisir un drap cuir laine, drap dit d'adjudant, c'est le plus solide et le mieux résistant à la pluie, en temps de guerre ou de stage. Il est indispensable d'avoir au moins un manteau-pélerine avec capuchon, manteau dit de cheval en drap épais doublé extérieurement d'un tissu imperméable. Pour l'hiver, il serait avantageux de posséder une capote d'officier doublée intérieurement en flanelle ou doublure de laine avec capuchon. Il sera d'une bonne précaution de posséder une solide chaussure.

On ne saurait trop insister sur l'avantage pratique qu'il y a d'arriver, avec son uniforme, ses armes, sa sacoche, son couvert (timbale, fourchette, cuiller), une couverture de voyage caoutchoutée, son harnachement (bride d'ordonnance, avec licol, selle an-anglaise avec paire de sacoches sur le pommeau, bissac sur le troussequin).

En temps de mobilisation, la caisse à bagages surtout sera introuvable en raison de ses dimensions et de sa légèreté insolites, elle pèse vide 5 kilos, elle a 67 centimètres de long sur 32 de large et 25 de hauteur. Une caisse tout autre ne serait pas reçue à transport.

Les cantines à vivres d'un poids de 31 à 34 kilos pour 4 ou 5 officiers, elles sont fournies par l'administration. Les bons de vivres sont établis tous les 4 jours par le fourrier comme les bons de fourrage ou chauffage; l'officier-payeur au régiment, et l'officier-comptable de formation sanitaire se charge ordinairement des fonctions de chef de popote centralisateur.

La solde mensuelle est payée à mois échu; en souscrivant des délégations à l'intendance de départ ou d'arrivée, l'officier peut déléguer à sa famille 1/4 de la solde du grade.

La table du médecin-major de 1re classe est celle du colonel. Celle du médecin de bataillon, un médecin-major de 2e classe, ou un aide-major 1re classe est celle du chef de bataillon. En formation sanitaire, ambulance, hôpital de campagne, d'évacuation, etc., il sera pratique de faire table commune, le nombre des officiers étant restreint et cette réunion quotidienne donnant lieu à d'utiles communications de service.

L'entrée en campagne est acquittée le 2e jour de la mobilisation.

L'indemnité pour chevaux tués à l'ennemi n'est que de 450 francs et fort peu représentative de la valeur réelle.

La ration de vivres de campagne est de: pain 750 grammes, viande fraiche ou bœuf salé 300 grammes, café 16 grammes, sucre 21 grammes, vins 25 centilitres.

La ration de fourrages (par chevaux arabes monture ou des médecins), note ministérielle du 17 août 1887, est d'avoine 4 kilos 500, foin 3 kilos, paille 2 kilos.

Les pensions des veuves et orphelins de médecins tués à l'ennemi, ou morts en service par suite de maladies contagieuses ou épidémiques, pensions qui en cas de décès de la veuve se continueront aux enfants jusqu'à la majorité du plus jeune. Ces pensions sont pour les médecins blessés et infirmes par suite de faits de guerre: de 7,200 fr. pour médecin principal de 1re classe, 6,000 fr. pour médecin principal 2e classe, 4,800 fr. pour médecin-major 1re classe, 3,960 fr. pour major 2e classe, 3,000 fr. pour aide-major 1re classe, 2,760 fr. pour aide-major 2e classe, maximum, elles peuvent être moindres d'un tiers au minimum.

Les pensions minimum, pour veuves et orphelins, pour grades de la hiérarchie, sont: 2,000 francs, 1,667, 1,333, 1,100, 850, 787, pour les six échelons du corps de santé.

En 1887 on a promulgué une loi relative à la proportion de nominations à faire annuellement, en temps de paix, dans la Légion d'honneur, parmi les militaires de l'armée territoriale (personnel non soldé).

Le Sénat et la Chambre des députés ont adopté. Le Président de la République promulgue la loi dont la teneur suit :

Art. 1er. — Le contingent annuel de décorations de la Légion d'honneur et de médailles militaires à attribuer à l'armée territoriale (personnel non soldé) et à la réserve de l'armée active est fixé ainsi qu'il suit :

8 croix d'officiers.

24 croix de chevaliers.

20 médailles militaires.

Ce nombre de croix et de médailles militaires est mis à la disposition du département de la Guerre, en plus de celui déterminé pour ce département, d'après la répartition faite semestriellement, au prorata du nombre des extinctions, en exécution des lois des 25 juillet 1873 et 10 juin 1879.

Dans cette répartition ne seront pas comprises les extinctions provenant des décorations accordées en vertu de la présente loi. Ces croix et ces médailles militaires ne seront accordées que pour des services militaires et dans les conditions déterminées par le décret organique sur la Légion d'honneur du 16 mars 1852

Art. 2. Les croix et les médailles décernées en temps de paix en dehors de l'armée active ne donnent droit à aucun traitement.

CHAPITRE IV.

Le Ministre de la guerre a décrété le rétablissement du port de la giberne rouge (cette giberne renferme une trousse de poche au complet, un écheveau de fil de soie pour ligature et papier avec crayon), signe distinctif du corps de santé en campagne. La giberne rouge devra être portée en tenue réglementaire quand le médecin promu, se présentera pour sa visite officielle à chaque promotion devant son supérieur hiérarchique, le directeur du service de santé du corps d'armée, même en temps de paix.

La giberne rouge a été rendue obligatoire par suite de réclamations des commandants de corps d'armée. Dans plusieurs circonstances critiques, par suite de la similitude d'uniforme, le concours de médecins militaires n'avait pu être obtenu immédiatement.

Service régimentaire

Le Dr Chassagne a parfaitement exposé ce service dans son *Aide-Mémoire*. A l'arrivée des hommes, les médecins territoriaux devront visiter, se préoccuper des cas de réforme. Le gros des infirmes est arrêté à la visite de mise en route, mais l'expérience montre qu'à tout appel bien des cas arrivent jusqu'à la caserne. Il faut visiter ces infirmes, ces non-valeurs avant l'habillement.

Les non-valeurs seront présentées ensuite à la commission de réforme; en cas de départ précipité, ces hommes seront versés non habillés au petit dépôt et utilisés, jusqu'au renvoi dans leurs foyers, pour les corvées de quartier.

Tout le régiment sera revacciné et sur les résultats constatés un rapport sera adressé au directeur de santé territorial du corps d'armée.

1° Dans les marches d'épreuves, défilés, le médecin y prendra sa place de marche (ou en colonne) la même que pour les marches de guerre.

2° Place de revue (ou en bataille) à 20 pas derrière la gauche du bataillon, les infirmiers à 4 pas plus en arrière.

3° Place de défilé : Les médecins réunis sur un rang à six pas en arrière de la dernière compagnie, à 4 pas en avant des médecins auxiliaires, ceux-ci à égale distance des infirmiers.

Pour l'artillerie et la cavalerie, à la droite des vétérinaires, à 4 pas en arrière du dernier peloton ou caisson, les porte-sacoches derrière eux.

Le service médical régimentaire se divise en :

1° Service extérieur ou accidentel (aide-major), marches, tir à la cible, baignades, appels à la caserne de jour ou de nuit pour accidents.

2° Service intérieur ou à la caserne (médical et bureau) fait par le médecin-major chef de service. La partie la plus importante de ce service est la visite des malades à l'infirmerie.

L'infirmerie régimentaire est instituée pour traiter au corps les maladies n'exigeant pas l'hospitalisation.

Il y a une infirmerie par régiment et avec mêmes devoirs, registres, états et correspondance par bataillon ou par deux escadrons détachés.

Personnel d'exécution : un maréchal des logis dans l'artillerie, un caporal ou brigadier pour infanterie et cavalerie, responsables de la discipline et de l'exécution technique avec un infirmier porte-sac par bataillon.

L'adjudant de semaine fait au moins une visite par jour à l'infirmerie, et inopinément des contre-appels de nuit qui ne restent pas toujours sans résultats.

Matériel. — Le matériel peut être divisé en : 1° Matériel de pied de guerre ou de mobilisation, chargement des trois voitures médicales régimentaires, plus un rouleau de secours par bataillon suivant le régiment en toute marche de paix ou de guerre.

2° Matériel du pied de paix ou de garnison. Le sac d'ambulance (havre-sac modèle 1882 avec deux cartouchières à passants métalliques aménagées en cartouchières médicales (iodoforme, acide phénique, suif, quinine, etc.).

La visite se fait le matin à l'heure fixée par le colonel du régiment.

A cette visite, les sergents, porteurs du cahier de visites avec renseignements, amènent les malades de leur compagnie. Les malades sont classés en ceux exempts de tout service, de marche militaire, entrés à l'infirmerie, admis d'urgence à l'hôpital.

Maladies militaires habituelles

Hiver. — Fièvres éruptives, angine, bronchite, pleurésie, pneumonie, rhumastismes, érysipèle, etc.

Eté. — Diarrhée, embarras gastrique, fièvre typhoïde, dysenterie, cholérine, affections diverses, insolations, etc.

Excoriations, furoncles, eczémas, panaris, contusions, vénériens, etc.

Le casernement de l'infirmerie comprend en général : une salle de visite, une tisanerie, deux ou trois salles de malades séparés ou blessés, fiévreux, vénériens, une salle de bains et une salle de convalescents.

CHAPITRE V

Formulaire des maladies militaires habituelles. — Modifications de la thérapeutique récente.

Fièvres éruptives. — Isolement, phénate d'ammoniaque, salicylate de soude, iodoforme, quinine en injections hypodermiques. Lotions chaudes sur la peau avec décoction d'espèces aromatiques additionnée de teinture d'eucalyptus. Bains additionnés d'espèces diaphorétiques en certaines circonstances déterminées. Dans variole, badigeonnage du visage avec vaseline iodoformée.

Angine. — Formulaire très-variable selon les cas; on aura à voir si l'angine est simplement inflammatoire ou de nature infectieuse.

Surveiller avec soin dans les camps et ambulances, hôpitaux, etc.

En général, la diphtérie débute par une plaque sur les amygdales avec engorgement ganglionnaire ; la diphtérie gagne rapidement le voile du palais qui s'infiltre en totalité ; parfois la luette acquiert le volume du pouce et finalement les fosses nasales sont envahies. A la suite, on observe toutes les variétés possibles de paralysie diphtéritique ; celle du voile du palais avec ses conséquences désagréables ne fait presque jamais défaut. On a observé du strabisme, la paralysie des paupières, des muscles du cou, de la paraplégie, des phénomènes vertigineux. L'albuminerie est fréquente ; elle cesse avec la disparition des fausses membranes. Comme traitement, outre les toniques et l'alimentation forcée, on emploie l'extrait oléo-résineux de cubèbe à la dose de

4 grammes dans un julep gommeux, une cuillerée toutes les heures, le sulfo-benzoate de soude, chaque soir 30 centigrammes de quinine. On touche les fausses membranes avec le perchlorure de fer à 32° ; on insuffle dans les fosses nasales, la poudre suivante :

Acide borique, une partie pour dix parties de poudre d'eucalyptus. Ou bien on fait des irrigations avec une solution de sublimé au 20/1000me. Le perchlorure de fer fait rapidement disparaître les fausses membranes qui envahissent les plaies ou les écorchures existant sur les diverses parties du corps.

Bronchites. — Médication courante, injections hypodermiques avec solution d'eucalyptol, révulsion commode avec

Huile de croton tiglium }
Teinture d'iode. . . . . } A A 10 grammes,

toujours facile à se procurer.

Pneumonie. — Bien établir et distinguer la broncho-pneumonie, pneumonie congestive spontanée et fibrineuse, pneumonie infectieuse et contagieuse.

A côté des pneumonies dans lesquelles le rôle pathogène des microbes, tels que les Cocci de Fruldlander, ne saurait être mis en doute, il en est d'autres où cette intervention s'explique moins aisément. M. Bamberger, de Vienne (Autriche), en rapporte un exemple, celui d'un individu qui, à la suite d'une chute d'un lieu élevé, et vraisemblablement d'une sorte de contusion pulmonaire vive en présenta les symptômes. (Revue de clinique et th.).

Quel est ici le rôle des microbes ? Le traumatisme constitue-t-il une condition favorable à leur invasion? Le professeur de clinique de l'Université de Vienne ne le nie pas, et cependant ne l'affirme pas non plus. Le diagnostic est d'ailleurs celui de pneumonies classiques, dans lesquelles M. Bamberger fait remarquer l'importance de l'examen des urines et en particulier de leur richesse en albumine et en chlorures.

L'albuminurie de la pneumonie dépend des modifications de la pression sanguine dans les vaisseaux du rein. Il peut exister une hypérémie rénale, et les conditions du filtre rénal deviennent celles de la maladie de Brigh aiguë. C'est une néphrite, de sorte que, dans la pneumonie comme dans les fièvres, l'albuminurie est un phénomène qui aggrave le pronostic.

La diminution des chlorures dans les urines n'est pas moins grave à ce même point de vue, et M. Bamberger a déclaré que cette gravité est en rapport direct avec l'abaissement quantitatif de ces sels. L'intervention thérapeutique consiste jusqu'à présent à combattre les symptômes, en l'absence de toute médication spécifique. Parmi ces symptômes, la fièvre est l'un des plus importants. Bien que, dans les formes normales, sa durée n'excède guère un septenaire, il n'en est pas moins utile de pouvoir la modérer si elle devient excessive et dans tous les cas de pouvoir la rendre rémittente au lieu de continue. C'est le rôle des antithermiques. Parmi eux, quels sont ceux que l'on doit préférer ?. La kairine et la thalline sont à redouter en raison de la cyanose et du collapsus qu'elles provoquent et qui motivent l'emploi du camphre, de l'éther et du vin.

L'antifébrine et l'acéto-phénétidine ne présentent pas les mêmes dangers. M. Bamberger adopte plus volontiers le second de ces médicaments qui, à la dose de 0 gr. 60 à 0 gr. 70 centigrammes, permet d'obtenir un abaissement de température de 2 à 3 degrés, provoque tout au plus quelques sueurs, mais ne conduit pas au collapsus. En tout cas, l'emploi de ces médicaments doit être combiné avec celui des toniques, car l'indication de combattre l'adynamie est formelle. M. Bamberger prescrit donc, le vin, l'éther, les préparations de camphre et autres analogues.

Contre les lésions locales, le médecin est désarmé. Contre le point de côté intense, il dispose des ventouses scarifiées, des sangsues et des vésicatoires ; et pour modifier l'expectoration, de l'ipécacuanha, du soufre doré d'antimoine, du sénéga, de l'apomorphine, et, selon la pratique de M. Bamberger, des inhalations avec une solution chargée de chlorure de sodium ou de carbonate de soude. A cela il faut ajouter le régime diétique au moyen des aliments liquides.

Pleurésies. — Médication courante; purgatifs, diaphorétiques, vésicatoires repetés, badigeonnages avec teinture d'iode iodurée, emmaillotement avec ouate iodoformée. Pilocarpine en injections hypodermiques. Iodoforme, iodure de potassium en ingestion, en injections hypodermiques.

Quant on a fait le traitement précédent et que la pleurésie est caractérisée par un épanchement considérable ou purulent, le malade présente souvent l'état suivant : le malade devient violacé, la voussure thoracique est très accentuée, le pouls devient inégal, très rapide, la syncope est imminente, il est urgent et souvent même très en retard de pratiquer la thoracentèse, malgré les risques de mort subite, même dans les pleurésies droites. Cette ponction doit être faite en un point peu élevé, dans le septième espace intercostal en élevant un peu la pointe vers la partie supérieure pour éviter de blesser le diaphragme parfois refoulé assez haut par du météorisme intestinal, chez les sujets adynamiques.

Diarrhée. — Sous-nitrate de bismuth, craie préparée. Injections hypodermiques d'éther, de cotoïne, lavements amidonnés, tisane de riz additionnée d'eau de chaux ; poudre à la naphtaline :

Naphtaline,
Sucre pulvérisé, } A A 5 grammes.
S.-n. bismuth, A

essence de menthe 2 gouttes, mêlez et divisez en vingt paquets, administrez au malade 2 à 4 paquets par jour.

Dysenterie. — On commence le traitement par un vomitif à l'ipéca, puis ont fait prendre au malade la poudre antidysentérique suivante :

Soufre sublimé et lavé.	15	grammes.
Semence de fenouil pulvérisée	15	—
Sucre pulvérisé.	30	—
Gomme arabique pulvérisée. .	30	—

Mêlez une cuillerée à café, toutes les trois heures dans les formes subaiguës ou chroniques de la dysenterie. Le soufre agit ici, à la manière des purgatifs salins et du calomel, comme substitutif par conséquent. En outre, il peut avoir une action topique propre sur la muqueuse enflammée et ulcérée, comparable à l'action des eaux sulfureuses, sur les places qui n'ont aucune tendance à se cicatriser. Il purge d'une part et de l'autre, il est antiseptique et cicatrisant.

Dans la forme aiguë et épidémique, on pourra donner les lavements camphrés, les potions au citrate de caféine et employer les pilules suivantes :

Pilules {
Calomel, 0 gr. 30 centig.
Ipéca, 0 gr. 06 centigr.
Extrait gommeux d'opium, 0 gr. 10 centigr.
Gomme arabique, 0 gr. 09 centigr.

pour 9 pilules, 3 à 4 pilules par jour.

Régime : lait additionné d'eau de chaux ou d'une pincée de craie préparée.

Une preuve de l'adultération du lait

Le lait entrant pour les deux tiers dans le régime des malades d'ambulance, le médecin devra exercer une surveillance minutieuse sur ce précieux aliment. Voici un moyen de reconnaître la fraude.

Les nitrates et nitrites n'existent pas dans le lait normal, même s'ils sont contenus dans les fourrages de la vache. L'auteur de cette découverte a nourri (Schrodt) pendant plusieurs jours de bonnes vaches laitières avec des betteraves auxquelles on ajoutait 10 grammes de salpêtre par tête ; dans aucun cas on n'a trouvé de nitrate et de nitrite dans le lait. Quand ces sels s'y rencontrent, ils proviennent entièrement et certainement de l'eau ajoutée.

Traitement des fièvres intermittentes rebelles (Injections hypodermiques de quinine).

Dans un grand nombre de villages du centre et du midi de la France, on substitue le quinquina en poudre, sous forme d'électuaire, au sulfate de quinine qui souvent est mal supporté pour les estomacs difficiles, et on fait usage de la formule suivante :

Poudre de quinquina jaune . .	30	grammes.
— de rhubarbe.........	2	id.
— de centaurée.........	2	id.
Miel.........................	7	id.

à prendre en 4 jours.

Erysipèle

Cette affection est assez commune dans les camps et exige dès le début l'isolement au loin de ce dangereux malade dont la contagion serait si funeste aux blessés et opérés.

M. Nussbaum établit d'abord que là où se trouve un foyer d'érysipèle, il doit y avoir une solution petite ou grande des tissus : peau ou muqueuse. Les localités marécageuses et les hôpitaux constituent des conditions favorables.

Certaines constitutions sont plus fréquemment atteintes. Les individus blonds ou roux avec peau blanche sont plus exposés. L'érysipèle se montre surtout avec les blessures de la face, quand elles suppurent. Hueter a démontré que partout où il y avait de l'érysipèle existait des coccus. D'où le traitement antiparasitaire : on employa le goudron, l'huile d'eucalyptus, la térébenthine, l'acide phénique et borique en onctions. Mais, M. Nusbaum recommande la méthode de Hueter, c'est-à-dire de faire autour de l'érysipèle des injections hypodermiques avec une solution aqueuse d'acide phénique à 2 pour 100. Matin et soir, on injecte une seringue de Pravaz pour 4 ou 5 centimètres carrés de peau, tout autour de l'érysipèle. Nussbaum préfère ce traitement à celui de Kraske qui scarifie l'érysipèle et met ensuite des compresses trempées dans une solution phéniquée. Klebs prétend qu'avec le benzoate de soude à la dose journalière de 15 à 20 grammes on obtient la résolution de l'érysipèle.

Actuellement, Nussbaum emploie avec succès le traitement suivant : Il désinfecte soigneusement la blessure ou l'excoriation, point de départ de l'érysipèle, et la recouvre avec une petite compresse de gaze iodoformée. Il étend ensuite sur tout l'érysipèle une pommade obtenue en mélangeant par parties égales l'ichthyol et la vaseline. Il recouvre le tout d'une compresse salicylée. Pour l'érysipèle de la face, il vaut mieux se servir de collodion avec de l'ichthyol et pour le cuir chevelu du savon additionné de ce médicament.

Méthode du Dr Fraipont, de Liége, pour le traitement local de l'érysipèle.

Le docteur Fraipont place (pour le bras) la partie malade tout entière dans un bain tiède d'une solution de sublimé à 3 0/00 et l'y laisse pendant une dizaine de minutes. La plaie surtout, doit être bien recouverte. Si on ne peut pas donner ce bain, on se contentera de laver largement et un peu longuement toute la surface rougie et au delà, avec la solution mentionnée et la plaie elle-même ne sera pas épargnée. Plus la perte de substance est grande et mieux il faut l'asperger, et quand il s'agit d'une plaie anfractueuse ou de cavités purulentes draînées, on aura soin de les irriguer soigneusement de façon que le liquide arrive partout en contact avec les parois. On applique alors, sur la lésion, de la gaze iodoformisée imbibée modérément de la solution de sublimé, et, après avoir essuyé toute la partie malade, on la badigeonne de goudron liquide que l'on applique jusqu'à trois bons travers de doigt au delà de la rougeur érysipélateuse. Le lendemain déjà, surtout quand on a donné un bain, l'épiderme, comme macéré, se détache par grands lambeaux laissant à nu le derme saignant légèrement. La surface d'absorption devient aussi très grande et il serait dangereux de continuer l'emploi de la solution de sublimé au 3 0/00 ; il faut donc se contenter d'une solution au 1/2 millième.

CHAPITRE VI

Fièvre typhoïde

Dans cette affection, plus que dans toute autre, les antiseptiques sont à l'ordre du jour. Que doit-on entendre par antiseptiques? Telle est la première question à résoudre au début de cet article. Lorsque la vie vient d'abandonner un corps organisé, ce corps retombe aussitôt sous l'empire des physico-chimiques; il se décompose et se dissout plus ou moins promptement en ses éléments constitutifs. Certaines substances ont la propriété d'empêcher ou d'arrêter cette décomposition, on leur a donné le nom d'antiseptiques.

A un autre point de vue, point de vue thérapeutique ou préventif, on donne le nom d'antiseptiques à des agents médicamenteux qui, employés à l'intérieur ou à l'extérieur, sont capables de réveiller l'action vitale dans les parties menacées de décomposition ou de détruire l'influence délétère que les parties mortes, les alcaloïdes résultant des fermentations microbiennes, les organismes inférieurs exercent sur les parties saines. Les antiseptiques sont donc les agents destructeurs des microbes ou des organismes inférieurs, qui par la bouche, par la respiration et le tube digestif, ou par la peau, vont se développer dans nos organes et sont le point de départ des maladies infectieuses. (Infection typhoïde de la garnison de Clermont-Ferrand, par contamination des sources par les fosses d'aisances. Chantemesse).

Au Congrès de Vienne 1887, M. le professeur Brouardel a établi par une brillante démonstration la propagation de la fièvre typhoïde par l'eau véhiculant les micro-organismes qui engendrent cette maladie si fréquente dans nos casernes. C'est à ce sujet et dans ce congrès que le prince héritier, l'arciduc Rodolphe, savant médecin à ses heures, a donné de l'hygiène, sa science protégée, la définition suivante : Maxime pour nos ambulances.

L'homme est le plus précieux capital des Etats et des sociétés ; la vie de chaque individu représente une certaine valeur. La faire durer, la conserver aussi intacte que possible jusqu'à la limite qu'on ne saurait reculer : voilà ce que l'humanité commande ; voilà la tâche de toutes les sociétés. L'individu isolé, quelques considérables que soient les moyens dont il dispose pour protéger son propre bien-être, est impuissant contre les influences nuisibles dont nous sommes tous entourés. Il faut sur ce point une action commune. L'accomplissement de cette grande tâche est favorisé par l'hygiène, basée sur la science.

M. Pécholier, de Montpellier, prétend juguler la fièvre typhoïde. Sa méthode consiste dans les purgatifs salins à petites doses quotidiennes ; il donne à doses fractionnées 1 gramme à 1 gr. 20 de quinine chaque jour ; la digitale à la dose quotidienne de 0 gr. 20 centigrammes pendant le premier septenaire ; trois fois par jour il fait prendre au malade un bain de 15 à 20 minutes à 33°.

Avant l'expédition de Tunisie, il paraît que la fièvre typhoïde était presque inconnue en Algérie. Or, à cette époque, un régiment parti de France avec la fièvre typhoïde pour faire campagne, fut l'agent d'importation d'abord parmi les autres régiments de l'armée et ensuite parmi la population algérienne. Aujourd'hui, M. le médecin-inspecteur Widal, constate que de nombreux foyers se sont formés sur le territoire de notre colonie, et tous les médecins d'Alger ont à se préoccuper des questions d'hygiène et de prophylaxie qui découlent de cette invasion. Un pareil fait est de ceux qui, s'il en était besoin encore, montreraient la façon dont se transmet la fièvre typhoïde. Rien n'a été changé dans les conditions climatologiques, géologiques et hydrographiques de l'Algérie ; rien dans la manière de vivre, ni dans le tempérament de ses habitants ; seul le germe qui n'existait pas, a été apporté et il y a fructifié malheureusement (Bactéries de Klebs et Eberth).

De l'emploi du sublimé et du calomel dans la thérapeutique de la fièvre typhoïde

Il y a bien longtemps qu'on a commencé à donner le mercure dans la fièvre typhoïde. Le sulfure noir de mercure, les frictions mercurielles ont été employées par Serres, par Becquerel. On a vanté le calomel en Allemagne et en Angleterre ; chez nous M. Salet, de Saint-Germain, a préconisé une méthode qui consiste à administrer un centigramme de calomel toutes les heures jusqu'à l'apparition de la salivation. A ce moment la maladie tournerait court en quelque sorte. L'auteur de cette méthode a rapporté un nombre important de faits favorables.

M. le professeur Bouchard l'a essayée, il y a deux ou trois ans et voici quels résultats il a constatés. Il a donné à 32 malades atteints de fièvre typhoïde : 0,40 centigrammes de calomel chaque jour par dose de 2 centigrammes d'heure en heure, jusqu'à production de la salivation. Celle-ci s'est montrée presque toujours au bout de cinq à sept jours.

Tous les malades qui ont eu la salivation ont guéri. La durée moyenne de la maladie a été de 21 jours, chiffre modéré, 25 jours étant le chiffre habituel. La mortalité a été faible : 2 sur 32, soit 6 pour pour 100. Le nombre total des cas est trop faible pour permettre des conclusions définitives. Il convient de relever cependant, que les malades qui sont morts sont ceux qui avaient pris le moins de mercure et dont on n'avait pu imprégner l'organisme de ce médicament. Mais M. Bouchard n'a pas cru devoir continuer ces tentatives, parcequ'il a constaté que le traitement hydragyrique intensif, était suivi d'une convalescence longue, d'une débilité et d'une anémie profondes. Il lui a semblé que certains accidents étaient plus fréquents, épistaxis, quelques hémorrhagies intestinales, selles dysentériques, sanguinolentes et glaireuses. Chez d'autres malades il a constaté des accidents tardifs, tels qu'une pneumonie et une endocardite végétante.

M. Bouchard a donc renoncé à la méthode mercurielle exclusive, mais il a pensé à l'utiliser sous une forme atténuée en l'associant à d'autres moyens thérapeutiques. M. Bouchard emploie le calomel au début seulement de la maladie, c'est-à-dire jusqu'au commencement du deuxième septenaire, puis il pratique l'antisepsie intestinale. Au début il administre chaque jour 40 centigrammes de calomel en 20 pilules, prises d'heure en heure, parfois jusqu'à cinq jours consécutifs, sans jamais chercher ni obtenir la salivation. Il a paru que généralement la courbe thermique s'en trouvait modifiée, que parfois dès le deuxième jour, il y avait déjà diminution de la fièvre.

M. Greiffemberger, de Berlin, a préconisé le traitement suivant : solution de bichlorure de mercure, 4 à 5 centigrammes dans 180 grammes de véhicule avec 20 grammes de sirop ou d'eau de menthe comme correctif. Toutes les heures ou toutes les deux heures, une cuillerée à soupe de cette potion. Sous l'influence de cette médication, dit l'auteur, la température commence à baisser dès le deuxième jour ; du troisième au sixième elle est redescendue à la normale ou au-dessous. Dans les cas légers, traités dès le début, il suffit de 5 à 8 centigrammes de sublimé, c'est-à-dire de 3 à 4 jours de traitement pour obtenir ce résultat ; dans les cas plus intenses, il en faut jusqu'à 15 centigr., pris en l'espace de huit à neuf jours. Ce n'est pas seulement la disparition de la fièvre qu'on obtient, mais la rétrocession des autres symptômes.

Bouchard et Dujardin-Beaumetz emploient comme désinfectant à l'intérieur : le benzoate de soude, le salicylate de soude, la naphtaline.

Naphtaline purifiée, 5 grammes.......	divisez en 20 paquets
Sucre blanc, 5 grammes..............	
Essence de bergamote, une goutte.....	

de 5 à 10 paquets par jour.

Eau sulfo-carbonée :

Sufure de carbone, 10 grammes... ⎫ agitez et
Eau distillée, 500 grammes........ ⎬ laissez
Essence de menthe, 5 gouttes...... ⎭ déposer

faire prendre 5 à 15 cuillerées à bouche dans un peu de lait. Avoir soin de renouveler l'eau à mesure que l'on en puise dans la bouteille.

Autre formule : Teinture de sulfure de carbone.

Alcoolat de menthe........ 90 grammes
Sulfure de carbone......... 10 grammes

mêlez 5 à 10 gouttes dans du lait, 3 fois par jour.

M. Bouchard a déterminé et mesuré le pouvoir antiseptique et le pouvoir toxique du naphtol, et de cette double notion il a été amené à conclure que cet agent doit, pour certains objets, être préféré à tous les antiseptiques actuellement connus, et qu'il doit cette supériorité à sa très faible solubilité.

Pour désinfecter une surface facilement accessible, les antiseptiques solubles suffisent, et l'on a que l'embarras du choix ; pour pratiquer l'antisepsie générale, il faudrait de toute nécessité, un antiseptique soluble, mais on n'en possède pas encore qui puisse être introduit dans le sang à dose suffisante pour entraver la vie des microbes, sans compromettre la santé ou l'existence du malade.

Pour l'antisepsie dans l'épaisseur d'un tissu ou celle des cavités difficilement accessibles, où l'on ne peut pratiquer des lavages continus, les antiseptiques insolubles ou difficilement solubles peuvent seuls être employés avec avantage. Ils doivent être préférés pour le traitement interstitiel de certaines maladies des tissus, pour l'antisepsie des cavités séreuses et surtout pour l'antisepsie du tube digestif. Seul, un antiseptique insoluble, soustrait à l'absorption par son insolubilité même, restera partout présent dans toute la longueur du tube digestif, et pourra être administré à dose suffisante pour rendre impossible toute fermentation sans qu'on ait à redouter son action générale sur l'économie, dans laquelle son insolubilité l'empêchera de pénétrer. C'est cette extrême faiblesse de solubilité du naphtol (0,2 pour 1000) dans l'eau, qui le fait adopter par M. Bouchard.

Quant à sa valeur antiseptique, les expériences de M. Bouchard la démontrent d'une façon absolue; elles démontrent également que cet agent n'a pas la toxicité qu'on lui avait attribuée à tort.

Dans les épistaxis de la fièvre typhoïde, le Dr Alvin pratique une abondante irrigation d'eau à la température de 65 à 70 degrés centigrades; au bout de deux à trois minutes, l'eau de retour n'est plus teintée par le sang. L'irrigation est peu ou pas douloureuse, malgré la haute température de l'eau que la main ne peut tolérer. Il faut une ou deux fois seulement dans la soirée renouveler l'irrigation.

Parmi les topiques qu'on peut employer, il en est un dont la propriété hémostatique a été signalée pour la première fois, si nos souvenirs sont exacts, par M. Hénocque : c'est l'antipyrine. Maintenant que ce médicament est entré plus couramment dans la pratique non-seulement comme antithermique dans la fièvre typhoïde, mais comme sédatif des douleurs de tête, il est aisé d'en faire une solution un peu concentrée pour imbiber le tampon d'ouate qu'on mettra dans la fosse nasale saignante; cela vaudrait toujours mieux que le perchlorure de fer, trop usité en pareil cas, et qui par le magma noirâtre qu'il produit avec le sang coagulé, rend l'exploration ultérieure des fosses nasales si malaisée. Un tampon de ouate imbibé de solution de cocaïne produit les mêmes effets hémostatiques que l'antipyrine.

Les malades atteints de fièvre typhoïde devront être immédiatement isolés. Sil est possible et si la saison est favorable, ils devront être mis sous la tente, placée dans une région aérée, sur un sol élevé et sec, abritée contre les vents froids.

CHAPITRE VII

Rhumatismes

Se basant sur une statistique de 845 cas, Edlefesen conclut que la polyarthrite rhumatismale, de même que là pneumonie lityphine, et la méningite cerebro-spinale est une maladie dépendante de l'habitation, ou infirmerie, caserne, hôpital, ambulance, baraquement, placés sur un sol déclive, humide, mal aéré. Le maximum de cas morbides tombe en janvier, le minimum en février. Il n'est pas possible de démontrer l'existence d'un lien entre la hauteur des oscillations thermiques et le nombre des malades ; le nombre des malades descend avec l'augmentation des abaissements thermiques et monte avec leur diminution, précisément comme dans la pneumonie. Il se présente fréquemment plusieurs cas de rhumatisme articulaire dans les mêmes maisons et même dans beaucoup de maisons limitrophes. Sur 314 habitations on n'en a trouvé que 39 souterraines, et quelques-unes de construction récente. Plusieurs fois le mari et la femme sont devenus malades en même temps, et les deux frères dans le même mois.

L'influence du vent est pour ainsi dire nulle. Au contraire, Edlefesen admet que les conditions du terrain ont une grande influence sur l'origine de la maladie ; l'humidité relative empêche la sécheresse, favorise le développement de la polyarthrite. Le rhumatisme articulaire, étant pour ainsi dire attaché au sol, l'auteur en déduit la conclusion pratique qu'il est bon de changer l'habitation de ceux qui sont atteints de rhumatisme articulaire aigu, avant l'emploi de l'acide salicylique ou du salicylate de soude et de lithine.

En cas de complications cardiaques, donner le sulfate de spartéine 0,25 centig. par jour ou bien les pilules suivantes :

Bromhydrate de quinine.. 1 gramme
Aconitine cristallisée ..... 0,002 milligrammes
pour dix pilules, donner une pilule toutes les six heures.

On ralentit le pouls avec la vératrine qui est un bon antirhumatismal.

Pilules de vératrine suivant la formule de Magendie

Vératrine, 0,10 centig. Poudre de guimauve, 4 gr. Extrait de douce-amère, 9 gr.	S. S. a 25 pilules de une à trois pilules par jour

chaque pilule contient quatre milligrammes de vératrine.

Métastase rhumatismale sur les méninges.

MM. Lardier et Duboué ont cité l'efficacité du tannin dans le traitement des inflammations des séreuses. L'action du tannin dans la méningite ou dans l'inflammation de la séreuse cérébrale, dit M. Duboué, est loin d'être un fait isolé ; elle vient confirmer celle qu'il a déjà constatée, avec non moins d'évidence dans le traitement de l'inflammation des autres séreuses, plèvre, péricarde, péritoine. M. Lardier ne connaît pas, dans l'inflammation des séreuses, un agent qui réunisse mieux que le tannin les conditions essentielles de tout excellent médicament ; c'est-à-dire une innocuité complète, même à fortes doses, jointe à une puissance d'action des plus rapides et de plus évidentes. Dans les cas les plus graves, M. Lardier n'a jamais dépassé la dose de 6 grammes par jour, Voillez, Burns et Bayes l'ont donné impunément à la dose de 9 à 10 grammes par jour.

Le tannin agit en favorisant la reproduction de l'épithelium déjà desquammé ou en s'opposant à la desquamation de celui qui est encore intact au moment où ce médicament est administré. Il tanne donc, il conserve les tissus vivants qui servent de support à l'épithelium, comme il tanne, comme il conserve la peau des animaux morts. Or, c'est là une donnée, ou si, si l'on aime mieux, une formule clinique facile à retenir et d'une importance clinique indéniable.

Rhumatisme musculaire

Le traitement du rhumatisme musculaire en général, et du lumbago, en particulier, a toujours été, jusqu'à ces dernières années au moins, une tâche difficile et ingrate. Que faire, en effet, quand le rhumatisme des muscles lombaires a résisté aux frictions alcooliques, au massage, aux vésicatoires, aux courants électriques ?

Le Wiener Klinik donne comme moyen infaillible le traitement mécanique du Dr Schreider, d'Aussée, il décrit des appareils très-simples, faciles à construire soi-même, à l'aide desquels, on obtient par une gymnastique méthodique et progressive des muscles atteints, une guérison certaine en moins de 20 jours. En opposition avec l'hypothèse qui ferait du rhumatisme musculaire une hypérémie du muscle, le traitement mécanique serait très favorable à cette idée que la cause des troubles morbides consisterait dans une coagulation de la myosine.

Autre méthode sur le même principe ; bains et diaphorétiques ingérés suivis de l'emmaillotement dans une chambre très chauffée.

De même que dans le rhumatisme articulaire aigu on pourra encore ici employer la propylamine, à la dose moyenne de 1 gramme à 1 gr. 50 dans une potion aromatisée, et le chlorhydrate de propylamine à la même dose.

L'antipyrine calme très-bien les douleurs du rhumatisme musculaire où il agit aussi bien que dans les arthralgies douloureuses, céphalées, sciatique, névralgies faciales, coliques hépatiques et néphrétiques, douleurs angoissantes des aortiques, points de côté, accès d'asthme.

Suivant l'intensité des cas il faut donner de 3 à 6 grammes et la durée de traitement peut varier de 24 heures à un mois. L'antipyrine s'emploie également en lavements. Il faut surveiller l'emploi de l'antipyrine avec le thermomètre, et en cesser ou en continuer l'usage suivant l'abaissement ou l'élévation de la température.

Potion	Antipyrine.............	6	gramm.
	Sirop d'écorces d'oranges	100	—
	Kirsch.................	20	—

Chaque cuillerée de cette potion contient un

gramme de substance active. Le malade doit avaler une cuillerée toutes les deux ou trois heures.

Si on prescrit des cachets ou des pilules, on doit recommander au malade de boire après chaque prise un demi-verre d'un liquide aromatique froid quelconque.

Le moyen cachet, qui contient 0,35 centigr. est celui qui convient le mieux.

Les pilules de 0,10 centigr. à 0,15 centigr. sont d'une bonne grosseur.

Injections hypodermiques :

Formule { Antipyrine......... 0,25 centigrammes
Eau de laurier cerise 1 gramme.

pour une seringue de Pravaz.

Injecter au moins deux seringues l'une après l'autre.

Ou bien :

{ Antipyrine............... 0,25 centigrammes
Chlorydrate de cocaïne.... 0,007 milligrammes
Eau de laurier cerise...... 1 gramme.

injecter deux seringues de suite.

CHAPITRE VIII

Ampoules, excoriations, furoncles, brûlures, eczémas, panaris, contusions, vénériens, tétanos, etc.

Ampoules, excoriations. — Véritable brûlure par frottement, accidents occasionnés fréquemment pendant les marches par la chaussure. — Percer légèrement, évacuer la sérosité, badigeonner immédiatement avec une première couche de collodion élastique iodoformée, recouvrir d'une pellicule de baudruche gommée, placer une petite couronne de feutre sur le pourtour, et passer sur le tout plusieurs couches de collodion riciné et iodoformé. En cas de suppuration enlever le pansement à l'aide de l'éther, panser avec une solution de tannin de consistance sirupeuse et refaire le même pansement que la première fois, n'ajoutant la rondelle de feutre que si la plaie occupe la région plantaire du pied.

Excoriations profondes, blessure intéressant le derme, laver la plaie avec la solution antiseptique suivante :

Solution anti-septique	Biiodure de mercure	0,05 centigram.
	Alcool.............	30 grammes.
	Eau distillée.......	500 —

faites dissoudre. On fait tiédir cette solution, et on imbibe des compresses, que l'on applique sur la plaie.

Furoncles. — Le staphylococcus pyogenes aureus, serait d'après les recherches récentes, l'agent actif de la furonculose ; aussi est-il indiqué d'employer la méthode antiseptique contre cette affection.

On prescrit la pommade suivante :

Précipité rouge........	10 centigrammes
Lanoline ou vaseline...	10 grammes

pour faire des onctions pendant trois ou quatre minutes.

Le Dr Jorisenne, de Liège, a fait souvent disparaître l'orgelet avec la même pommade. Dans la furonculose, il a vu de petits furoncles s'arrêter par ce traitement dans leur évolution et disparaître rapidement après une seule onction de trois ou quatre minutes au maximum. De gros furoncles, mesurant près de deux centimètres en longueur, ont rétrocédé après quelques onctions pratiquées un même jour. Pour ne plus revoir de nouveaux furoncles, il faut rechercher soigneusement tous ceux qui commencent à bourgeonner ; il est bon de passer la pommade sur tous les boutons d'acné, parceque l'un d'eux peut bien n'être qu'un furoncle. J'ajouterai que l'acné disparaît aussi aisément que le furoncle par ce moyen.

Le panaris anthracoïde est passible du même traitement. On peut en faire avorter qui datent de 3, 4, et même 6 jours.

On fait faire quatre ou cinq onctions de dix minutes chaque jour jusqu'à la disparition de la douleur et de l'endolorissement. La tourniole ou onyxis latéral cède tout aussi bien. On peut employer la pommade suivante :

Beurre de cacao.	10 grammes
Vaseline.........	20 grammes
Sublimé corrosif.	0,10 centigrammes

Inutile de dire, en terminant, qu'un anthrax, un furoncle, un panaris en suppuration, sont justiciables du bistouri seul, mais on hâtera leur guérison en les désinfectant. La peau avoisinante, d'ailleurs, devra être enduite de pommade abortive.

Panaris. — Méthode de Selldin.

Inciser et faire couler le pus, puis placer le doigt malade dans un verre d'eau auquel on ajoute une cuillerée à café de teinture d'arnica, et une autre cuillerée à café de solution de potasse caustique au dixième. L'immersion, assez douloureuse, dure de vingt à trente minutes jusqu'à ce qu'il n'en sorte plus de pus. Alors on essuie le doigt et on l'enduit d'un liniment renfermant 10 pour 100 de foie de soufre dans la vaseline, puis on recouvre le tout de taffetas gommé. Plus tard on fait le pansement avec la préparation suivante :

Acide borique du commerce Cire blanche	A A 10 grammes
Paraffine................... Huile d'amandes douces....	A A 20 grammes

Brûlures

Contre les brûlures, le docteur Wendt emploie la pommade suivante : (pratique civile, soldats et officiers achetant leurs médicaments).

Chlorhydrate de cocaïne..	1 gramme
Lanoline................	24 —

Cette pommade est à la fois calmante et protectrice (1). Quand la douleur est vive et spécialement pour les brûlures au 1er et 2e degré il donne une formule où la proportion d'eau introduite contribue à rendre la pommade rafraîchissante :

Chlorhydrate de cocaïne.....	1 gramme
Eau distillée.... Lanoline	A A 17 —
Blanc de baleine	4 —

On peut encore badigeonner la surface douloureuse avec une solution de cocaïne à 2 pour 100, puis enduire de pommade phéniquée :

Acide phénique....	5 grammes
Lanoline...........	95 —

(1) La cocaïne ne peut être qu'ordonnée pour être achetée au dehors, son prix trop élevé l'interdisant dans les hôpitaux militaires.

Pour les brûlures étendues, liniment oléo-calcaire (parties égales) et ouate boriquée.

On peut encore employer utilement pour les brûlures, le :

Liniment oléo-calcaire.	125 grammes	Grands bains
Salol	5 —	

Rappelons encore l'ichthyol et enfin l'acide tannique dissout dans l'éther en consistance de sirop, et la solution de créosote 1 pour 100 dans l'eau, coton cardé ensuite.

Eczémas. — Traitement interne

Eczéma limité, état aigu glycérolé d'amidon :

Soufre précipité....	15 grammes	Dans l'état subaigu
Huile de ricin......	50 —	
Beurre de cacao....	12 —	
Baume du Pérou...	2 —	

onctions matin et soir.

Dans l'eczéma (officiers) avec formes aiguës ou soubaiguës avec démangeaisons et poussées de vésicules, le badigeonnage à la cocaïne avec solution à 2 pour 100, répété deux fois par jour, soulage notablement les malades. Mais c'est principalement dans le traitement de l'eczéma des organes génitaux et de la région anale que la cocaïne s'est montrée utile. Cette affection s'accompagne habituellement de la macération et de l'élimination des couches épidermiques et provoque fréquemment un prurit intense.

Pommade pour officiers seuls	Cocaïne..........	1 gramme
	Lanoline.........	18 —
	Huile d'olive......	2 —

Deux fois par jour, on frictionne pendant quelques

minutes les parties malades avec la pommade et on poudre par dessus.

Dans le prurit anal (occasionné par les marches polongées, le cheval, etc.) on se sert encore de suppositoires renfermant 5 centigrammes de cocaïne. La pommade au centième à la cocaïne se recommande encore pour le traitement des pertes de substances douloureuses de la peau : par exemple après les cautérisations médicamenteuses, dans l'herpès zoster, gangréneux, etc.

On emploie encore pour les jambes, l'huile de cade; les pommades à la vaseline et acide borique 4 pour 30, au salicylate de soude; l'oléate de bismuth, l'oléate de cadmium 2 0/0; l'oléate de cuivre 5 à 15 0/0. Les oléates de mercure très utiles dans les taches pigmentées et affections parasitaires. L'oléate de zinc en poudre uni à l'amidon; l'acide salicylique un gramme pour 30.

Chez les malades chez lesquels il n'existe aucune maladie du cœur ou des gros vaisseaux, on pourra faciliter le traitement de l'eczéma en faisant tous les huit ou dix jours une injection sous-cutanée de nitrate de pilocarpine, d'après la formule suivante :

Nitrate de pilocarpine.. 0,10 centigrammes
Eau distillée........... 5 grammes.

faire une injection sous-cutanée de 6 à 10 gouttes.

Psoriasis

Certains militaires se présentent avec des démangeaisons insupportables causées par le psoriasis.

Faire le décapage des plaques squammeuses, puis faire des onctions avec la pommade suivante :

Naphtol... 10 grammes
Vaseline... 90 —

Tous les soirs, pendant quinze jours, on pratique une friction avec cette pommade ; le malade revêt une chemise de flanelle et le lendemain matin on enlève l'excès de pommade par une lotion à l'eau savonneuse chaude. Si après quinze jours le résultat est nul, on remplace cette préparation par la pommade à l'acide pyrogallique à 5 0/0 et plus tard à 10 0/0.

Pour éviter toute irritation cutanée ou tout accident rénal, on ne pratique les onctions que sur une surface restreinte et tous les quatre jours seulement sur la même région. Sur les plaques peu étendues de psoriasis, M. Besmer pratique des badigeonnages avec un pinceau imbibé de collodion aux acides salicylique et pyrogallique qu'il formule ainsi :

Acide pyrogallique	A A 6 grammes
Acide salicylique...........	

éther et alcool q. s. pour liquéfier, ajoutez 80 grammes de collodion élastique.

Parasites

Tœnia solium, inermis, et botriocéphale. Potion à la teinture de Kamala.

Teinture de Kamala.....	6	grammes
Sirop d'écorces d'oranges	20	—
Eau aromatique.........	120	—

Si le ver n'est pas rendu deux heures après la dernière dose, le malade prend de l'huile de ricin.

Potion à l'huile éthérée de fougère mâle :

Huile éthérée de fougère mâle...	3	grammes
Teinture de vanille..............	3	—
Sirop de térébenthine	25	—
Gomme arabique pulvérisée......	2	—
Eau distillée....................	25	—

A prendre d'une seule fois dans égale quantité de lait. — Huile de ricin quelques heures après.

On donne encore le Kousso, 20 à 30 grammes, l'écorce de racines fraîches de grenadier, 60 grammes, le tannate de pelletiérine. Les semences de citrouilles et de courges mondées et pilées à la dose de 50 grammes avec du miel ou du sucre blanc et du lait.

Gale

Bains sulfureux.

Pommade	Fleurs de soufre........	50 grammes
	Carbonade de soude pulvérisé...............	25 —
	Gomme adragante......	0,50 centigr.
	Glycérine..............	100 gramm.

On commence par pratiquer des lotions sur tout le corps avec du savon; on fait prendre un grand bain sulfureux d'une heure immédiatement après; puis on frictionne avec la pommade ci-dessus. Nouveau bain après la friction; changer de linge de corps et les draps de lit, le tout sera désinfecté. Les jours suivants, bains émollients; puis couvrir la peau de poudre d'amidon ou de glycérolé à l'amidon.

L'armée territoriale comptant dans ses cadres supérieurs un grand nombre d'officiers âgés retraités de l'armée active, destinés à assurer la solidité des troupes au combat et à montrer l'expérience aux officiers qui ne sont pas du métier, les médecins auront certaines infirmités à traiter chez ces vieux braves blanchis sous le harnais qui sont l'honneur et les éducateurs de l'armée territoriale.

Hémorrhoïdes

Pommade de concombre, au beurre de cacao, suppositoires à la belladone.

Pommade et pilules à l'extrait d'hamamelis virginica.

Pommade contre les hémorrhoïdes fluentes :

Extrait de feuilles de sureau..	4	grammes
Tannin ou alun calciné........	2	—
Onguent populeum...........	16	—

Certains officiers, encore jeunes, tourmentent le chirurgien pour qu'il les débarrasse de ces impedimenta qui en les obligeant au repos en certaines circonstances importantes, brisent leur carrière ou compromettent leur avancement.

Hémorrhoïdes et cautérisation ignée

M. Trélat, démontre que la dilatation forcée de l'anus, ne saurait être une méthode unique de traitement des hémorrhoïdes. Les tumeurs hémorrhoïdaires anciennes ne se présentent pas sous le même aspect, ne donnent pas lieu aux mêmes accidents que les hémorroïdes fluentes. Plus ou moins volumineuses, elles sont flasques, non turgescentes, ne donnent pas lieu à des écoulements sanguins, et s'accompagnent souvent de leucorrhée anale plus ou moins abondante. Enflammées, elles deviennent plus ou moins douloureuses. Le sphincter affaibli, quelque fois dilaté, n'oppose plus aucun obstacle à leur procidence et elles forment un bourrelet autour de l'anus. La dilatation qui s'adresse principalement à la contracture sphinctérienne, n'a plus sa raison d'être pratiquée. En pareil cas, M. Trélat considère la cautérisation au fer rouge comme la meilleure méthode de traitement. Elle a une double action : destruction immédiate des hémorrhoïdes, action consécutive sur la procidence par formation de tissu cicatriciel rétractile. M. Trélat emploie le thermocautère, de préférence à la pince de M. Richet, qui ne peut servir que pour des hémorrhoïdes pédiculées. La cautérisation ne doit pas être faite sur tout le pourtour de l'orifice anal. Il faut avoir soin de laisser intactes plusieurs bandes de muqueuse, pour éviter la formation d'un rétrécissement cicatriciel. M. Trélat recommande l'emploi de son spéculum pour se donner du jour, lorsqu'on opère à une certaine hauteur dans le rectum. L'emploi du chloroforme est aussi indispensable que dans la dilatation forcée.

Ramollissement des gencives consécutif à la la gingivite.

Topique :

Colorez avec teinture de Coquelicot	Teinture de pyrêthre,	15 grammes.
	— de gaïac....	a a a 4 gram.
	— de myrrhe..	
	— de thébaïque	

A l'aide d'un pinceau imbibé de cette liqueur, on badigeonne matin et soir les gencives ramollies et décolorées.

Coryza

Poudre contre le coryza :

Chlorhydrate de morphine 0,05 centigrammes

Gomme pulvérisée........ 4 grammes
Sous-nitrate de bismuth et
poudre de guimauve... 3 —
Camphre pulvérisé....... 2 —

Mêlez soigneusement et enfermez dans une tabatière.

Voici une autre poudre qui paraît tirer de ses propriétés antiseptiques, peut-être plus actives contre le microbe probable du coryza que celles du camphre et du bismuth, des effets plus certains.

Formule { Amidon en poudre.... / Acide borique.......... / Teint. de benjoin de Scau } A A A 10 gramm.

Mêlez, triturez, faites sécher à une douce chaleur et enfermez dans une boîte sans pousser plus loin la pulvérisation. On peut y ajouter 0,05 centigrammes de morphine pour en assurer l'efficacité.

Ulcères des membres inférieurs

A la suite de contusions et blessures légères, certains militaires prédisposés par des veines variqueuses peuvent voir survenir des ulcères des membres inférieurs.

On panse ces ulcères avec un sparadrap ainsi composé :

Diachylon simple, 50 centimètres de long.
Oxyde rouge de plomb (minium) 2 grammes.

Saupoudrez le diachylon avec le minium et incorporez ce dernier. On découpe ce sparadrap en bandelettes de 2 centimètres de large, et dont la longueur dépasse seulement de 2 centimètres les plus grandes dimensions de l'ulcère. On les chauffe légèrement à la lampe à alcool, puis on les entrecoise en sautoir, sur le milieu de l'ulcération, en allant de bas en haut et en les imbriquant. On obtient ainsi une carapace débordant l'ulcère dans tous les sens d'un centimètre environ et qu'on recouvre d'une forte couche d'ouate phéniquée. On désinfecte la plaie avec une solution d'acide borique et on cautérise les fongosités au nitrate d'argent, avant d'appliquer les bandelettes. Le premier pansement est levé le quatrième jour ; le deuxième, le sixième jour ; les autres sont renouvelés de huit en huit jours jusqu'à la guérison. Le repos est une condition favorable à la cicatrisation, sans être absolument indispensable.

CHAPITRE IX

Cholérine

Infusions aromatiques et stimulantes, injections hypodermiques cotoïne, formule :

Cotoïne pure...	1 gramme
Ether acétique..	4 grammes.

une seringue de Pravaz entière plusieurs fois par jour.

A l'intérieur, poudre de cotoïne, 0,20 centigrammes par jour en 4 doses en pilules, limonade phéniquée :

Acide phénique.	2	grammes
Eau de citron...	100	—
Sirop de coings.	100	—
Eau de fenouil..	q. s. pour le litre	

faire prendre 100 grammes toutes les trois heures.

Pilules. — Ces pilules sont inattaquables par le suc gastrique, elles renferment des principes médicamenteux qui doivent parvenir intacts dans l'intestin.

Naphtaline sublimée... 10 grammes.
Poudre de colombo .... 5 —
Mucilage de gomme arabique, q. s. pour faire 100 pilules.

Laisser sécher pendant quelques jours, sans chauffer et envelopper de collodion élastique.

Dose : Donner 3 fois par jour, chaque fois 2 à 3 pilules.

Choléra

Des soldats retour du Tonkin (où le choléra, depuis la conquête, règne presque constamment) peuvent donner lieu à des cas de choléra dans les infirmeries régimentaires et les ambulances.

Isolement. Projeter sur le sol ou le parquet la poudre phéniquée ainsi préparée :

Acide phénique du commerce. 2 kilogrammes
Sciure de bois .... 68 —

Faire des lotions sur le corps du malade et frictions énergiques et répétées avec linges de flanelle et laine, brosse, imbibés de vinaigre phéniqué, camphré. Formule :

Vinaigre	Acide phénique cristallisé.	6	grammes
	Camphre	6	—
	Alcool à 90°.	25	—
	Acide pyroligneux	80	—
	Alcoolature d'arnica. . .	190	—

Solution d'acide phénique pour injections hypodermiques :

Solution	Acide phénique . .	1 gramme
	Glycérine pure. .	5 grammes
	Eau distillée . . .	94 —

5 centimètres cubes en injections.

M. de Fleury a prescrit avec succès, contre le choléra, en Crimée, la potion modifiée suivante :

Potion	Punch au thé. . .	200 grammes
	Laudanum. . . .	0,50 centigr.
	Ether sulfurique.	1 gramme
	Sirop de mélisse	40 grammes
	Sirop de menthe	10 —

par cuillerées à café de quart en quart d'heure.

Injections hypodermiques aux parois abdominales (dans collapsus) avec éther sulfurique, petite seringue Pravaz, et avec seringues hypodermiques vétérinaires de 10 grammes de contenu, une solution au chlorure de sodium et carbonate de soude à injections répétées quand il y a anurie.

Potion cordiale au citrate de caféine. Injections hypodermiques.

Caféine	2 gr. 50 centigrammes
Benzoate de soude.	2 gr. 95 —
Eau distillée .	q. s. pour 10 centimètres cubes.

Chaque centimètre cube renferme 0,25 centigr. de caféine.

Lotions avec sur tout le corps :

Chlorure de chaux sec à 90° . . .	5 grammes
Alcoolat de camphre	125 —
Alcoolat de baume de Fioraventi	75 —

Le choléra n'arrive jamais d'emblée, les cas qui semblent se manifester d'une façon foudroyante sont toujours précédés de troubles gastriques et intestinaux, manifestation d'une constitution médicale spéciale, dont l'épidémie cholérique est le dernier terme.

Le choléra morbus est produit par un parasite indien. Le choléra nostras est le plus souvent la conséquence d'une mauvaise alimentation. Les eaux qui servent à la consommation doivent être exemptes de toute souillure et bouillies quand elles sont suspectes.

Traitement du choléra par le sulfate de cuivre.

Le sulfate de cuivre est un des plus puissants antiseptiques que nous connaissions, et, à ce titre, il est ordonné à Paris par la préfecture de police comme agent de désinfection des latrines et dépôts d'ordures. Il n'est pas déraisonnable de l'employer dans le choléra. M. Lisle, en 1865, à l'asile des aliénés de Marseille, dit s'être bien trouvé de ce moyen. Voici, dans son rapport, ce qui a trait à la médication cuprique. Trente cholériques graves ont été soumis au traitement par le sulfate de cuivre, et sept seulement sont morts ; 23 ont donc été guéris, et, chez le plus grand nombre, la convalescence a été prompte et de peu de durée.

La maladie réelle et sérieuse n'a guère duré plus de vingt-quatre, quarante-huit, ou peut-être soixante-douze heures ; la convalescence, six, huit, dix ou quinze jours, et, chez le plus grand nombre aussi, la période de réaction a été ou nulle ou tout-à-fait insignifiante. Enfin, chose digne de remarque, les principaux symptômes (crampes, vomissements, froid, diarrhée) ont suivi presque constamment une marche décroissante dans leur intensité et leur durée. Tous ces malades dès le début furent gravement atteints. Tous à une exception près, avaient dès déjections abondantes, par haut et par bas, dont les matières étaient des plus caractéristiques. Tous avaient des crampes plus ou moins violentes. Chez tous, les trois derniers exceptés, les urines ont été supprimées pendant plus de vingt-quatre heures, et chez plusieurs pendant deux ou trois jours. Tous, moins trois ou quatre, offraient des traces évidentes de cyanose, avaient la langue et les extrémités froides à des degrés variables, la voix plus ou moins voilée ou éteinte, pouls misérable, éteint, filiforme et chez quelques-uns tout-à-fait insensible. Pour donner toute leur valeur aux faits qui précèdent, je dois dire quelques mots des malades qui ont succombé. Le premier était atteint de paralysie générale arrivée à sa dernière période ; il était retenu au lit depuis plus de deux mois par une de ces diarrhées ultimes que rien n'arrête. On peut dire que le choléra n'a frappé qu'un cadavre. Le second est mort en sept heures, d'un de ces choléras secs, qui au dire de tous, tuent plus promptement et plus sûrement que l'autre. Il n'avait pu prendre que deux petites cuillérées de la potion cuivreuse.

Un autre est frappé subitement par des symptômes tellement graves que, dès la première vue, je jugeai tout traitement devoir être inutile. Je lui administrai cependant le sulfate de cuivre qui parut un instant enrayer la marche de la maladie. Les vomissements, qui étaient fréquents, cessèrent même entièrement vers la troisième heure, mais les autres symptômes s'aggravèrent rapidement et le malade succomba après neuf heures de souffrances.

Les choses se sont passées tout autrement chez le quatrième. Cet homme paraissait aussi gravement atteint, pendant les premières heures que le précédent ; le pouls surtout était complètement insensible et resté tel pendant onze heures au moins. Cependant une amélioration lente, mais constamment progressive, se manifesta sous l'action du sulfate de cuivre si bien que, vers la vingtième heure après l'invasion de la maladie, le patient paraissait entrer en pleine réaction. Cet état dura deux jours, et le malade avait déjà pris un peu de bouillon et de vin, lorsqu'il tomba dans un grand affaissement suivi d'un coma profond, dont ne purent le sortir ni des sinapismes fréquemment répétés, ni un large vésicatoire appliqué sur la région épigastrique qui paraissait très douloureuse. Il est bon de noter qu'il y avait eu, à la fin du troisième jour, deux vomissements, d'une matière verdâtre suivis de nausées très pénibles. A la fin du quatrième jour, le malade eut quelques convulsions et s'éteignit au milieu de l'une d'elles.

Voici la formule à employer :

Solution	Sulfate de cuivre. . .	5 grammes
	Eau distillée	100 —

Avec cette solution on fait composer une potion contenant :

Solution de sulfate de cuivre au vingtième.	1 gr. 50 centig.
Laudanum de Sydenham	10 gouttes
Eau sucrée	120 grammes.

Cette potion est administrée au malade le plus près qu'il est possible au début de la maladie et à l'exclusion de toute autre médication ; dans les cas très graves, par cuillerées à café de quart en quart d'heure, et de demi-heure en demi-heure dans les cas moyens ; enfin par demi cuillérées à bouche d'heure en heure dans les cas légers.

On continue ainsi jusqu'à ce que la chaleur soit revenue à la peau et à langue et que le pouls se soit un peu relevé. Ensuite les prises ne sont plus données que toutes les trois, quatre ou cinq heures, et l'on cesse aussitôt que l'état du malade permet d'espérer que la période algide est terminée. C'est là la marche que j'ai suivie à peu près constamment ; mais il n'est pas douteux qu'elle ne puisse être modifiée suivant les circonstances. Cependant je dois ajouter que, pour chaque prise successive, je n'ai jamais donné au delà d'une demi-cuillérée à bouche de la potion, sinon peut-être au début, dans les cas les plus graves où je commençais par une cuillérée entière. Les boissons qui m'ont paru les plus utiles sont, dans les premières heures : du thé chaud additionné de 50 à 100 grammes de rhum par litre ; un peu plus tard, le riz acidulé. Toutes ces boissons doivent être prises souvent et en petites quantités à la fois ; j'ajoute encore un petit morceau de glace toutes les demi-heures. Enfin le malade doit être couvert chaudement, mais sans exagération, et, s'il est possible, être enveloppé dans une couverture de laine, mais seulement jusqu'au retour de la chaleur. Lorsque la réaction est opérée, le malade peut prendre un peu de bouillon et c'est généralement le deuxième ou le troisième jour. Je me suis toujours bien trouvé d'une boisson composée de :

Vin vieux généreux	0,25	centilitres
Eau Vals source St-Jean. . . .	0,25	—
Eau ordinaire	0,50	—

Quant à la quantité de sulfate de cuivre absorbée, elle a varié, entre 0,04 et 0,20 ou même 0,23 centigrammes, c'est-à-dire que chaque malade a pris, depuis la moitié seulement de la potion indiquée ci-dessus, jusqu'à deux et même trois de ces potions. Mais j'ai remarqué que, dans ces derniers cas, la convalescence fut toujours longue et difficile.

Tétanos

Le tétanos est souvent un des accidents consécutif aux grands traumatismes, mais une simple piqûre au pied ou à la main peut amener à l'infirmerie régimentaire un malade pris d'accidents tétaniques.

Le professeur Verneuil se déclare l'adversaire du tétanos spontané, et appuie son opinion sur les considérations suivantes : jusqu'à ce jour on admettait un tétanos spontané et un tétanos traumatique ou chirurgical, de beaucoup le plus fréquent. C'était la doctrine dualiste du tétanos, comme nous avions alors la doctrine dualiste de l'érysipèle. L'unicité du tétanos, comme l'unicité pour l'érysipèle, revendiquée par le savant académicien, se base sur l'assimilation, généralement reconnue aujourd'hui, du tétanos et de l'érysipèle aux maladies virulentes ou infectieuses. Le problème pathogénique se réduit à découvrir comment et quand s'effectue la pénétration du virus et quelles circonstances la favorisent et l'entravent (par effraction avec traumatisme ou par absoption sans traumatisme). Donc pas de tétanos, ni d'érysipèle spontané.

Traitement du tétanos. — Austin Meldon, de Dublin, a publié une curieuse statistique sur le traitement du tétanos par divers moyens thérapeutique, il a réuni dans cette statistique 937 cas qui se décomposent ainsi (Barette) :

Traitement par	Nombre de cas	Guéris	Morts
Chloral . . .	370	83	287
Curare . . .	135	13	102
Nicotine . . .	60	3	57
Opium . . .	96	4	92
Ciguë	21	3	18
Cannabis indica	76	12	64
Bromures . .	28	2	26
Alcool. . . .	103	25	78

Ayant, dans un cas très grave, guéri son malade avec un mélange d'hyosciamine, de belladone et de ciguë, il a adopté cette méthode de traitement qu'il croit supérieure aux précédentes : sur 17 cas où il l'a employée, il a obtenu 13 guérisons et 4 morts.

On peut encore employer :

Injections hypodermiques ; avec :

Solution hyp. { Chlorhydrate de morphine 0,01 centigr.
Chloral hydraté . . . . . . 0,02 —
Eau distillée . . . . 1 gramme

Solution hyp. { Bromydrate de cicutine cristallisé. . . . . . . 0,50 centigr.
Alcool. . . . . 1 gr. 50 centig.
Eau de laurier cerise. . 23 grammes.

Solution hyp. { Sulfate d'hyociamine . 0,01 centigram.
Eau distillée. . . . . . . 10 grammes.

Solution hyp. { Sulfate d'atropine . . . . . 0,01 centigr.
Chlorydrate de morphine, 0,10 —
Eau de laurier cerise . . . 20 grammes

Potion { Valerianate d'atropine 0,1/2 milligramme
Sirop de menthe . . . 20 grammes
Eau de tilleul . . . . . 100 —

On pourrait combiner avec avantage ces quatre injections hypodermiques et cette potion.

Les magnifiques succès obtenus avec les lavements de chloral, 8 grammes par jour dans l'éclampsie, les indiquent dans le tétanos.

M. Dalton, chirurgien en chef de l'hôpital de la ville de Saint-Louis, a obtenu la guérison de deux malades atteints de tétanos, en leur administrant de trois heures en trois heures, chaque fois à la dose de cinq gouttes chez l'un et de huit gouttes chez l'autre, la liqueur de Fowler. Il faut ajouter que concuremment avec la préparation arsenicale, il avait employé très largement chez eux la morphine, les bromures, le chloral, et même chez l'un des inhalations de chloroforme. Il avait eu soin d'ailleurs de les tenir au repos dans une chambre obscure. Un ce ces deux malades était un enfant de quatorze ans, chez lequel le tétanos s'était développé trois semaines environ après qu'il eut reçu à l'un des doigts de la main droite, un coup violent, qui lui avait fait une plaie contuse. Il fut en traitement pendant un peu plus de cinq semaines. L'autre était un homme de quarante-cinq ans, solidement bâti. Le point de départ du tétanos avait été, chez lui, une simple abrasion de la jambe gauche, causée par la chûte d'une très lourde caisse. Le traitement fut à peine plus long.

CHAPITRE X

Vénériens. — Delirium tremens. — Mal de mer. — Engelures.

Delirium tremens. — Le docteur Tifton, de Selma (Alabama), dit avoir obtenu les meilleurs résultats de l'emploi de l'hyosciamine dans le traitement du delirium tremens. « Je n'ai jamais trouvé d'échecs, dit-il, je traite tous les cas avec ce médicament dès que le chloral et les bromures n'ont aucun effet. J'emploie la formule suivante, que je dois au docteur Bryce, de l'asile des aliénés de l'Alabama. »

Solution hypodermique :

Hyosciamine . .	6 centigrammes
Alcool.	4 grammes
Eau	4 —

La dose est de 30 à 60 centigrammes de cette solution pour une injection hypodermique.

Mal de mer. — M. Ossian-Bonnet a communiqué jadis à l'Académie une note sur l'action de l'antipyrine contre le mal de mer. C'est dans le but et avec l'espoir d'apporter quelques lumières sur la question, que M. Ossian-Bonnet a entrepris un voyage sur mer, voyage dont la durée a été de deux mois et demi. Après de nombreuses observations (soixante environ) recueillies avec le plus grand soin, M. Ossian-Bonnet croit que les trois faits suivants doivent être mis hors de doute :

1° Contrairement aux opinions émises par divers auteurs, le mal de mer n'est autre chose qu'un vertige.

2° L'emploi de l'antipyrine arrête toujours les accidents du mal de mer ; mais la dose à laquelle il convient de le prendre est variable. Dans la plupart des cas il suffit de 1 gr. 50. Dans d'autres il faut arriver à 3 grammes pour produire l'arrêt complet des accidents dans l'espace d'une heure environ.

3° Dans certains cas, relativement très-rares, où le malade ne peut absorber le médicament par suite de vomissements trop abondants et trop fréquents, une injection sous-cutanée d'un gramme d'antipyrine suffit pour arrêter le mal.

Engelures. — Les engelures sont l'indice d'un état d'anémie latente, elles sont fréquentes chez les jeunes conscrits.

Il convient donc, dans un grand nombre de cas, d'avoir recours à un traitement général tonique. Localement, ce qui réussit le mieux tant que les engelures ne sont point ulcérées, ce sont les compresses imbibées d'une solution de 3 ou 5 0/0 de sel ammoniac (chlorhydrate d'ammoniaque). On peut aussi, s'il s'agit des pieds, les maintenir pendant dix minutes dans un bains tiède chargé de 1 ou 2 pour cent de ce sel. Voici la formule d'un autre liniment :

Camphre . . .	5	grammes
Alcool rectifié	12	—
Glycérine . . .	20	—

Mêlez, pour un liniment avec lequel on frictionnera doucement, plusieurs fois par jour, les engelures non ulcérées.

Pommade contre les engelures ulcérées :

Acide phénique . . .	1	gramme
Teinture d'iode. . . .	2	grammes
Acide tannique. . . .	2	—
Vaseline	32	—
Teinture de benjoin .	20	gouttes

Vénériens

Blennorrhagie (Mauriac). — Attaquée par tous les agents que l'on peut imaginer, la blennorrhagie leur résiste. Elle n'est ni moins fréquente, ni moins contagieuse, ni moins féconde en complications de toute espèce qu'au moyen-âge. On ne l'arrête pas plus dans son processus qu'on n'arrête une rougeole, une scarlatine, une fièvre typhoïde. Il faut qu'elle suive son cours.

Donc, si le médecin et le malade n'ont pas eu la bonne fortune de faire avorter une blennorrhagie dans les premières heures de son vrai début, qu'ils renoncent à l'espoir de s'en rendre maîtres pendant sa période d'augment et d'état. La pratique la plus sage, la plus sûre et celle à laquelle on est toujours forcé de revenir quand on s'en écarte, c'est la méthode antiphlogistique dont on mesurera le degré suivant la violence du processus blennorrhagique. A vrai dire, dans la plupart des cas, cette méthode n'est qu'une expectation déguisée. Il faut attendre patiemment que l'inflammation spécifique de l'urèthre se soit atténuée et qu'elle ait donné des signes non équivoques d'une régression bien franche, avant d'entreprendre contre elle une médication répressive.

Ces signes sont les suivants : disparition de la turgescence inflammatoire qui convertit en deux bourrelets rouges les lèvres du méat, diminution de la douleur pendant la miction et pendant les érections, ainsi que toutes les sensations anormales et plus ou moins pénibles de pesanteur, de constriction, de malaise au niveau du bassin, vers le périnée et dans le fondement, — changement de coloration et de consistance de l'écoulement qui, au lieu d'être vert, jaune, sanguinolent, épais et non filant, doit être devenu blanc, fluide, un peu visqueux, c'est-à-dire muqueux et filant. — « On est autorisé, dit avec raison Diday, a déclarer mûre toute blennorrhagie dont la matière ayant été recueillie assez longtemps après l'érection et prise entre deux doigts, file à un centimètre de longueur quand on écarte les doigts. »

Il est important que ces signes d'amendement soient dûs à une régression naturelle du processus blennorrhagique et ne proviennent pas d'une complication (abcès péri-uréthraux, cowpérite, prostatite, cystite, orchi-épididymite, rhumatisme). Toute complication, en effet, produit une atténuation très-notable des phénomènes de la blennorrhagie, même avant de s'être nettement formulée par les accidents qui lui sont propres. Aussi doit-on se tenir en garde contre toutes les améliorations qui n'arrivent pas à l'époque voulue. Quelle est cette époque ? Elle varie beaucoup suivant les blennorrhagies et suivant les individus. Entre le début et la phase de maturité ou phase répressible, il faut compter une moyenne de 5 ou 6 semaines, rarement moins et souvent beaucoup plus. Ainsi, pendant ce long intervalle de temps, nous sommes condamnés à l'inaction, à moins toutefois que le processus ne soit d'une violence excessive et qu'il ne survienne des complications. Le médecin s'efforcera de faire prendre patience à son malade et ce n'est pas là une tâche facile, il prescrira les boissons diurétiques les moins désagréables, il pourra donner le sel de nitre, la quassine, l'iodoforme, à l'intérieur ; eau minérale alcaline légère, Vals, source St-Jean ; des grands bains prolongés un régime doux, la continence, le repos, la liberté du ventre par purgatifs salins.

Dans les blennorrhagies très violentes et qui ont envahi les parties profondes du canal, il sera nécessaire parfois de prescrire une application de 15 à 20 sangsues au périnée, pour peu qu'il se produise sur le plancher du bassin une sensation permanente de pesanteur et de constriction, ou qu'il survienne une dysurie indépendante de la gêne que la douleur apporte à la miction (injections au bismuth, d'eau blanche).

Par sa marche naturelle, aidée du traitement antiphlogistique, la blennorrhagie est enfin arrivée à ce point de maturité où l'intervention active est permise et indiquée. — Quelle est alors la meilleure pratique à suivre ? D'abord on fera suspendre l'usage des bains et des tisanes, on recommandera de boire le moins possible, c'est-à-dire la quantité nécessaire seulement pour éviter la soif et éviter le plus léger écart de régime.

Ensuite on prescrira les balsamiques, le copahu et le cubèbe, le premier surtout, sont les plus énergiques et l'emportent de beaucoup sur tous ceux qu'on a tenté de leur substituer. Après eux, le santal qui éprouve moins les voies digestives, mais qui trouve mieux son application plus tard dans les écoulements subaïgus ou chroniques. Le copahu et le cubèbe au contraire donnent toute la plénitude de leur action thérapeutique dans les flux uréthraux purulents des blennorrhagies franches et contagieuses.

Il semble que leurs propriétés spécifiques soient en raison directe de la spécificité blennorrhagique. Leur premier effet est peut-être moins de diminuer l'écoulement que d'en changer la nature. Du jour au lendemain, ils en font disparaître le pus et le réduisent à un liquide opalin, puis séreux. Cette transformation s'opère parfois à vue d'œil après une ou deux mictions. C'est un bon signe, mais il ne faudrait pas compter sur lui d'une façon absolue, car on l'obtient à toutes les périodes de la blennorrhagie. Il n'est réellement d'un augure favorable que dans la phase de maturité. Alors seulement les balsamiques sont décisifs et d'une efficacité à longue portée, au lieu de n'être que superficielle et transitoire comme dans les périodes d'augment et d'état. Qu'on ne s'imagine pas toutefois qu'ils possèdent une infaillibilité radicale dans tous les cas. Il y a des exceptions ; heureusement qu'elles sont rares, on les rendra plus rares encore en ajoutant à l'emploi de ces balsamiques et à la même période les injections antiseptiques, à l'iodoforme 5 grammes pour 100 grammes de décoction d'eucalyptus. On a capsulé de tant de façons le copahu et le cubèbe, qu'on n'aura que l'embarras du choix. Leurs indications respectives sont les mêmes, le mieux est de les donner simultanément. Leur administration, sous sa forme la plus naturelle et le plus simple, mais peut-être pas la plus commode ni la plus agréable, se formule ainsi :

Prendre 4 ou 5 fois par jour, dans du pain azyme, gros comme une noisette de la préparation suivante :

Cubèbe en poudre. .	40 grammes
Copahu	30 —
Essence de menthe.	q. q. gouttes
Magnésie colcinée .	q. s.

pour obtenir une pâte facile à rouler en boules.

Vaut-il mieux donner d'emblée le maximum de la dose ou y arriver progressivement, en deux ou trois jours ? Chez les sujets vigoureux et doués d'un bon appareil digestif, la dose massive d'emblée est préférable. Chez les sujets débiles ou dyspeptiques et diarrhéiques, on fera bien de tâter le terrain et de commencer que par de faibles doses. Arrivé à l'état subaigu, on ordonnera les injections d'abord astringentes au tannin, au ratanhia, au vin aromatique, etc., puis les injections légèrement styptiques au sulfate de zinc, sulfate de fer. Dans l'état chronique les injections caustiques légères au nitrate d'argent en solution.

Solution contre blennorrhée	Nitrate d'argent cristallisé.	1 gramme.
	Eau distillée	200 grammes

Syphilis

Chancres. — Chancre mou. Petit ulcère à forme arrondie, à bords taillés à pic, non indurés, à fond inégal, recouvert d'une sorte de détritus organique ou d'une pulpe grisâtre peu douloureux, à suppuration peu abondante à base simple et molle, qu'on ne confondra pas avec la véritable induration syphilitique, et ne donnant jamais lieu aux manifestations constitutionnelles de la syphilis ; pouvant se compliquer de phagédénisme, adénite monoganglionnaire. Traitement local avec précipité blanc en poudre, avec solution d'acide borique 5 grammes pour 100 grammes d'eau. Charpie sèche imbibée de vin aromatique. A l'intérieur pas de mercure, mais quinquina et ferrugineux pour combattre l'adynamie ou la chloro-anémie.

Contre le phagédénismé : état pultacé, diphtéritique serpigineux, à bords minces, décollés, à couleur brune, violacée, ou état gangrénéux. Cautérisations profondes au nitrate d'argent, acide pyrogallique, à l'acide nitrique monohydraté ; pansement à l'ichthyol, à l'iodoforme uni au quinquina. Toniques à l'intérieur.

Chancre induré syphilitique. — Développement lent, indolent, ulcération plus lisse moins vermoulue, moins déchiquetée, que dans le chancre simple, grisâtre, lardacée à aspect uni, net, brillant, à bords lisses, luisants, vernis indurés ; à fond sombre, grisâtre à aspect cupuliforme (Corlieu) à induration circulaire caractéristique ; avec engorgement indolent et *multiple* des ganglions voisins qui ne suppurent pas. Excision dès le début s'il est possible, et cautérisation de la plaie au nitrate acide de mercure. Plus tard c'est-à-dire quelques jours après la manifestation locale, et alors que l'inoculation est généralisée, l'excision est inutile. Panser deux fois par jour avec la poudre de précipité blanc ou la pommade au précipité blanc, 1 gramme, puis cérat opiacé, 15 grammes. Tel est le traitement local.

A l'intérieur, mercure ; 2 pilules de protoiodure de mercure par jour suivant la formule de Ricord.

Protoiodure de mercure Thridace	A A 3 grammes
Extrait thébaïque	2 grammes
Conserve de roses	6 —

pour 60 pilules.

Formule de Dupuytren :

Sublimé	0,40 centigrammes
Extrait d'opium	0,50 —
Extrait de gaïac	0,50 —

pour 40 pilules, 2 pilules par jour.

Traitement de la syphilis par les injections sous-cutanées de calomel par M. Balzer, médecin de l'hôpital de Lourcine.

La méthode des injections sous-cutanées de calomel repose sur la théorie connue : le protochlorure de mercure injecté sous la peau se transforme en bichlorure sous l'influence des chlorures alcalins. C'est M. Smirnoff, de Helsingfors (Finlande), qui a fourni sur cette méthode les renseignements les plus étendus. Le traitement est limité à quatre injections de 0,10 centigrammes pour les adultes, lesquelles injections sont faites à un intervalle de deux à trois semaines. M. Balzer a employé ce traitement chez deux petites filles de douze à seize ans et il a réduit les injections à 0,05 centigrammes. Chez les nouveau-nés, d'après Smirnoff, 0,03 centigrammes dans chaque fesse suffisent. La plupart des auteurs n'emploient que le calomel à la vapeur, et comme véhicule, la glycérine. Neisser préfère tout simplement l'eau salée, malgré la difficulté qu'on rencontre pour obtenir la suspension du calomel. Il donne la formule suivante :

Calomel	0,10 centigrammes
Chlorure de sodium.	0,025 milligrammes
Eau distillée.	1 gramme

pour une injection.

M. Balzer emploie comme véhicule la vaseline (huile de vaseline). M. Balzer recommande d'ailleurs l'huile de vaseline à titre d'excipient pour un grand nombre de substances. C'est ainsi qu'il a fait des injections d'iodoforme en solution ou en suspension dans ce liquide dans la syphilis tertiaire. Il a employé aussi, avec un plein succès, les injections sous-cutanées de chloroforme en solution dans l'huile de vaseline, dans un cas de sciatique ancienne, chez une femme âgée qui avait subi sans résultat sept séances de syphonage au chlorure de méthyle.

Voici la formule de l'injection au calomel employée par M. Balzer :

Calomel.......... 0,10 centigrammes
Huile de vaseline.. 1 gramme

pour une seringue de Pravaz.

Avant d'être mis en suspension dans l'huile, le calomel a toujours été finiment porphyrisé, lavé avec soin à l'alcool bouillant, puis séché à l'étuve.

M. Balzer a employé aussi l'oxyde jaune de mercure en suspension dans l'huile de vaseline ; les résultats sont aussi bons qu'avec le calomel. La piqûre se fait autant que possible à la fesse, dans la dépression verticale placée à 3 ou 4 centimètres en arrière du grand trochanter ; le malade peut ainsi facilement se coucher et s'asseoir. La canule est poussée droit, perpendiculairement à la peau, sans pli. Avant d'enfoncer la canule il faut toujours s'assurer de sa perméabilité et de son état de siccité que l'on obtient en lavant les canules à l'alcool et en les faisant ensuite passer à l'étuve. D'après M. Balzer, lorsque la canule est sèche, si l'on vient à piquer un vaisseau, le sang sort facilement, et l'on évite ainsi d'injecter l'huile et le calomel dans un vaisseau.

Pas de massage après la piqûre ; on maintient un instant le doigt sur le point piqué pour empêcher la sortie de l'huile, car on peut attribuer quelques abcès à la sortie du véhicule, entraînant des particules de calomel qui s'arrêtent dans le derme.

La douleur est nulle ou à peu près. Mais les jours

suivants il se produit un gonflement inflammatoire plus ou moins étendu et douloureux, qui varie depuis le volume d'une noix à celui d'un œuf de poule, et qui diminue progressivement dans l'espace de huit à quinze jours. Au bout de ce temps, on peut déjà faire une nouvelle injection dans le voisinage de la précédente.

Voyons maintenant les accidents qui peuvent survenir. — C'est d'abord l'abcès. Dans certains cas, la réaction locale est vive, la rougeur augmente, la fluctuation apparaît et la peau s'amincit au centre de la partie tuméfiée. Le liquide est collecté, mais il faut se garder de l'inciser, car quelquefois la collection peut encore se résorber ; lorsqu'elle s'ouvre, elle se fait jour ordinairement par le trajet de la canule ou par une petite ulcération punctiforme. Le trop plein s'évacue d'abord, quelquefois il y a résorption du reste, ou bien la collection s'évacue en plusieurs fois. Cette complication n'a d'autre inconvénient que de faire perdre une partie du calomel injecté. L'abcès est aseptique : on s'est assuré qu'il ne contenait pas de microbes cultivables (le Praticien).

Il ne se complique jamais de lymphangite, ni d'adénite ; la cicatrice est insignifiante, le plus souvent même invisible. La douleur est presque nulle, et le plus habituellement les malades ne gardent même pas le lit. Le contenu des abcès est un mélange de pus avec beaucoup de sang ; M. Balzer y a retrouvé du calomel deux ou trois semaines après l'injection. Les causes de ces abcès sont très obscures. Un moment M. Balzer avait cru pouvoir incriminer l'alcoolisme. La cause prédisposante la plus active, c'est l'adiposité plus ou moins considérable de l'hypoderme. Les sujets maigres n'ont pas d'abcès ; aussi les hommes supportent le traitement beaucoup mieux que les femmes. Pour les sujets gras, il conviendrait de ne pas enfoncer la canule trop profondément, de s'arrêter au-dessous du derme. Parmi les autres causes, il faut encore attribuer une certaine importance aux chûtes, aux coups, aux frottements sur le point injecté. M. Balzer a fait 200 injections ; il a eu 15 abcès dans la première centaine, 4 seulement dans la seconde, à cause de la plus grande habitude et de l'amélioration du manuel opératoire.

Les statistiques de Smirnoff et de Weisser sont bien plus favorables ; elles portent sur des milliers d'injections ; ils n'ont eu que 4 et 6 0/0 d'abcès.

En somme, l'abcès ne peut faire renoncer à la méthode, non-seulement à l'hôpital mais même pour la pratique de ville. Le malade prévenu de la possibilité de cet accident, acceptera souvent les injections sous-cutanées de calomel.

D'après Smirnoff, quatre injections, c'est-à-dire 40 centigrammes de calomel, suffisent pour le traitement de la période secondaire. Dans le plus grand nombre des cas, M. Balzer a vu les accidents, éruptions ou plaques muqueuses, céder dès la seconde injection. Pour un petit nombre, une seule injection a suffi. Les éruptions cèdent très-vite ; les plaques muqueuses sont plus rebelles. Parmi les cas rebelles, M. Balzer cite celui d'une jeune femme, chez laquelle une iritis est survenue pendant le traitement, après la seconde injection. Parmi les cas heureux, il cite celui d'une fille, très alcoolique, chez qui les injections, jointes à l'iodure de potassium à la dose de 4 grammes ont rapidement fait cesser des accidents cérébraux avec contracture faciale du côté gauche.

Pour les accidents tertiaires, les injections de calomel donnent aussi d'excellents résultats. Smirnoff guérit les syphilides gommeuses avec des doses ne dépassant pas 30 centigrammes. M. Balzer ne peut donner son opinion sur ce point, car tout en faisant des injections de calomel pour les gommes de la peau, il a toujours cru devoir donner en même temps l'iodure de potassium. M. Balzer conclut que les injections sous-cutanées de calomel constituent la méthode la plus simple et la plus précise du traitement de la syphilis. Elle s'applique à tous les âges, à tous les stades du mal. Elle convient merveilleusement aux malades des hôpitaux civils et militaires. Lundberg, de Stockholm, qui a traité surtout des militaires, fait observer que pendant le traitement ils pouvaient continuer les exercices, même ceux qui avaient des abcès. La méthode est, en outre, très peu coûteuse pour le malade et aussi pour les hôpitaux, où les sujets pourraient venir à jour fixe recevoir leur injection.

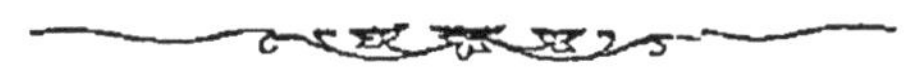

DEUXIÈME PARTIE

CHAPITRE XI

Le médecin mobilisé en campagne. — Un calcul de probabilité sur le nombre des blessés dans la future guerre d'après M. le sénateur Jules Simon.

L'Association des dames françaises, fondée comme on le sait, pour venir en aide aux blessés de la guerre, a organisé en novembre 1887, à l'Hôtel Continental, une réunion dont l'unique et principal attrait à suffi pour faire salle comble du local mis à la disposition de l'Association. Il s'agissait, en effet, d'entendre une conférence de M. le sénateur Jules Simon.

M. Jules Simon, dont l'éloquence séduisante et le langage exquis ont tant d'empire sur les âmes sentimentales, n'a pas manqué de donner pleine satisfaction à l'auditoire particulier qui était accouru l'écouter.

L'éminent conférencier avait choisi pour sujet de son discours l'utilité même de l'Association devant laquelle il parlait.

On peut être certain qu'il l'a démontrée en termes chaleureux qui ont été vivement applaudis.

Il a rappelé, avec le talent qu'on lui connaît, le but qui a présidé à la fondation de l'Association. C'est dans ce Paris, que l'on appelle encore la Babylone moderne, lorsqu'on ne le connaît que sous son aspect troublant, qu'est née cette association de femmes vaillantes et courageuses. C'est pour répondre aux préoccupations et aux angoisses du pays devant un avenir redoutable dans son inconnu, que les « Dames Françaises » ont résolu de venir en quelque sorte au secours des hommes de science dont le dévouement ne remplace pas toujours le nombre aux heures des catastrophes.

Car, a fait observer l'éminent conférencier, la guerre qui éclaterait demain serait plus terrible qu'aucune autre. C'est par centaines de mille que se compteront les blessés, car avec les perfectionnements sans cesse apportés à l'art de tuer, la proportion de ceux-ci a considérablement augmenté. On a calculé que sur 1.200.000 hommes que la France peut mettre en première ligne, il peut y avoir un tiers de blessés aux premières batailles. Comment faire pour porter secours à tant de malheureux? Les médecins, les officiers de santé, les hôpitaux, quelque vastes qu'ils soient, deviennent insuffisants (Ajoutez encore les maladies).

Il faut donc avoir recours à l'initiative privée et c'est à cette préoccupation éminemment patriotique, humanitaire, que répond l'Association des dames françaises.

M. Jules Simon a ensuite montré, dans un langage saisissant, les progrès toujours constants des engins de guerre. Mais d'un côté, comme une sorte d'équilibre consolant, il a fait voir aussi les progrès réalisés par la médecine et la chirurgie. Il a insisté surtout sur la révolution que ce service obligatoire a opérée dans les guerres modernes, révolution qui rend absolument insuffisantes toutes les ressources médicales officielles.

M. Jules Simon a enfin tracé le rôle futur des Associations du genre de l'Association des dames françaises.

Elles ne servent pas seulement à soulager et à consoler, mais elles peuvent concourir à un but encore bien supérieur. Qui sait si elles ne sont pas le commencement d'une réaction future destinée à abolir ou tout au moins à restreindre les guerres? Car la femme, par son influence, par le rôle de plus en plus considérable qu'elle joue dans notre société, peut, jusqu'à un certain point peser sur les résolutions de ceux qui dirigent les destinées des peuples. Aujourd'hui son rôle est encore modeste, mais par la force même des choses, ce rôle grandira de plus en plus, et cela d'autant qu'elle est, à notre époque, intéressée plus que tout autre à la solution du problème, car il y va de son bonheur, de celui de ses enfants et de tous les siens.

Jadis les femmes d'un certain milieu pouvaient se désintéresser, car les malheurs publics les frappaient à peine, leur situation privilégiée les mettant à l'abri de certaines éventualités. Mais à l'heure actuelle, avec la nation armée, tout le monde est atteint, à quelque rang qu'on appartienne, et toutes les influences ont intérêt à s'unir pour éviter un malheur commun.

Toutefois, a conclu M. Jules Simon, la fatalité du temps l'exige, les mères françaises sauront ne pas hésiter, et il n'y a pas dans ce pays une seule infirmière, une seule ambulancière qui ne sache un jour, si la Patrie l'exige, dire à son fils : « Va te battre ! »

Avant de renseigner le médecin mobilisé sur son rôle et ses devoirs dès l'entrée en campagne, il est bon de rappeler ici un article très intéressant publié par le *Soleil* et qui traite de la cartouche de pansement du soldat prussien. Voici l'article du *Soleil :*

« Je vous annonçais, il y a quelques mois, que le ministre de la guerre avait décidé de munir chaque soldat d'une petite trousse chirurgicale qui lui permette de faire sur le champ de bataille des pansements provisoires. Cette mesure va être réalisée sous peu et sera effective dans toute l'armée allemande avant les grandes manœuvres. Chaque trousse renferme un bandage, deux compresses et une épingle de sûreté. Le tout est dans un étui imperméable de petit volume. Grâce à ces trousses, on espère diminuer le nombre des décès qui se produisent par inflammation de la plaie, le blessé n'ayant pu être pansé à temps. Bandages et compresses sont plongés, avant d'être cousus, dans une dissolution de sublimé, afin de leur donner les propriétés antiseptiques nécessaires. C'est une maison de Berlin qui est chargée de la livraison de ces trousses : on peut se faire une idée de l'importance de ce travail par le chiffre de 18,000 kilogrammes de solution de sublimé qui sera nécessaire.

« Cette fabrication on le comprend, demande une très grande propreté et beaucoup de prudence. Aussi les deux cents jeunes femmes chargées de ce travail sont-elles revêtues de robes blanches spéciales. Elles opèrent sous la surveillance spéciale de l'administration militaire et un médecin-major flanqué de pharmaciens contrôle les livraisons. Des trousses s'expédient par paquets de dix directement aux différents corps de troupes : une escorte militaire les dépose à la poste. Il s'en fabrique plus de 15.000 par jour. »

Le médecin mobilisé devra se rappeler au moment de l'encaissement des colis et ballots de pansements, ces réfléxions de M. de Hœnika, du comité central allemand de la Croix-Rouge, au sujet de l'expédition du matériel d'ambulance en Bulgarie. « Il est absolument nécessaire de fixer solidement et visiblement sur chaque caisse, une liste exacte de son contenu. L'emballage dans de petites caisses faciliterait beaucoup le transport et la répartition. Il faudrait mieux que le marchand-fournisseur se donnât la peine d'emballer dans plusieurs petites caisses les marchandises qui lui sont commandées, plutôt que de laisser au médecin d'ambulance le soin d'en acquérir avec les plus grandes difficultés sur le théâtre de la guerre et en pays étranger, pour pouvoir opérer la répartition. « Ce ne fut pas un travail facile pour moi, en Bulgarie, avec le seul secours de mon domestique, dans un hangar ouvert, par un froid de 20 degrés Réaumur et dans un violent courant d'air, que de retirer les centaines de clous qui fermaient les grosses caisses, de m'en procurer de petites, d'y adapter des couvercles, de tout déballer et de reclouer ensuite les caisses. Les Croix-Rouges autrichiennes et hongroises avaient donné l'ordre, très pratique, de ne faire que des caisses de 50 kilos. Mes grosses caisses furent souvent trop pesantes pour les légers véhicules qui servent au transport. Pour des transports par chemin de fer, de grosses caisses peuvent être plus commodes, mais pas dans des pays où les transports ne peuvent être effectués que dans des conditions tout-à-fait exceptionnelles et difficiles. Je conseillerai, pour l'avenir, d'envelopper les objets contenus dans les caisses avec une étoffe grossière et imperméable, pour les préserver de la pluie et de la neige. J'ai vu dans le dépôt de la Croix-Rouge, à Sophia, des envois considérables et précieux, complètement détériorés. »

Le médecin mobilisé en campagne. — (Notes extraites du travail de M. le docteur Chassagne, dans le journal *L'Armée territoriale)*: A mesure de la centralisation de ses unités, le corps d'armée, qui exige de 102 à 106 trains et auquel une voie même double ne peut en fournir que 36 en 24 heures, procède à son embarquement. Les médecins des 3 ambulances (2 divisionnaires et celle du quartier général), les médecins des 6 hôpitaux de campagne, attelés, partent avec leurs formations sanitaires. Les médecins des régiments (actif ou territorial), suivent leurs bataillons auxquels il faut un train entier, 50 voitures.

Dès le reçu de l'ordre de mouvement, le colonel (ou le médecin-chef de formation sanitaire) désigne un officier dit de chargement qui s'abouche avec le chef de gare et revient avec les voitures médicales, bagages, chevaux et mulets une demi-heure avant l'arrivée du bataillon, qui doit être en gare lui-même avant le départ (une heure et demie pour la cavalerie, deux heures pour l'artillerie et les ambulances). A l'arrivée, le bataillon débarqué en une demi-heure (trois quarts d'heure pour la cavalerie, une heure et demie, artillerie et ambulances), évacue la gare pour se former au dehors et cantonner.

Personnel sanitaire des corps de troupe en campagne.

Infanterie. — Régiment. Un médecin-major, 2 médecins aides-major, 3 médecins auxiliaires, 12 infirmiers, 52 brancardiers.

Matériel. — 30 musettes de pansement, 60 bidons, 3 voitures médicales régimentaires.

Cavalerie.— Batteries d'artillerie divisionnaires. — *Chasseurs à pied.* — Qu'un médecin-major ou aide-major et un médecin auxiliaire, 4 infirmiers, 17 brancardiers, une voiture médicale régimentaire, une voiture d'ambulance à 2 roues. Variable selon le nombre des escadrons ou des batteries.

Même personnel de médecins territoriaux pour les troupes territoriales.

Les médecins en marche. — C'est d'abord une marche en colonne de régiment, 3 bataillons avec 12 mulets et 7 voitures, longueur de la file : 1400 mètres. Le médecin aide-major actif ou de réserve, chevauche à la gauche de son bataillon en avant de son médecin auxiliaire, du porte-sac, des infirmiers et de la voiture médicale régimentaire.

Derrière la dernière compagnie du régiment est le médecin-major, avec le même personnel et matériel que l'aide-major du bataillon, plus une voiture d'ambulance à 4 roues (prêtée journellement par l'ambulance divisionnaire et la rejoignant aux premiers coups de feu) où montent uniquement sur sa désignation les malades et éclopés dont quelques-uns soulagés de leur sac, marchent par quatre devant l'omnibus.

Vers le 2e ou le 3e jour de marche, rapprochement de l'ennemi ; le régiment prend son rang dans une longue colonne de 15 kilomètres, la colonne de division. Les médecins de régiment conservent leur poste respectif et leur unité tactique ; mais l'ambulance divisionnaire et son personnel viennent prendre leur place de marche.

Une section d'ambulance (1 médecin, 4 voitures, 10 mulets occupant 100 mètres de longueur routière), marche avec l'avant-garde qui précède le gros de la division de 1500 mètres. A la suite du 4e régiment de la division, marchent les cinq autres médecins avec le gros de cette même ambulance (17 voitures, 23 mulets).

Par exception, quand il n'y a pas de voies parallèles, le corps d'armée lui-même s'avance sur une seule route. C'est alors une longue colonne de 35 kilomètres de long, la colonne de corps d'armée.

Dans ce cas, à l'avant-garde il y a avec cette troupe qui précède le gros de 2 kilomètres, une section d'ambulance plus forte c'est-à-dire 20 mulets et 7 voitures occupant une longueur de 150 mètres. Les ambulances de la 1re et de la 2e division sont en arrière à la gauche de leurs divisions respectives ; l'ambulance du quartier-général avec son personnel est fort loin en arrière vers le 16e kilomètre en tête des trains régimentaires.

Vitesse de marche, celle de l'infanterie : 4 kilomètres à l'heure, avec haltes horaires de 10 minutes.

En arrivant au cantonnement, tout se passe identiquement, mais sur une échelle plus restreinte pour le régiment dont les voitures médicales représentent les voitures d'ambulance tandis que l'infirmerie de route figure l'ambulance. L'état-major s'établit en général à la mairie, point central.

Un ordre communiqué par les fourriers, dit le lieu de rassemblement en cas d'alerte, l'heure de visite des malades, celle des évacuations. Une affiche, bien en vue, indique l'emplacement de l'ambulance, le logement des médecins ; la nuit une lanterne est placée contre cette affiche.

Dès l'arrivée, les médecins de régiment installent avec du bois, de l'eau et de la paille, ces trois rudiments de l'hospitalisation de guerre, une infirmerie improvisée, logée dans les maisons d'école, la halle ou dans un édifice public ou requis. La visite est passée avec ou sans sonnerie, suivant la proximité de l'ennemi. Le soir, les malades sont évacués sur l'ambulance où l'on a fait de même en plus grand nombre et d'où l'on a évacué ensuite sur l'hôpital de campagne, le soir aussi, pour ne pas entraver par une survenue tardive le départ du matin suivant.

Tout déchet du régiment, tout départ de l'ambulance sont respectivement inscrits par les médecins-chefs d'ambulance ou de régiment sur leurs carnets médicaux, modèle n° 3, qui font souche, avec date, cause d'évacuation, diagnostic, date de rentrée au corps. Il y a là un dossier précieux et probant dans sa concordance pour les certificats d'origine de blessures (Dr Chassagne).

En 1870-1871, M. Chenu a constaté 11,421 plaies de marche. Le docteur Dafner Stabzartz, de l'armée bavaroise, a observé pendant le siége de Paris, 9,26 0/0 de blessures de marche dans un bataillon qui marchait peu. On en a constaté 9,937 cas pendant la guerre de Bosnie. On ne saurait trop prévenir et bien soigner ces ampoules, brûlures du pied par le frottement de la chaussure; insignifiantes par elles-mêmes, elles sont importantes au point de vue du travail utile d'une armée.

Les certificats d'origine des blessures reçues à l'ennemi doivent être libellés avec beaucoup d'exactitude. Ce certificat est la base de toute pension de retraite, réforme, gratification renouvelable ou secours; c'est le pain pour les mutilés. Par note ministérielle de janvier 1887, le conseil d'administration du corps doit non-seulement légaliser la signature des trois témoins, mais confirmer l'exactitude des faits relatés pour leur donner un plus grand caractère d'authenticité.

CHAPITRE XII

Dans la « Revue de Clinique », le docteur Barette a écrit sur le paquet de pansement du soldat, un article intéressant, utile à repro-produire.— Le paquet de pansement du soldat :

Tandis que les statisticiens s'inquiètent de rechercher les uns les causes de la diminution progressive du nombre des naissances, les autres, les avantages ou les inconvénients de l'immigration et du croisement des races, un certain nombre d'hommes ingénieux travaillent, d'autre part, à découvrir des engins destructeurs de plus en plus puissants. C'est à qui, parmi les pays civilisés, utilisera la matière la plus explosible, l'arme la mieux perfectionnée, la torpille la plus puissante pour détruire ses adversaires sur la terre et sur l'eau. D'autre part, plus nous allons plus les nations entretiennent des contingents militaires considérables, et quand elles en viennent aux mains, les hommes tombent par milliers dans un espace de temps suffisant autrefois pour en abattre quelques centaines. Les calculs ordinaires ne portent-ils pas à l'énorme proportion du quart (1 pour 4) le nombre des hommes mis hors de combat dans une bataille.

En présence de cet état de choses dont on ne saurait prévoir l'amélioration, le corps médical s'est ému et, dans tous les pays, depuis 25 à 30 ans, médecins militaires et civils se sont unis dans un commun effort, énergique et fécond, pour améliorer le sort du blessé de guerre, pour lui assurer la rapidité et l'efficacité des soins. « Le destin d'un blessé, disait Nussbaum, est presque entièrement dans les mains du chirurgien qui traite la blessure dans les premières heures. »

Chacun sait, en effet, quelle terrible mortalité accusent les statistiques chirurgicales des différentes guerres. Les blessés qui échappaient aux premiers accidents, hémorrhagie, tétanos, septicémie foudroyante, succombaient plus tard, fauchés par la piohémie, l'érysipèle, la pourriture d'hôpital, fléaux beaucoup plus dangereux que le canon de l'ennemi. Aujourd'hui, il faut le dire bien haut, de même que dans la chirurgie civile, hospitalière ou autre, l'antisepsie a permis de réaliser d'immenses progrès, de même le traitement des plaies de guerre, modifié par l'application des principes modernes, a donné de bien meilleurs résultats.

Les détracteurs et les tièdes partisans de l'antisepsie chirurgicale lui avaient reproché de n'être point applicable à la chirurgie de guerre ; c'était une erreur. L'année dernière nous avons démontré par un historique détaillé, dans une de nos conférences à la Société de secours aux blessés militaires (Croix-Rouge), que non-seulement dans tous les pays de l'Europe on avait appliqué facilement l'antisepsie à la chirurgie de guerre, mais encore qu'elle avait donné des résultats justifiant toutes les espérances. Le blessé de guerre, cependant, est toujours dans des conditions bien défavorables au point de vue de la réaction du traumatisme et des milieux plus ou moins infectés où il est placé ; l'encombrement, les maladies épidémiques d'ordre médical, l'exposent à de nombreuses contagions septiques. De plus, il est souvent débilité par des marches prolongées, une alimentation parfois insuffisante ; s'il est vaincu, son état moral lui-même va encore influencer singulièrement l'évolution de sa blessure. A cause de toutes ces raisons, nous croyons que l'antisepsie doit encore être plus rigoureuse, s'il est possible, car c'est grâce à elle que nous pouvons mettre la plaie le mieux à l'abri de tous les contages extérieurs et moins capable de produire des éléments septiques susceptibles d'infecter l'organisme tout entier. Nous avons été frappés, l'année dernière, du résultat donné par la comparaison de la mortalité brute des plaies de guerre traitées dans les ambulances et les hôpitaux avant la méthode antiseptique et après l'application aussi bonne que possible de ses procédés. La petite guerre Serbo-Bulgare a été la première où l'on ait appliqué l'antisepsie chirurgicale d'une façon régulière et universelle ; si l'on compare ses moyennes de mortalité avec celles des guerres antérieures pour les plaies des membres de toute nature, on a des résultats frappants, que nous réunissons sous forme de tableau :

Plaies du membre supérieur	Guerres antérieures	15 0/0
	Guerre Serbo-bulgare	1,22 0/0
Plaies du membre inférieur	Guerres antérieures	39 0/0
	Guerre Serbo-bulgare	15 0/0
Mortalité brute pour les traumatismes des membres	Guerres antérieures	25 0/0
	Guerre Serbo-bulgare	7,8 0/0

Les chiffres parlent assez éloquemment, il nous semble ; ils me permettent de conclure et de dire que l'antisepsie donnant aujourd'hui les meilleurs résultats que l'on ait vus jusqu'ici en chirurgie de guerre, elle doit être considérée non-seulement comme utile, mais encore nécessaire et indispensable.

D'autre part, l'étude des statistiques montre que la guérison est d'autant plus assurée que l'antisepsie a été pratiquée plus rapidement après la production de la blessure ; Mac Cormak l'a prouvé en comparant les tables de mortalités de trois catégories de blessés ; aux uns l'antisepsie avait été appliquée primitivement, sur la seconde catégorie elle avait été tardive, enfin les autres n'y avaient point été soumis. De là découle une conséquence bien facile à déduire ; il faut s'efforcer d'appliquer le plus rapidement possible un pansement antiseptique efficace à la plaie reçue sur le champ de bataille. On s'est beaucoup occupé ces dernières années de résoudre ce problème et de chercher les moyens d'arriver à mettre la plaie de guerre à l'abri des agents extérieurs et à neutraliser l'action des substances plus ou moins nuisibles que les agents vulnérants y ont apportées, qui y ont pénétré avec les morceaux de vêtements, de sable, de pièces d'armement, etc., etc. Pour réaliser ce desideratum, on s'est demandé si l'on ne pourrait pas charger chaque combattant d'un pansement tout préparé que lui-même ou un camarade pourrait poser sur sa blessure dès qu'il serait frappé sans attendre son transport à l'ambulance.

On écrirait des volumes si l'on voulait relater toutes les discussions qui ont déjà eu lieu sur cette donnée ; nous allons nous efforcer de simplifier le problème que nous travaillons nous-même depuis plus d'une année et nous allons exposer ici les vues que nous avons développées plusieurs fois dans nos conférences de la Croix-Rouge, où la question a été portée à l'ordre du jour par M. le professeur agrégé Pozzi et par nous-même.

Ce n'est pas d'aujourd'hui que le soldat en campagne a eu l'idée de mettre dans sa poche ou dans son sac quelques matériaux de pansement destinés à parer aux premiers beoins. On trouve des traces de cet usage dans les guerres du premier empire et même auparavant ; mais ce n'est en réalité que dans ces dernières années que l'on a étudié la question d'une façon plus pratique et plus serrée. En 1870, un industriel français, M. Sadou, offrit à l'armée par l'intermédiaire de la Croix-Rouge un petit paquet de pansement léger, peu volumineux, hémostatique par l'addition d'une compresse sèche, imbibée de perchlorure de fer, et facile à appliquer. La cartouche de Sadou rendit de signalés services. Depuis 1870 on a vu éclore dans tous les pays des formes diverses de paquets ou de cartouches de pansement, mais surtout on s'est efforcé, et à juste titre, de faire rentrer dans ces appareils des substances réunissant toutes les vertus réclamées par l'antisepsie chirurgicale. En France, MM. Dziévonski, Fix, Chauvel, Bousquet, Redon ont étudié et multiplié les essais ; Esmark, Nusbaum, Bruns, Melladow, Port, Neudorfer, en Allemagne, ont varié à l'infini le choix des substances ; toutes les armées européennes sont aujourd'hui pourvues d'un modèle officiel. Il serait inutile et fastidieux de les étudier tous ici, et de comparer leurs qualités et leurs défauts...

Nous nous proposons seulement de faire ressortir plusieurs points très-importants de leur histoire, et de chercher quelles qualités on doit réclamer dans la constitution d'un bon paquet de pansement ; comment ce paquet doit-il être utilisé au moment de l'action ; qui doit le porter ; qui doit en faire l'application ?

Avant tout, nous tenons pour résolue la question du moment de l'application du premier pansement, qui divise encore aujourd'hui les opinions des membres du corps de santé militaire. Pour quelques-uns, il faut par un transport aussi rapide que possible, retirer les blessés du champ de bataille et les porter à l'ambulance sans pansement, sauf toutefois celui qui consiste à lier un membre avec un mouchoir serré en garrot pour arrêter une hémorrhagie grave. Pour les autres, et nous partageons cette manière de voir, bien que nous reconnaissions qu'il est parfois difficile de l'appliquer, il faut s'efforcer de poser sur la plaie au milieu du champ de bataille ou au moins dans un pli de terrain tout proche du point où est tombé le blessé, un pansement antiseptique qui nous est fourni par le paquet préparé à l'avance et qu'on a qu'à ouvrir et à appliquer. Il est certain que là, est l'idéal de la chirurgie de guerre, là est la réalisation du vœu exprimé dans la phrase de Nusbaum que nous avons citée plus haut. D'autre part, le combat moderne n'est pas toujours une mêlée confuse, et sauf dans les cas toujours assez rares et de courte durée où une charge violente de cavalerie balaiera le terrain, dans ceux où une véritable tempête de fer et de feu couvrira un espace assez limité, les secours pourront toujours se trouver sur la ligne de combat ou au moins se répartir sur le terrain occupé par un bataillon déployé en bataille sur une profondeur de 500 mètres. Etant admis ce principe de pansement immédiat, quelles doivent être les qualités du paquet de pansement ? Il est impossible de songer à employer des solutions antiseptiques, les pansements humides sur le champ de bataille ; il est d'ailleurs démontré que ces solutions n'avaient le plus souvent aucune utilité; il faut un pansement composé de matériaux secs, fortement imprégnés de substances antiseptiques. Ces matériaux secs doivent avoir une puissance d'absorption aussi considérable que possible, afin que les liquides qui s'écoulent à la surface des plaies ou par les orifices d'entrée ou de sortie des projectiles, puissent les pénétrer facilement et former, en se mélangeant aux substances chimiques qu'ils dissolvent une couche aseptique imperméable à l'air extérieur. Ainsi donc, et avant tout, les substances qui doivent former le pansement, doivent être absorbantes et chargées d'antiseptiques, et ceux-ci doivent ne point subir facilement de déperdition du fait de l'évaporation ou la pulvérulence, au moment où on déroule le paquet de pansement. C'est pour répondre à ces conditions fondamentales que nous recommanderons certaines substances et que nous choisissons comme principe d'imprégnation des corps chimiques les plus fixes et les moins volatils, surtout lorsqu'ils sont contenus dans une enveloppe imperméable.

Il est encore d'autres qualités; il faut que le paquet de pansement soit de petit volume et d'un poids minime, si l'on veut qu'il soit aisé à loger dans le fourniment militaire et qu'il ne gêne en rien les mouvements du soldat à qui on le confie.

Il ne devra donc pas dépasser certaines dimensions et un poids déterminé, aussi nous rejetons à l'avance les cartouches de pansement à enveloppe métallique proposées par quelques auteurs, et nous croyons qu'une enveloppe imperméable, huilée ou goudronnée est parfaitement suffisante pour s'opposer à la déperdition par évaporation, si surtout l'on se sert de substances peu volatiles. Malgré son petit volume, le paquet doit être suffisant pour recouvrir une plaie d'étendue moyenne et même dépasser un peu ses limites. Enfin le prix de revient ne doit pas être trop considérable, bien que nous soyons loin de condamner une dépense dont l'utilité est démontrée et qui vise un but aussi utile que celui que nous poursuivons.

Nous allons maintenant examiner quelques modèles de paquets de pansement, et nous demanderons à nos lecteurs la permission de leur exposer celui que nous avons conçu nous-même et qui nous semble répondre aux indications multiples réclamées par la plaie de guerre.

Le paquet d'Esmark (de Kiel) se compose d'un triangle de linge de coton de 1 mètre 30 de base ; d'une bande de gaze de 2 mètres de longueur sur 11 centimètres de largeur, de deux paquets de jute salicylique. Le tout forme un petit paquet de 12 centimètres de longueur sur 9 de largeur et 2 d'épaisseur, et doit être cousu à la partie antérieure de la basque du vêtement.

Dans ce paquet, l'acide salicylique cristallisé qui imprégne la jute tombe en poussière au moment où on l'emploi, et le grand triangle de toile, tout en ayant une certaine utilité, n'est pas indispensable.

Bardeleben a remplacé la jute salicylique par l'ouate au chlorure de zinc (parfois trop caustique) et Kuster par l'ouate boriquée, dont le pouvoir antiseptique n'est pas suffisant, à notre point de vue.

Melladow, Chauvel, Bousquet conseillent pour la formation du paquet, l'étoupe phéniquée, qui peut recevoir une grande quantité d'acide phénique en imprégnation. Outre que l'acide phénique subit à l'air une déperdition considérable, s'il est très concentré, il est très-irritant pour les plaies ; de plus on sait aujourd'hui qu'il n'est pas le plus puissant des antiseptiques.

Nous ne rappellerons que pour en condamner l'usage les paquets renfermant des poudres chimiques conseillés par Neudorfer, Bruns, Port; ces poudres tombent à terre au moment où on veut s'en servir et le paquet devient inutile.

MM. Dziewonski et Fix, médecins de l'armée active, ont proposé un paquet de pansement très-simple qui mérite d'être décrit. Il se compose d'un rouleau de 5 grammes d'amadou salicylé, d'une bande de 2 mètres 50 et de deux épingles anglaises. Le tout est contenu dans un papier parcheminé trempé dans une solution alcoolique de bitume. Ce paquet à 10 centimètres de longueur, 8 de largeur, 2 d'épaisseur et pèse 28 à 30 grammes. Le prix de revient est de 33 centimes.

L'état-major allemand a adopté, cette année même, un paquet de pansement très simple et dont voici l'énoncé : deux compresses de gaze antiseptique, une bande de gaze antiseptique de 2 mètres, une épingle Rowley et un carré de toile imperméable.

Nous avons aussi médité la question et cherché un modèle efficace, facile à appliquer, suffisant pour tous les cas ; nous avons cherché à réaliser un paquet occlusif, absorbant, antiseptique, pouvant non-seulement fournir un pansement d'attente pour deux ou trois heures, mais encore suffire au blessé atteint d'une petite lésion et lui permettre d'être évacué rapidement sans nouveau pansement. Nous avons voulu aussi nous efforcer de prévenir l'infection du trajet des projectiles ou des plaies contuses en déposant à leur surface une substance stérilisant les liquides secrétés ou les corps introduits dans les blessures par l'agent vulnérant. Voici le modèle auquel nous nous sommes arrêté. Le paquet se compose d'une lame de substance poreuse, absorbante, étoupe ou charpie de bois imprégnée de sublimé. Le côté destiné a être au contact de la plaie est recouvert d'une double lame de gaze iodoformée fortement imprégnée ; le côté opposé adhère à une enveloppe imperméable dont les dimensions dépassent d'un tiers la grandeur de la plaque absorbante.

La surface de celle-ci a 18 centimètres de long sur 15 de large ; soit 270 centimètres carrés. Le paquet contient en outre une bande de gaze phéniquée ou non, de 2 mètres de long sur 10 centimètres de large, une épingle anglaise et un crayon fusible de 10 centimètres de long contenant 1 gr. 50 d'iodoforme.

Le tout forme un paquet de 12 centimètres de long sur 4 de largeur et 2 d'épaisseur, son poids est de 50 à 55 grammes ; il revient, grâce à l'abaissement notable qu'a subi le prix de l'iodoforme, à 35 centimes environ, tout au plus à 40 centimes. Le crayon d'iodoforme, fusible à la température du corps, que nous avons ajouté, est destiné à être insinué en totalité ou par fragments dans les anfractuosités des plaies contuses et les trajets des balles.

Par qui doivent être portés les paquets de pansement et qui doit les appliquer ? Telles sont les deux questions qu'il nous reste à résoudre. Un grand nombre d'officiers du service de santé pensent que chaque soldat doit porter son paquet de pansement, et on s'est ingénié à trouver dans son costume et son fourniment un local convenable pour loger le précieux talisman. Les allemands doivent le porter dans le pan gauche de leur tunique. On a proposé la doublure du dolman, le gousset du pantalon, la cartouchière, le sac, une giberne spéciale. Nous pensons qu'aucun endroit n'est bon, parceque le paquet est toujours exposé à être détérioré, ou bien il est impossible de l'atteindre vite et facilement. Quand les soldats opèrent par petits détachements, il est bon qu'on distribue à chacun un paquet qu'il mettra dans sa poche, mais dans la marche ordinaire des choses, nous croyons que le mieux est de munir les brancardiers de paquets de deux modèles comme grandeur, et en nombre proportionnel à celui des hommes engagés dans la lutte.

Qui doit poser ce premier pansement? Le soldat blessé lui-même? A moins que sa blessure ne soit insignifiante et d'accès très facile, il ne pourra pas le faire; ses camarades auront autre chose à faire, aussi nous croyons encore que ce rôle doit être dévolu aux infirmiers, brancardiers et à ceux qui commandent les escouades sur le champ de bataille. On a objecté que leurs mains sont souvent souillées; mais ils n'ont pas besoin de toucher directement à la plaie; il suffit que à l'aide de quelques grands coups de ciseau, ils ouvrent largement les vêtements du blessé, puisqu'ils appliquent sur la plaie la plaque absorbante qui constitue le pansement et la fixent en roulant autour la bande de gaze que contient le paquet. Cette application est d'ailleurs rapide et facile à apprendre; l'instruction des brancardiers peut se faire en quelques heures.

Nous croyons en définitive qu'il y a dans cette pratique une source de sécurité considérable pour le blessé; elle répond à l'objectif que l'on doit toujours poursuivre avec acharnement en chirurgie de guerre: sauver le plus grand nombre d'hommes possible (Barette).

Les méthodes antiseptiques de pansement en temps de paix et en temps de guerre en Autriche (Revue de l'Association de M. le professeur Duchaussoy).

Nous présentons quelques extraits dus à la plume du docteur Hubart, médecin régimentaire de la garde royale Hongroise.

Le matériel de pansement. — Les pièces extérieures de pansement doivent avoir les qualités physiques indispensables à la compression de la plaie et à l'absorption des exsudats. Un certain degré de mollesse et d'élasticité des objets de pansement est nécessaire pour que cette compression soit uniforme, constante et facile à supporter. A ce point de vue les substances inorganiques (cendres, sable) cèdent le pas aux matières végétales. Quant aux propriétés d'absorption, Rœnnberg cite comme ayant un pouvoir absorbant très considérable la tourbe humectée, la sciure de bois, la poudre de tan, les cendres de houille, la charpie, l'amiante en petits flocons, la gaze (mulle) et la mousse des tourbières (sphagnum). Toutes ces substances ont été essayées avec succès et sont à peu près de valeur égale. Au contraire ces qualités font défaut dans la jute, la menue paille, l'étoupe, la tourbe sèche, substances qui ne sont pas à recommander et qui ne doivent servir qu'à défaut d'autres.

Ce serait cependant une erreur de croire que l'agent qui possède la faculté d'absorption à son plus grand développement soit, par cette raison même, le plus propre au pansement. Toute substance remplit le but désiré, si ses effets absorbants répondent aux besoins du moment. Il en est ainsi pour toute une série de corps qui se valent au point de vuedes exigences de la pratique.

Quoiqu'il en soit, la compression et le drainage de la plaie concourent à l'action aspiratrice des pièces du pansement et permettent d'employer au besoin des substances même qui n'ont pas une puissance d'apsorption bien considérable.

Aujourd'hui, l'on se sert, pour les appliquer directement sur la plaie, de couches de gaze superposées, alors que précédemment c'était la ouate de Bruns qui remplissait ce rôle, surtout dans le pansement à l'iodoforme.

Le coton est d'un emploi très répandu ; il possède, outre son grand pouvoir aspirateur, les avantages dus à une pureté absolue et à une compressibilité et une élasticité remarquables. Aussi en use-t-on pour matelasser les pansements, garnir les parties osseuses proéminentes, pour éponger les liquides, etc. etc. Le coton dépouillé de ses principes gras, a de plus le mérite d'être quelque peu antiseptique par lui-même ; en effet, il filtre l'air et retient ainsi les micro-organismes qui s'y trouvent en suspension. Comme pour l'immersion du coton, on ne se sert que de solutions alcooliques, les propriétés antiseptiques ainsi acquises sont peu stables. D'autre part, la finesse de texture de la ouate provoque facilement la rétention et la stagnation des liquides exsudés ; car celle-ci se mouille et perd bientôt se puissance absorbante.

Le coton collé sert à garnir les creux (creux axillaire), à capitonner les appareils plâtrés et à matelasser les attelles.

Le lin est une étoffe très douce et d'une grande pureté ; il est très apte à être imprégné de liquides et de pommades antiseptiques.

La jute est d'un prix peu élevé ; son origine ne permet pas de suspecter sa pureté. Très compressible, elle est peu absorbante, mais la largeur de ses mailles laisse la voie libre à l'écoulement des sécrétions. Fischer et Kœchler, contrairement à Leirink et Rœnberg, lui reconnaissent un haut degré d'activité absorbante, lorsqu'elle a été humectée. A l'état sec, elle est raide peu souple, dure, ne possède pas la faculté de filtrer l'air et est plus apte à être imprégnée de principes antiseptiques fixes que de principes volatils.

Le lin, le chanvre, l'étoupe et l'oakum ont à peu près les mêmes propriétés que la jute.

Le calicot dégraissé (gaze) qui aborbe bien les sécrétions et ne les pétrit pas est d'un usage général dans les cliniques viennoises où il remplace la ouate de Bruns. Son pouvoir absorbant est à peu près de six à sept fois son poids. Il faut employer de préférence le calicot à mailles serrées.

La tarlatane, très employée jadis, mérite une certaine considération en raison de ses facultés absorbantes, de sa mollesse, de sa compressibilité et de sa légèreté, qualités qui en permettent l'application à toutes les régions.

La mousse des tourbières, la laine de bois et la mulle tourbeuse se distinguent également par leur grande puissance d'absorption et servent de couverture aux pansements rares.

Choisit-on pour le pansement la gaze phéniquée, il faut recouvrir la surface de section avec du silk protective, afin d'éviter l'action irritante de l'acide phénique sur les lèvres de la plaie et d'empêcher l'adhésion de la gaze et la formation de croûtes. Le silk doit être de petites dimensions, pour ne pas gêner l'action des antiseptiques ; on le remplace souvent par de la gutta-percha laminée et de la laine de verre.

Le pansement à la gaze phéniquée est un des meilleurs pansements antiseptiques. Il assure un libre écoulement aux liquides après les avoir désinfectés ; il est très doux et s'applique partout avec une égale facilité.

En temps de paix, il peut être obvié facilement à son inégale teneur en acide phénique par une préparation récente, sinon extemporanée. En temps de guerre, il faudrait veiller à ce que la livraison des objets de pansement fut assurée par les comités patriotiques de secours, car la gaze de commerce et celle qui est de date ancienne sont sans aucune action.

Le makintosh, le papier imperméable à la gutta-percha et la batiste de Billeroth peuvent mettre obstacle à l'évaporation de l'acide phénique des couches profondes du pansement et empêcher que celui-ci ne soit traversé par les sécrétions de la plaie. L'utilité du silk et de cette classe de substances imperméables devient contestable lorsqu'il s'agit de pansements secs et de pansements rares.

La gaze iodoformée hydrophile se prépare en saupoudrant d'iodoforme pulvérisé du calicot privé de ses principes gras. On enlève l'excédent de poudre en secouant le tissu, qui peut s'imprégner ainsi de 10 à 20 0/0 d'iodoforme.

Neuber trempe 500 proportions de gaze dans une solution de 50 proportions d'iodoforme pour 250 proportions d'éther et 750 proportions d'alcool. Grâce à l'évaporation des véhicules dissolvants, il obtient une répartition égale de l'agent chimique dans la gaze.

Paquets à pansement

Mikuliez recommande deux gâteaux d'ouate de dimensions différentes, de la gaze iodoformée et du coton trempé dans la glycérine phéniquée ; le tout conservé dans une enveloppe de caoutchouc.

Crookshand préconise une boîte en étain en forme de tabatière contenant un onguent composé d'iodoforme et d'essence d'eucalyptus ou bien une boîte d'iodoforme, une bandelette de protective, de l'étoupe phéniquée et une bande de gaze phéniquée.

Tandis que Mosetig, Nussbaum et Podrasky, donnent la préférence à l'iodoforme, le médecin d'état-major Rochs (Berlin) se prononce en faveur des paquets au sublimé ; deux morceaux de gaze au sublimé pesant 4 grammes et pliés en compresses, une écharpe, faite de tissu de coton léger et non apprêté, imprégnée d'une solution de sublimé pesant 21 grammes. Tout cela réuni, comprimé et cousu dans de la baptiste de Billroth, constitue un petit paquet de 12 centimètres de longueur, 10 centimètres de largeur et 15 millimètres d'épaisseur, il pèse 33 grammes et a sa place dans une poche située à la partie antérieure gauche du pan de la tunique, entre le drap et la doublure.

Port déclare impossible l'application du pansement sur le champ de bataille parceque le blessé et le brancardier ont tous deux une seule et même préoccupation, celle d'échapper aux balles ennemies.

D'après les règlements du service sanitaire, tous les corps de l'armée austro-hongroise, ligne, chasseurs, cavalerie et artillerie, sont munis de paquets à pansement en nombre proportionnel au chiffre des troupes à mettre en campagne. En cas de mobilisation, tout sous-officier (caporal français) est porteur d'un de ces paquets ; la distribution aux simples soldats en est limitée par le prorata des provisions existant dans les magasins. Ce paquet, entouré d'un imperméable, contient un triangle, une bande de 2 mètres de long et de 7 centimètres de large, 5 grammes de coton et deux épingles de sûreté (ou encore un triangle, une compresse et quelques grammes de coton).

On ne peut demander au brancardier et à l'infirmier l'exécution sous le feu de l'ennemi qui réponde à tous les desiderata de la chirurgie moderne.

Nil nocere : tel est la devise des chirurgiens d'aujourd'hui, pour lesquels la marche de la plaie et le sort du blessé dépendent de l'application du premier pansement.

Tous ceux qui ont pris part à des campagnes se rendent aisément compte de l'état où se trouvera le paquet antiseptique, même le mieux choisi, quand il faudra s'en servir, qu'il ait séjourné dans la poche gauche du pantalon ou dans la poche droite de la veste ou bien qu'il ait été cousu entre le drap et la doublure à un endroit quelconque du pan de la tunique. La pluie et la poussière ne pénètrent-elles pas jusqu'au paquet le mieux conservé? l'acide phénique et le sublimé ne se volatilisent-ils pas déjà pendant l'emmagasinement? l'évaporation de l'acide salicylique ne se produit elle pas très-rapidement? ou bien l'iodoforme est-il si omnipotent que le contact d'un crayon de cette substance, que l'application sur la blessure de gaze iodoformée ou de poudre d'iodoforme soient capables d'éloigner tout germe putride, alors que des mains profanes et inhabiles ont exécuté le pansement?

L'antisepsie ne souffre pas d'exception ; elle exige une exécution minutieuse sans omission du plus petit détail. Aussi la question des paquets de pansement attend-elle encore une solution définitive. Il s'agit de savoir également si la distribution de ces paquets ne constitue pas aussi bien une consolation morale pour le soldat qu'une augmentation dans la réserve des objets de pansement.

Le procédé le plus conforme à l'esprit de la méthode nous semble être celui adopté pour l'armée fédérale, où, en dehors des infirmiers, les patrouilles seules et les grand'gardes sont mises en possession des cartouches à pansement. C'est dans ce sens qu'opine Esmark, lorsqu'il dit : les brancardiers n'ont d'autre tâche que de recueillir avec les plus grandes précautions les blessés sur leurs brancards et de les transporter le plus rapidement possible au poste de secours. Ce n'est que dans les cas où les secours médicaux et les pièces nécessaires au pansement ne sont pas à portée, que les objets de pansement que porte sur lui le soldat doivent être utilisés soit par le blessé lui-même, soit par l'infirmier (spécialement pour la cavalerie).

Il ressort de là la nécessité de réviser dans le sens antiseptique les deux paragraphes suivants du règlement sanitaire :

« Les brancardiers doivent appliquer un pansement provisoire.

« Il ne faut enlever ces pansements provisoires que dans les cas où leur application devient nuisible. »

Ce règlement pêche encore par ce qui a rapport à l'équipement des infirmiers et des brancardiers. Le matériel routinier mis à leur disposition (épaisses feuilles de coton, rubans et bandes de toile, compresses, écharpes) non-seulement ne contenait pas les objets nécessaires à l'exécution d'un pansement antiseptique, mais il était conservé d'une façon — dans une seconde musette — évidemment propre à le soumettre très peu de temps à toutes les influences nocives d'un séjour en campagne.

Aussi le directeur du service de santé du 11me corps autrichien, le médecin d'état-major Hlavac de Rechtwall, fut-il amené de par son expérience personelle dans la campagne d'occupation de la Bosnie, à proposer en remplacement de ces musettes, des gibecières imperméables, celles-ci ne se détériorant pas comme les premières sous l'action de la pluie et des stations au bivouac. De même, les objets destinés au premier pansement sont choisis conformément aux principes de l'antisepsie et sont protégés contre une destruction prématurée par des enveloppes absolument imperméables.

Des modifications identiques furent apportées dans le garnissage des cantines et des sacs d'infirmerie, en tant que bandages, pièces à pansement et médicaments. Les blessés qui passent aux mains des médecins peu de temps après avoir été atteints, peuvent avoir tout espoir de voir leur blessure suivre une marche normale. Cela a lieu dans les armées qui disposent d'un nombre suffisant de brancardiers. Aussi celle-ci seront-elles plus favorisées que les troupes chez lesquelles ce sont les infirmiers qui font le premier pansement, et où les blessures se trouvent ainsi infectées dès le début.

CHAPITRE XIII

Des moyens d'empêcher la propagation des maladies (Conférence du docteur Barbe).

Les principales maladies contagieuses sont la variole, la rougeole, la scarlatine, la diphtérie qui comprend surtout le croup et l'angine couenneuse ; l'érysipèle, la septicémie des blessés, la phthisie pulmonaire, le choléra et la fièvre typhoïde. Commençons par la variole. Tout le monde connaît la facilité avec laquelle elle se communique, surtout chez les personnes non vaccinées, et la gravité de cette maladie dans cette circonstanee. Pour gagner la variole, il suffit de séjourner plus ou moins longtemps dans une pièce où réside un malade, le contact des vêtements portés par un varioleux suffit pour communiquer la maladie ; sachez aussi que cette maladie est contagieuse à toutes les périodes ; aussi bien au commencement qu'au milieu et à la fin. Enfin le germe de la variole, le microbe de cette maladie, comme l'on dit maintenant, est très tenace, peut rester longtemps fixé sur des objets inertes, tels que des vêtements, des meubles, y sommeiller pour ainsi dire, puis tout d'un coup se réveiller lorsqu'il rencontrera des conditions favorables de développement, des sujets non vaccinés ou chez qui l'immunité conférée par une vaccine antérieure n'existera plus. Il en est de même pour la rougeole et la scarlatine qui sont très contagieuses, et elles le sont tellement que des personnes qui visitent des malades peuvent transmettre par leurs vêtements une de ces maladies à des personnes saines. Là encore le microbe est d'une grande ténacité, car des lits où avaient séjourné des malades et évacués depuis trois mois, ont déterminé des infections nouvelles.

Faut-il vous dire que la diphtérie et ses manifestations, l'angine diphtéritique et le croup, sont contagieux ? Vous ne savez que trop combien ces maladies se propagent, principalement chez les enfants.

L'érysipèle est également contagieux.

La septicémie est une maladie caractérisée par une infection du sang qu'on observe chez les blessés et les opérés, surtout lorsqu'ils sont accumulés dans des salles étroites et mal aérées. Cette maladie était très fréquente autrefois, il y a peu de temps encore ; mais depuis l'admirable méthode de pansements de Lister, cette maladie a presque entièrement disparu.

Passons à la phthisie pulmonaire. N'allez pas vous alarmer et croire que la phthisie pulmonaire soit aussi contagieuse que la variole et la rougeole. Non. La variole et la rougeole frappent des individus en pleine santé ; tandis que la phthisie pulmonaire frappe les personnes dont la constitution est affaiblie, dont la santé est délabrée par des maladies antérieures.

La graine ne germera que sur un terrain déjà préparé. Sachez seulement que le microbe de la phthisie pulmonaire se retrouve spécialement dans les produits d'expectoration des malades.

C'est pourquoi on aura soin de ne jamais faire coucher une personne saine dans la chambre d'un malade et on recueillera les produits d'expectoration dans un vase dont le contenu sera détruit par le feu, ou désinfecté par une solution d'acide phénique : 50 grammes pour 1000 gr. d'eau. On purifiera les chambres des malades par les procédés que je vous indiquerai tout à l'heure, et on passera à la vapeur les objets de literie et les vêtements. Voilà pour la phthisie pulmonaire.

Dans le choléra, ce sont les selles, les garde-robes de malades qui sont le véhicule du miasme spécifique. Ces matières sont déposées sur le sol, dans les fosses d'aisances d'où le miasme peut se dégager et porter l'infection ; de plus, ces déjections, en s'infiltrant dans le sol, peuvent souiller l'eau des puits, des sources et provoquer ainsi le choléra chez des personnes qui viendraient à faire usage de cette eau contaminée.

Signalons encore les cas de transmission du choléra par des linges, des vêtements souillés par des déjections de cholériques. Vous voyez combien celles-ci sont dangereuses et combien il faut s'appliquer à en détruire la virulence par des procédés que je vous indiquerai plus loin, lorsque je vous parlerai de la désinfection des selles. Vous voyez aussi avec quel soin il faut s'enquérir de la pureté de l'eau potable. Terminons cette revue rapide des principales maladies contagieuses par la fièvre typhoïde. Vous connaissez tous combien cette maladie redoutable est contagieuse, mais d'une façon toute spéciale. Nous avons vu que pour la variole, la scarlatine, il suffit d'approcher un malade pour gagner la maladie ; mais dans la fièvre typhoïde la contagion ne semble pas être aussi directe, aussi facile. On peut approcher, toucher un malade impunément ; voilà pourquoi on a nié pendant si longtemps la contagiosité de la fièvre typhoïde. Mais alors, me direz-vous, comment la contagion se fait-elle ? Comme pour le choléra, elle se fait surtout par les déjections des malades ; celles-ci sont le réceptacle principal des germes, des microbes de la fièvre typhoïde. Une fois jetés sur le sol ou dans la terre, elles s'y infiltrent et vont souiller de proche en proche les puits voisins et les sources. Les personnes qui viennent à faire usage d'eau provenant de ce puits, sont alors exposées à contracter la maladie.

Des épidémies nombreuses sont venues confirmer ce mode de propagation de la fièvre typhoïde. Il faut donc veiller avec une sollicitude toute particulière à ce que les eaux qui servent à l'alimentation ne soient pas souillés par des matières provenant de fosses d'aisances ou d'égoûts du voisinage. Ces fosses seront surveillées dans leur construction et leur entretien de façon à ce qu'il ne puisse y avoir d'infiltration possible. Les égouts seront inspectés; l'écoulement des eaux sera facile. Pour l'alimentation des villes, on préférera l'eau des sources recueillie à une certaine distance, dans un lieu où elle n'aura pu être contaminée, à l'eau des puits situés le plus souvent dans le voisinage des fosses à fumier, si ce n'est dans le voisinage des fosses d'aisances. On ne devrait jamais employer de l'eau de puits. Si une épidémie se déclare dans une localité, on fera faire le plutôt possible le curage et la désinfection des égoûts et des fosses.

L'autorité fera fermer les puits et les fontaines infectées; si l'on est pas sûr de la pureté de l'eau potable, on fera usage d'eau bouillie qu'on laissera refroidir après l'avoir agitée à l'air libre, d'eau minérale, ou encore on filtrera l'eau avec le nouveau filtre imaginé par Chamberland. Tels sont les moyens que l'on devra employer pour empêcher la propagation de la fièvre typhoïde.

J'ai hâte d'arriver à deux autres grands moyens d'empêcher la propagation des maladies; c'est-à-dire à l'isolement et à la désinfection.

Cet isolement sera fait aussi bien dans les familles que dans les hôpitaux. Pour ce qui est de l'isolement dans les familles, on ne se bornera pas à tenir les personnes éloignées du malade, qui sera isolé dans une chambre de l'appartement. Cet isolement serait illusoire, il y a trop de va et vient pour que celui-ci soit efficace.

Il faut éloigner de l'appartement les personnes susceptibles de contracter la maladie et particulièrement les enfants qui sont si enclins à gagner les fièvres éruptives ou la diphtérie. On confiera ceux-ci à des parents, à des amis ; on n'ira pas les voir de peur de leur apporter par les vêtements le germe d'une maladie. Dans les hôpitaux, l'isolement est aussi nécessaire, plus nécessaire même, à cause de l'agglomération d'individus malades encore plus susceptibles de contracter des maladies que des individus bien portants. Quand je parle d'isolement, je ne veux pas dire l'isolement de chaque malade, mais la réunion de tous les individus atteints de la même maladie dans un même bâtiment bien distinct.

Pour réaliser l'isolement dans les hôpitaux, il ne suffira pas de mettre dans une même salle tous les malades atteints d'une même maladie ; un pareil isolement serait inefficace. Il y a trop de communications entre les différentes salles d'un bâtiment pour que la contagion ne soit pas possible. Il faut que les malades atteints de la même maladie soient placés dans des pavillons distincts avec des infirmiers spéciaux, un service et des dépendances distincts. On ne laissera entrer aucune personne étrangère au service, on ne laissera sortir aucun convalescent avant qu'il ait pris plusieurs bains. Les sorties des infirmiers seront limitées à certains jours, et ils ne pourront sortir qu'après avoir changé de vêtements, pris un bain. Les visites des parents seront restreintes, car il faut bien savoir qu'elles sont une cause de propagation des maladies. On pratiquera la désinfection des vêtements, du linge, de la literie.

La désinfection consiste à détruire les germes des maladies partout où ils peuvent se trouver sur le malade, dans les produits qu'il rejette au dehors, sur son linge, sur ses vêtements, sur les objets qui l'environnent, les meubles dans la pièce où il séjourne. Procédons par ordre et commençons par le malade. Il va de soi que celui-ci sera tenu dans le plus grand état de propreté, qu'on changera le linge et les draps de lit autant que cela sera nécessaire, mais seulement après avoir demandé l'avis du médecin traitant; pour ce qui a trait au bain, c'est un point trop délicat et qu'il faut entièrement laisser à la sagacité du médecin. Un bain utile dans une maladie, peut être nuisible dans d'autres maladies. Dans la scarlatine, afin d'éviter la diffusion dans l'air des lambeaux épidermiques qui se détachent du corps du malade, on pourra enduire matin et soir celui-ci d'un corps gras antiseptique, tel que la vaseline boriquée (vaseline 100 gr., acide borique 4 gr.) On fera bien aussi de rassembler tous les matins ces lambeaux qui se sont amassés dans le lit du malade et de les jeter dans le feu pour détruire tout germe. On pourra faire de même dans la variole.

On désinfectera non-seulement le malade, mais aussi tous les produits d'excrétion quels qu'ils soient. Vous avez vu antérieurement tout le danger constitué par les selles des typhiques; dans chaque selle on jettera une solution de chlorure de zinc ou de sulfate de fer (50 grammes de sel pour 1 litre d'eau).

De plus, on versera toutes les 24 heures dans les

cabinets d'aisances au moins un litre de cette solution ou d'une solution phéniquée. Nous avons vu plus haut ce qu'il fallait faire pour les produits d'expectoration. Enfin pour désinfecter l'air on pulvérisera plusieurs fois par jour une solution phéniquée ou de tymol, 2 pour 100. Lorsque le malade sera guéri, on procédera sans retard à la désinfection de la chambre qu'il occupait.

Le meilleur procédé pour désinfecter une chambre, est d'y faire des fumigations sulfureuses, c'est-à-dire d'y brûler une certaine quantité de soufre, en rapport avec les dimensions de la pièce. On a estimé qu'il fallait à peu près 30 grammes de soufre par mètre cube; si l'on évalue en mètres cubes les dimensions de la pièce que l'on veut désinfecter, il sera très facile de savoir la quantité de soufre que l'on devra employer. On emploie de préférence la fleur de soufre qui brûle plus facilement.

Quant on désinfecte une chambre, il faut enlever tous les meubles, tous les rideaux, toutes les tentures ; il faut vider la chambre. Cette précaution est nécessaire, car il faut savoir que les fumigations sulfureuses altèrent les tissus de soie, de coton ; elles altèrent aussi les objets en métal, fer, acier, cuivre, argent. Il faut donc enlever les glaces des cheminées, les tableaux. Au contraire les meubles en bois pourrait rester. Ce qui aura été enlevé sera désinfecté par un procédé tout différent, disons-le de suite, par la vapeur qui n'altère en rien ni les tissus, ni les métaux. Pour éviter toutes ces mesures de désinfection, il serait plus simple de ne laisser dans la chambre d'un malade atteint d'une maladie contagieuse que le strict nécessaire ; on enlèvera le superflu, les rideaux, les tapis, les meubles recouverts d'étoffes.

Après avoir évacué la chambre, on aura soin de coller des bandes de papier aux joints des fenêtres et des portes. On baissera la trappe de la cheminée, cette mesure est nécessaire pour empêcher les vapeurs de s'échapper au-dehors. On placera la fleur de soufre dans un vase en métal, en tôle, à bords peu élevés ; il ne faut pas employer de vase en terre; celui-ci pourrait se briser par la chaleur dégagée et causer un incendie. Pour plus de sûreté, on placera ce vase au centre d'une plaque de tôle également, ou d'une cuvette contenant du sable mouillé. Il ne faut pas que le vase contienne plus de 300 grammes, sinon le tout ne brûlerait pas; si la pièce est grande, on disposera plusieurs foyers. Enfin, on arrosera le soufre d'esprit de vin, on y mettra le feu, on s'empressera de sortir en fermant la porte derrière soi. Alors le soufre brûlera, il se dégagera des torrents de gaz sulfureux qui pénètreront partout dans les fissures du parquet, à travers les papiers de tenture, dans l'épaisseur des mûrs. Mais ce n'est pas tout, il faut laisser la chambre close pendant au moins 24 heures ; après ce temps on y rentrera rapidement, sans respirer et on ouvrira une fenêtre ; la pièce restera ouverte 48 heures et ne sera habitée qu'au bout de ce temps. Les peintures, la couleur du papier seront peut-être altérées par le gaz sulfureux ; tant mieux, c'est qu'il aura pénétré partout ; on en sera quitte pour remettre du papier neuf et donner une couche de peinture, ce qui sera encore un autre moyen de détruire les germes morbides.

Non seulement il faut désinfecter la chambre d'un malade mais encore et surtout les vêtements, le linge, la literie. Pour les vêtements, cela paraît moins nécessaire de prime abord, puisque le malade ne tarde pas à prendre le lit ; cependant il y a plusieurs affections qui sont déjà contagieuses dès leur apparition ; la variole l'est avant l'éruption, la rougeole, la scarlatine aussi ; dans le choléra, le danger est aussi grand dans la période prémonitoire. Vous voyez qu'il faut désinfecter les vêtements que le malade portait, alors qu'il couvait sa maladie. Pour les désinfecter, on ne peut pas employer les fumigations sulfureuses, car si celles-ci n'altèrent pas la résistance des tissus, elles en abîment la couleur, surtout ceux de soie, de coton, de fil, principalement ceux qui sont mal teints. Il a donc fallu recourir à un autre agent de désinfection ; cet agent est la chaleur. La chaleur lorsqu'elle a atteint 105° à 110° et qu'elle est continuée pendant une heure environ, détruit la plupart des germes morbides ; les vêtements suspects exposés à une telle chaleur seront donc désinfectés. Mais il y a un petit inconvénient, c'est que si la température atteint 120°, elle roussit légèrement les tissus de laine blanche. Ainsi donc longueur de l'exposition à la chaleur et danger de roussir les tissus, tels sont les inconvénients de la chaleur. Mais ils disparaissent si, au lieu d'employer la chaleur sèche, on se sert de la chaleur humide, aussi c'est celle que l'on doit préférer. L'exposition des parties les plus centrales des objets infectés à de la vapeur marquant 110°, pendant quinze minutes, suffit pour détruire sans retour la vitalité de tout germe morbide. Je ne vous décrirai pas tous les appareils qui ont été inventés pour atteindre ce but, je ne vous parlerai que de celui qui paraît réaliser les meilleures conditions, celui de Geneste et Herscher. Il consiste en un long cylindre, assez long pour contenir plusieurs matelas ; à la partie supérieure et à la partie inférieure sont rangés longitudinalement des tubes par lesquels arrive de la vapeur ;

cette vapeur ne fait que chauffer l'appareil. Celle qui doit pénétrer dans les objets, les désinfecter, arrive par un tube spécial. Dans cet appareil, il y a deux portes, une d'entrée pour les vêtements à désinfecter, une de sortie pour les vêtements déjà désinfectés ; cette mesure est excellente pour éviter toute confusion dans les cas d'encombrement. On place donc les objets à désintecter, les vêtements, les matelas dans l'étuve ; on ferme la porte d'entrée avec des écrous, puis on fait passer, pendant 15 minutes, la vapeur d'eau surchauffée. Puis on ouvre la porte de sortie et on sèche les objets en échauffant simplement les parois de l'étuve. Tel est l'appareil qui semble réaliser les meilleures conditions.

Dans le cas où on n'aurait pas cet appareil à sa disposition, on pourrait suspendre les vêtements suspects dans une armoire où on mettrait un réchaud allumé. La chaleur d'un four de cuisine ou de boulanger pourrait servir. Pour les matelas on peut remplacer l'étuve par les fumigations sulfureuses. Cette désinfection est nécessaire ; trop souvent après une maladie on se contente de les faire carder, ce qui est une opération absolument nulle au point de vue de la désinfection.

Quant à la désinfection du linge, elle est beaucoup plus simple et ne demande pas d'appareil ; on aura un baquet ou un grand vase rempli d'une solution de chlorure de zinc ou d'acide phénique, 50 grammes par litre d'eau. On y plongera les draps, les chemises, au moment où on les retirera au malade ; après une immersion de plusieurs heures, on les retirera et on pourra les faire nettoyer. Un autre moyen consiste à faire bouillir le linge pendant une heure. Ces moyens devrait être employés dans toute famille où il y a une personne atteinte de maladie contagieuse, dans toute famille soucieuse de ne pas propager directement ou indirectement les germes d'une maladie.

Le traitement antiseptique

Voici comment le docteur Albert, de Vienne, l'apprécie :

Les résultats sont extrêmement importants et marquent une évolution dans le domaine de la chirurgie militaire ; ils ont pour cette science une grande signification et feront époque dans son histoire. J'applique depuis dix ans la méthode antiseptique dans la chirurgie civile ; aussi ne pouvais-je douter un seul instant des résultats brillants qu'elle obtiendrait lors de sa première grande application à la guerre... De la même manière que la guerre du Schleswig-Holstein a montré la supériorité des armes se chargeant par la culasse, ainsi la dernière guerre a fourni la preuve de l'excellence pratique de la méthode antiseptique.

Il faut relever encore un point. Toutes les espèces d'antiseptiques ont été employés à Belgrade ; les Anglais ont opéré avec le sublimé, Maydl avec l'iodoforme et l'acide carbonique, Mosetig avec l'iodoforme seul. Les résultats ont été en général semblables, de même que ceux obtenus en Bulgarie.

Il ne suffit pas maintenant que la méthode antiseptique soit introduite d'une manière générale dans la chirurgie militaire, il est très important qu'un antiseptique uniforme soit adopté par toute l'Europe. Lequel sera-ce ? Quant à moi, je me prononce d'une manière absolue pour l'iodoforme. J'ai déjà exprimé cette opinion, lorsque M. le professeur Mosetig a communiqué à la société médicale, que je préside, le résulat de ses expériences faites à Belgrade. Je le félicitai alors, non-seulement des résultats obtenus, mais surtout de ce qu'il avait contribué à résoudre la question fondamentale, de savoir quel est le mode de pansement le plus simple et le plus pratique pour la chirurgie militaire. Je n'ai donc plus qu'à déclarer que mon vœu le plus ardent est de voir le pansement à l'iodoforme adopté comme mode de pansement quasi-international à la guerre. La Direction de la Croix-Rouge autrichienne a aussitôt fait organiser son hôpital de blessés d'après la méthode antiseptique ; la Société de dames a fait de même pour ses hôpitaux de réserve.

Nous savons que cette question préoccupe au plus haut point la Direction du service de santé en France. Des expériences ont lieu tous les jours ; une véritable usine prépare en grand tous les matériaux nécessaires à l'application de la méthode antiseptique et bientôt une décision sera prise pour en régler l'emploi dans les hôpitaux militaires (Journal du professeur Duchaussoy. Décembre 1887).

Le docteur Schmid dans un rapport sur les missions étrangères qu'il a vu fonctionner à Belgrade, fait remarquer que toutes ces missions formaient des corps complets, c'est-à-dire composés d'un personnel médical, d'un personnel d'infirmiers instruits, et pouvaient disposer d'abondantes provisions d'objets de pansement et de médicaments, et il insiste sur le rôle important qu'on joué ces corps organisés d'avances. Seuls, ils pouvaient entreprendre une tâche donnée en satisfaisant à toutes les exigences, seuls ils méritaient d'attirer l'attention, seuls ils pouvaient exercer une action vraiment utile, car grâce à leur organisation, ils étaient capables de prendre immédiatement la direction d'un lazaret. On a pu constater aussi, durant cette guerre, que des individus isolés et sans attaches spéciales, quoique médecins, se voyaient refusés partout sans réussir à trouver un champ d'activité. En effet, une ambulance organisée au complet, avec matériel et personnel, peut seule être utilisée avec ordre et avantage. Ce n'était pas chose facile que de créer un lazaret bien tenu, dans des locaux plus ou moins mal appropriés. Tous les locaux, les grands comme les petits, étaient remplis et il n'était pas question de la moindre discipline. Les malades reposaient dans des lits sales, dans des chambres surchauffées, remplies jour et nuit par la fumée du tabac.

Le premier devoir de la mission allemande, lorsqu'on lui eut confié la direction d'un lazaret, fut donc de le rendre apte à sa destination et de lui faire subir une transformation complète. Elle se mit à cette tâche avec beaucoup d'énergie. Une discipline sévère fut établie dans l'hôpital ; les visites ne furent permises qu'à certaines heures du jour, les chambres furent nettoyées, les rations de viande augmentées, et il fut défendu d'apporter du dehors des vivres aux malades.

Pendant le séjour de la mission allemande à Belgrade, sur 3,100 blessés, il en mourut seulement 51, soit 1,6 pour cent, résultat qui doit être attribué au zèle des médecins et aux heureux effets du traitement antiseptique. On observa en tout 22 cas de tétanos, qui tous aboutirent au décès ; par conséquent, 43 pour cent de la totalité des décès peuvent être attribués à cette cause. Ces résultats satisfaisants eurent pour conséquence que le roi Milan donna l'ordre à tous les médecins serbes d'employer dorénavant la méthode antiseptique pour le traitement des blessés.

Bulgarie. — Rapport du docteur Langenbeck. — On n'avait pas encore pu obtenir, dans la plupart des salles, une propreté suffisante, et la méthode de pansement avait besoin d'être réglée d'une manière plus uniforme. Dès que l'hôpital eut été mis entre les mains de la mission allemande, celle-ci répartit la besogne entre ses quatre médecins, à chacun desquels fut adjoint une sœur.

Après que les tâches eurent été ainsi réparties, on s'occupa de nettoyer les malades et les lits et de purifier l'air. Les malades furent successivement lavés et, autant que possible, pourvus de linge propre. Les lits, composés de trois planches reposant sur deux chevalets, furent épurés et garnis de paillasses fraîches. Il était beaucoup plus difficile d'améliorer la ventilation des salles, le peuple bulgare partageant le préjugé de beaucoup d'autres nations contre les courants d'air. M. Langenbeck ne put obtenir l'admission de l'air pur dans ses salles qu'en brisant les vitres des fenêtres que l'on s'obstinait à tenir fermées. Les plaies n'avaient plus à subir le contact de mains sales et inhabiles, on avait préparé de grandes quantités de désinfectants pour laver les mains et imprégner les bandages ; chaque blessure avait été examinée et le traitement exigé avait été prescrit, mais la vie de beaucoup de blessés ne pouvait être sauvée qu'en pratiquant des opérations considérables et décisives. Avec beaucoup de peine, M. Langenbeck réussit à transformer un local sale et encombré en une salle d'opération commode et propre.

Une pièce voisine fut aménagée pour la pharmacie. Deux sœurs furent spécialement attachées à la salle d'opérations et les assistants en firent le service à tour de rôle.

Le travail put alors vraiment commencer. Il s'agissait, en général, de pratiquer des amputations ou des désarticulations de membres et autres opérations nécessitées par les blessures d'armes à feu. Sur 140 blessés qui furent soignés par la mission allemande, 95 subirent de graves opérations ; de ce nombre 5 seulement moururent, encore ces rares décès peuvent être attribués à l'état d'épuisement des patients.

Lorsque la mission allemande avait pris possession de l'hôpital, elle n'y avait trouvé aucun cas de maladie traumatique d'hôpital, et il ne s'en produisit aucun pendant toute la durée de son activité, il faut attribuer ce succès à une hygiène excellente ainsi qu'à la méthode de pansement.

Souvenirs de la guerre de 1870

Voici quelques pages détachées de l'ouvrage de M. le docteur Sarrazin, médecin principal de l'armée française, pages dont la lecture inspirera à tout médecin français un noble orgueil de savoir qu'il est dirigé et commandé par de tels chefs ; lecture qui sera une véritable leçon pratique pour le médécin mobilisé où il saura ce qu'on attend de lui sur le champ de bataille : Courage, calme et réfléchi, sang froid inébranlable au milieu du danger, abnégation entière de sa personne, indifférence absolue pour le péril personnel, esprit lucide et intelligence exempte de préoccupations :

A Frœschwiller. — Tout à coup le canon se met à gronder, la bataille commence ! Nous nous rendons à notre poste ; des aides de camp passent au galop ; le village se vide ; ses habitants prennent la fuite, abandonnant à la grâce de Dieu, le peu qu'ils possèdent, pauvres gens! L'ambulance du grand quartier général et celle de la 3e division s'arrêtent devant la mairie où je suis ; elles ne savent pas où aller ; je me sens tout fier de mon installation.

Je désigne aux médecins en chef, pour y établir leur service, le château des Duckheim et l'église qui en est à deux pas, mais je les préviens que la tour et la toiture de cette dernière sont remplies de foin de la dernière récolte, et qu'il faut les vider au plus vite pour éviter les incendies.

En quelques minutes tout est prêt chez moi pour recevoir des blessés et pour les opérer. Faute de lits, j'ai fait disposer de la paille dans toutes les chambres de la mairie et dans deux granges avoisinantes. En attendant les blessés qui ne tarderont pas à arriver, car la canonnade augmente rapidement d'intensité, je monte avec mes aides-major dans le grenier, et par la lucarne ouverte, nous voyons le champ de bataille dont nous dominons toutes les positions formant un fer à cheval autour de nous.

Les premiers blessés qui se présentent sont atteints par des éclats d'obus, ce sont des artilleurs ; en quelques minutes il en arrive 10, 20, 40, et nous voilà tous très occupés. Je laisse à mes trois aides-major, qui sont actifs et intelligents, toutes les blessures légères, et je me réserve les cas les plus graves.

Vers 9 heures du matin, les obus prussiens passent en sifflant sur l'ambulance et viennent éclater dans Frœschwiller ; ils tombent près ou loin; l'un d'eux casse la pompe qui est devant notre porte. Comme j'ai fait remplir d'eau, outre les bidons de service, de grandes cuves à lessive que je me suis procurées dans le village, je ne me préoccupe pas tout d'abord de cet accident. D'autres obus éclatent dans la rue, dans la cour; leurs éclats traversent nos salles sans blesser personne. Nous continuons à panser les blessés qui nous arrivent en grand nombre ; mais toute opération réclamant le concours de plusieurs aides est devenue impossible. Opérer les blessés sou le feu de l'ennemi ! Ah ! quelle légende ! jusque-là j'y avais cru. Mes aides en valaient bien d'autres et cependant quand je demandais une pince ou un couteau, il me passaient une éponge ou du fil à ligature. La haute chirurgie demande plus de calme et de recueillement qu'on n'en peut trouver sur un champ de bataille. Le travail et les efforts individuels du chirurgien peuvent seuls s'accommoder de l'infernale musique qu'on y entend.

Un moment le feu des Prussiens se ralentit; M. Rodet me propose d'évacuer mon ambulance et de la porter plus en arrière. J'ai déjà plus de 200 blessés. J'accepte si on me procure les moyens de transport nécessaires pour les enlever tous jusqu'au dernier. A grand'peine l'intendant parvient à réunir une douzaine de cacolets; quelle dérision ! Il leur faudra plus de dix voyages pour faire l'évacuation ; 24 heures n'y suffiront pas. Enfin, on les charge, ils partent et nous continuons nos pansements.

Cependant la fusillade continue, mais toutes les balles viennent vers nous, elles s'aplatissent sur les mûrs, cassent nos carreaux, percent nos volets et nos portes, et les obus continuent à pleuvoir sur Frœschwiller, où il n'y a plus un seul combattant. La mairie où nous sommes établis est fort heureusement un bâtiment neuf, construit en grès rouge, solide comme une forteresse, les obus qui frappent ses murailles éclatent sans les traverser; mais deux d'entr'eux passent par une fenêtre à l'étage supérieur et produisent dans l'ambulance des détonations formidables. Trois maisons voisines de nous sont en feu ; le clocher de l'église flambe comme une allumette ; le service devient impossible, on n'obtient plus des infirmiers de quitter les coins où ils se croient à l'abri. M. Rodet, que je rencontre au moment où j'entre dans la chambre pleine d'officiers blessés, me fait remarquer que si le bombardement continue, le bâtiment va crouler sur nous ; que le feu va y prendre.... C'est vrai, mais que faire ? Tenter une évacuation en ce moment serait nous vouer, nous et nos blessés, à une mort certaine ; du reste, comment la faire ? Nous n'avons comme moyens de transport qu'une douzaine d'infirmiers et trois brancards.

CHAPITRE XIV

Pansements antiseptiques

Toutes les méthodes de pansement qui restreignent plus ou moins le développement et l'action décomposante des micro-organismes (bactéries) sont des méthodes antiseptiques (Habart et Weiss).

Agents antiseptiques

L'alun. Plaies fougueuses et hémorrhagies.

L'alcool contracte les tissus et favorise la coagulation du sang, mais donne des résultats faibles par suite de sa volatilité et nécessite l'imbibition fréquente des linges.

Benjoin par acide benzoïque est un bon antiseptique. S'emploie en teinture de benjoin.

Acide borique très soluble dans glycérine, de dissolution difficile dans l'eau froide, soluble dans l'eau bouillante et l'alcool. On trempe dans solution chaude les objets de pansement qui peuvent être utilisés immédiatement aprèsla dessication.

Pommade boriquée de Lsiter :

Acide borique 3 parties.
Vaseline . . . 5 parties.

Le *chloral* en solution à 4 0/0 est prôné pour le lavage des plaies. Korn le recommande pour la cautérisation des plaies diphtéritiques à la dose de 15 gr. et 30 grammes pour 200 grammes de glycérine.

Le *chlorure de chaux* étendu d'eau sert au nettoyage des plaies, des éponges, des objets de pansement.

Acide phénique, une solution 1/200 suffit pour entraver le développement des organismes inférieurs dans les infusions végétales, pour les matières albuminoïdes il faut un degré de solution plus élevé. L'emploi amène des accidents ; l'eczéma et l'intoxication dite carbolisme.

On combat le carbolisme avec des injections hypodermiques d'éther, de camphre, le sulfate de soude uni au vin et bouillons. Les effets de l'acide carbolique s'accumulent par suite de l'usage prolongé des préparations phéniquées et mènent au marasme phénique (Carbolisme).

Chlorure de zinc, la solution à 8 0/0 est caustique et produit eschare. Selon Kocher, des solutions faibles de 0 gr. 2 0/0 suffisent pour assurer une marche aseptique aux plaies.

L'acétate d'alumine est un bon antiseptique. Bruns l'emploie pour les irrigations continues dans les proportions de 1 gr. à 2 gr. 0/0. Convient surtout pour rendre aseptiques la gaze et les compresses trempées dans solutions d'acétate d'alumine de 5à 10 0/0.

Huile essentielle d'eucalyptus antiseptique faible.

Tannin, en poudre, favorise la cicatrisation sous-crustacée, notamment combiné au pansement ouaté, bon hémostatique, prix peu élevé.

Glycérine déshydrate les tissus, entrave la pyopoèse, favorise la cicatrisation.

Iode, eau iodée, teinture iodo-tannique, iode en poudre. En Amérique ou appliquait directement sur la plaie du lin trempé dans une solution de:

Iode.............	2 parties
Iodure de potassium	3 parties
Eau..............	48 parties

Iodoforme. S'emploie surtout sous forme de gaze et de ouate iodoformée, de collodion iodoformé.

Pour les premières couches du pansement, on fait usage de l'iodoforme pulvérisé ou de gaze iodoformée: la glycérine (10 à 20 0/0) et le collodion (1/10) iodoformés servent, l'une pour les injections dans les abcès froids, l'autre pour le pansement des plaies de petites dimensions. On a préparé aussi des crayons d'iodoforme suivant la formule:

Habart et Weiss	Iodoforme...........	20 parties
	Gomme arabique..	a a a 2 parties
	Glycérine.........	
	Amidon	

Ces crayons sont destinés à être introduits dans les canaux fistuleux; on prépare avec l'iodoforme une pommade à 20 et 50 0/0 et enfin un emplâtre composé d'iodoforme, de glycérine et de gomme arabique.

En Belgique, on utilise comme antiseptique le génevrier en eau-de-vie, et l'huile, on trempe le catgut dans cette huile pendant 24 heures.

Le *café* en poudre est employé comme antiseptique sur les plaies, et à l'intérieur pour les diarrhées et les dyssenteries.

Le *permanganate de potasse,* propre pour les plaies gangréneuses, à l'immersion des pièces de pansement, irrigation des surfaces, désinfection des mains, des éponges et des instruments.

Camphre. Grâce au camphre, les plaies gangréneuses se débarrassent des tissus mortifiés, laissant à nu de magnifiques bourgeons charnus.

Chlorure de sodium employé en solutions concentrées pour lavage des plaies et opérations d'empyème.

Charbon en poudre et *charbon de bois* récent (braise), pulvérisé, employé comme bon désinfectant contre pourriture d'hôpital.

Naphtaline possède tous les avantages de l'iodoforme sans en avoir la toxicité.

Résorcine en solution jusqu'à 5 0/0 sert à préparation de gaze et ouate antiseptiques.

Acide salicylique, excellent antiseptique. A l'état de poudre, il entrave rarement la réunion par première intention et ne cautérise pas les tissus, il favorise la cicatrisation sous crustacée. Solution alcoolique à 3 et 5 0/0.

Pommade Lister	Acide salicylique.......	1	parties
	Cire blanche...........	6	—
	Paraffine..............	12	—
	Huile d'amandes douces	12	—

Sublimé corrosif. Le plus actif des destructeurs des micro-organismes en simple solution de 1/1000.

Pour l'apprêt des pièces à pansement on emploie le mélange suivant :

Sublimé corrosif.	10	parties
Glycérine........	500	—
Alcool...........	1000	—
Eau..............	1500	—

dans lequel on trempe 60 mètres de gaze.

Goudron. Les américains emploient effilures des cordages de rebut de leurs navires.

Le goudron de bois contient acide phénique, créosote, esprit de bois, essence de térébenthine combinés d'origine à des matières résineuses.

Le goudron est un bon agent thérapeutique et antiseptique combiné à 30 0/0 de sciure de bois.

Thymol. Ranke l'employait pour apprêter sa gaze pansement avec les proportions suivantes :

Thymol...........	16	parties
Résine............	50	—
Blanc de baleine...	500	—
Gaze..............	1000	—

Le thymol s'emploie pour irrigations des plaies en solutions au millième. Est recommandé spécialement pour les brûlures sous forme de liniment 1 0/0 d'huile.

Hypochlorite de soude employé en solutions à 6 0/0.

Oxyde de zinc. Employé dans pansement antiseptique sous forme de poudre ou mélangé avec l'eau en proportion de 10 0/0. Pour plaies superficielles on peut user d'une pâte zincique ainsi formulée par le docteur Strejeck :

Oxyde de zinc......	50	parties
Eau................	50	—
Chlorure de zinc...	5	—

Sucre. Bon agent antiputride, employé pour antisepsie des plaies associé à l'iodoforme ou à la naphtaline.

Drainage. — Le drainage est un facteur aussi important dans le traitement des plaies que l'emploi des antiseptiques (Habart et Weiss).

Il consiste à introduire dans un des angles de la plaie un faisceau de fils de catgut ou mieux de crins de Florence. On se sert aussi avec avantage des drains en caoutchouc de Chassaignac.

Irrigation antiseptique. — Langenbeck et Strohmeyer cherchèrent avant tout à mettre les surfaces traumatiques à l'abri de l'air, afin d'atténuer la douleur et favoriser le bourgeonnement. Dans ce but on plonge les parties blessées dans des bains chauds rendus aseptiques par la teinture de benjoin, la créosote en solution, ou la solution d'acide phénique de 1 à 2 0/0 et celle d'acétate d'alumine. La solution d'acétate d'alumine de Bulow est composée de :

Alun	5	parties
Acétate de plomb	25	—
Eau	500	—

Préparation de la gaze phéniquée. — Procédé de Lister. — On enferme dans une étuve un mélange de :

Colophane	4	parties
Paraffine........	4	—
Acide phénique.	4	—

avec un poids équivalent de gaze non apprêtée.

Pour le service en campagne, on recommande une mixture composée de :

Colophane..............		400	parties
Alcool..........	a a..	100	—
Acide phénique..			
Huile de ricin...........		80	—

conservée en des flacons spéciaux et qui peut être dissoute dans l'alccol (2 litres) au fur et à mesure des besoins. On ne doit employer que de la gaze non apprêtée ou dégraissée. Ces pansements à la gaze antiseptique assurent un libre écoulement aux liquides de la plaie après les avoir désinfectés. On doit se méfier de la gaze dite antiseptique fournie par le commerce.

Préparation de la gaze iodoformée hydrophile. — Neuber trempe 500 parties de gaze dans une solution de 50 parties d'iodoforme, 250 parties d'éther et 750 parties d'alcool.

Préparation de la gaze au sublimé. — On trempe 1 kilogramme de gaze dans une solution de :

Sublimé .	0 gr. 50
Glycérine	57 grammes
Eau	1 litre.

Au bout de quatre à cinq heures on l'exprime et on la met sécher à la température ordinaire.

Préparation du coton salicylé (Weiss). — Le coton hydrophile salicylé à 3 0/0 se prépare en plongeant 25 kilos de coton dégraissé dans une solution de :

Acide salicylique..	750 grammes
Alcool.............	7,500 grammes
Eau...............	150 litres.

Ouate iodoformée. — La ouate d'Esmark s'apprête en trempant 500 grammes de coton dégraissé dans une solution de :

Iodoforme .	50 parties
Ether	250 —
Alcool.....	1000 —

Préparation de la jute antiseptique. Port recommande la jute en paquets et préparée avec de l'alcool phéniquée :

Alcool..............	600 grammes
Acide phénique	100 —
Jute.................	1 kilogramme

Ces paquets sont serrés dans des boîtes en fer

blancs et emportés pour l'usage en campagne.

La jute iodoformée est obtenue par l'immersion de 500 grammes de jute dans une solution de :

Iodoforme....	50	grammes
Ether........	250	—
Alcool	500	—

La préparation de la jute au chlorure de zinc à 10 0/0 exige le pétrissage de quelques instants de 1 kilogramme de jute dans une solution aqueuse du sel de zinc au dizième. Ce pétrissage doit durer jusqu'à ce que tout le liquide ait été absorbé par le tissu.

Fixation des pansements. — On fixe les pansements avec des bandes de gaze antiseptiques larges de 10 à 15 centimètres qui se confectionnent avec le calicot ordinaire (gaze doublure non amidonnée). Les bandes de coton et de flanelle doivent être lavées dans des solutions antiseptiques. Les bandes d'organtine s'emploient de préférence, elles empêchent dans une certaine mesure l'évaporation des agents antiseptiques les plus volatils.

Sutures. — Pour la suture, employer la soie phéniquée rendue antiseptique et conservée dans des solutions d'acide phénique ou de sublimé ; de même du catgut. La désinfection de la soie ordinaire s'obtient en la faisant bouillir dans une solution phéniquée à 5 0/0. On emploie encore pour la réunion des lèvres de la plaie, du crin de Florence, du fil d'argent, des plaques de plomb perforé (Habart et Weiss).

Eponges. — Les éponges doivent être battues, lavées à grande eau et lavées pendant 24 heures dans une solution concentrée 10 0/0 de permanganate de potasse.

On les conserve jusqu'au moment de leur emploi dans une solution phéniquée à 5 0/0.

Asepsie de Habart

La condition *sine qua non* de l'asepsie et la destruction de tous les agents de décomposition qui peuvent exister dans le voisinage de la plaie. Cette destruction comprend certaines précautions.

1° Après avoir fait prendre un bain de propreté au blessé, on rase la région à opérer, on la nettoie en la brossant à l'eau savonneuse, éventuellement à l'essence de térébenthine ou à l'éther. Puis on fait un lavage à l'acide phénique 5 0/0 ou au sublimé 1/1000 et on soumet tout le terrain opératoire à l'influence du brouillard phénique (pulvérisation) ou des badigeonnages à l'iodoforme.

Les solutions de continuité recouvertes de croûtes purulentes, les ulcères suppurants, bref, toutes les plaies septiques doivent être désinfectées au moyen d'une solution de chlorure de zinc à 8 0/0.

La partie à opérer est enveloppée d'une couche protectrice de toile gommée, ses alentours garantis par l'application de compresses phéniquées (5 0/0).

2° Il faut que les mains et avant-bras du chirurgien, des aides et des infirmiers soient savonnées et brossés avec une solution phéniquée à 5 0/0 et les cuvettes remplies d'eau phéniquée à 3 0/0. Toutes les personnes présentes endossent des blouses en toile blanche.

3° Quant aux instruments, on les baigne dans de l'eau phéniquée à 3 0/0 ; on les brosse au savon et on les essuie avec des compresses propres. La table à opérations elle-même après avoir été désinfectée à l'acide phénique 5 0/0 ou au sublimé 1/500 est recouverte de toiles cirées bien purifiées.

4° Il faut que la salle des opérations ait des murs lisses et soit bien ventilée. Une précaution élémentaire consiste à désinfecter l'air de la salle au moyen de pulvérisations phéniquées à 1/40.

La pulvérisation phéniquée pendant même l'opération est le spray de Lister. De la propreté jusqu'à l'excès ! Tel est le cri d'avertissement de Billroth !

Le pansement poprement dit de Lister est pratiqué sous le spray.

Ce pansement se compose :

1° De silk protective désinfecté avec une solution d'acide phénique à 1/40;

2° De mousseline antiseptique humectée avec la même solution ;

3° De mousseline antiseptique sèche ;

4° De huit couches de gaze phéniquée qui dépassent de beaucoup les couches profondes du pansement ;

5° De makintosh interposé entre la 7° et 8° couche de gaze ;

6° D'ouate ou de jute salicylique pour la garniture des bords ;

7° D'une bande de gaze phéniquée ;

8° D'une bande élastique.

Le premier pansement est renouvelé au bout de 24 heures ; on ne touche au second qu'à l'apparition sur les bords des secrétions de la plaie. Il est cependant prudent de ne pas le laisser en place plus de huit jours, l'acide phénique ayant, dans ce délai, largement le temps de s'évaporer.

L'asepsie empêche les désordres locaux et généraux, éloigne toute inflammation de la région opératoire et amène la guérison dans le plus bref délai sans production de pus. C'est grâce à l'asepsie qu'on ouvre les cavités séreuses, les articulations. les gaines tendineuses, les bourses muqueuses. Grâce à elle, les caillots s'organisent par l'immigration de jeunes cellules et deviennent des vaisseaux et du tissu conjonctif ; les lambeaux de peau détachés reprennent, alors qu'en l'absence d'antisepsie ils sont éliminés par l'irritation inflammatoire (Traduction de Weiss).

Les blessures qui ne sont soignées que tardivement, au bout de plusieurs heures, ont eu pour la plupart le temps d'être infectées ; dans ces cas il est du devoir du chirurgien de rendre aseptiques ces plaies déjà putrides par l'emploi judicieux d'antiseptiques dont la puissance germicide est au-dessus de tout soupçon (Chlorure de zinc, sublimé, acide phénique, iodoforme).

De 1871 à 1877, Lister traita 552 blessés par la nouvelle méthode et n'en perdit que deux de septicémie.

Les résultats les plus marqués de l'antisepsie se constatent dans les fractures compliquées et même lorsque la fracture pénètre dans l'articulation. Mais c'est dans le traitement des fractures du crâne avec plaie qu'elle a donné les plus brillants succès.

Pansemcnt dessicatif avec poudres sèches.

Porter sur la plaie, sans la toucher, de l'acide salicilique, de la poudre phéniquée, ou de l'iodoforme au moyen d'un pinceau. On recouvre le tout avec plusieurs couches de gaze sèche et dégraissée, maintenue par une bande de mulle.

Pansement avec les étoffes sèches antiseptique, ou pansement sec, occlusif, antiseptique.

C'est dans cette catégorie qu'il faut ranger les pansements à la gaze phéniquée, salicylique, boriquée, benzoïque, à la gaze au tymol, à l'iodoforme, au sublimé ; les pansements à la ouate carbolique, salicylée, au chlorure de zinc, aux acides benzoïque et borique, à l'iodoforme ; enfin les pansements à la jute préparée avec les mêmes agents antiseptiques, acides phénique, salicylique, et benzoïque, chlorure de zinc, iodoforme.

Pansement avec des substances dessicatives, Pansement rare de Neuber.

Neuber fait avec la tourbe de mousse des coussins préparés avec de la gaze à mailles fines et cousus au fil phéniqué. Ces coussins sont de diverses formes et ont 12, 40 centimètres de côté. On les humecte avec une solution de sublimé et on les enferme dans des caisses en fer-blanc. Grâce à cet apprêt, le pouvoir absorbant de ces coussins et notablement augmenté, ainsi que sa souplesse, ce qui rend son application bien plus facile.

Le résultat du traitement antiseptique dépend de la bonne confection du premier pansement. Aussi faut-il procéder aux préparatifs avec l'attention la plus scrupuleuse. On lave la peau du blessé avec de l'éther iodoformé à 1/7, les mains du chirurgien et des aides, les tables, les couvertures avec une solution phéniquée à 5 0/0, les instruments avec une solution à 3 0/0.

Avant de suturer la plaie, on la désinfecte par une irrigation borico-salicylique, suivie d'une aspersion avec une solution de sublimé à 1/1000, ou, s'il y a eu suppuration à 1/500. Les tissus ont-ils subi une infection septique, on se sert de chlorure de zinc à 8 0/0. L'arrêt du sang est obtenu à l'aide de bourdonnets et d'éponges (1). La plaie est mise en contact avec des coussins de mousse et assujetis avec une bande de coton. Dans les solutions de continuité considérables, on emploie des coussins plus grands, dont on garnit les bords avec de la ouate. Les coussins peuvent être aussi préparés à la laine de bois et fixés par des bandes au sublimé.

Pansement avec la mousse des tourbières ou sphaigne.

Cette mousse est conservée dans la glycérine étendue ; on l'enferme dans des sacs de gaze et on l'imbibe d'une solution de sublimé à 1/2000.

Le pansement lui-même se compose de gaze iodoformée, d'une bande de tarlatane, d'un petit coussin de sphaigne, d'une autre bande, d'un grand coussin-matelas de sphaigne, le tout maintenu par une bande amidonnée. Ce pansement peut rester en place une quinzaine de jour, grâce à la faciliié avec laquelle il absorbe et dessèche des quantités considérables de liquides exhalés.

(1) Evitez, autant que possible, l'emgloi des éponges ; les remplacer par des bourdonnets de ouate hydrophile rendue aseptique.

Pansement de Bruns avec la ouate de bois au sublimé.

Cette méthode a pour fondement l'exclusion du contact de l'air, mais l'accès tout à fait libre de ce facteur.

La première des deux conditions est remplie par la ouate de bois préparée avec le bois de sapin, douée d'une élasticité et d'une puissance d'absorption remarquables. Grâce à ces qualités, elle absorbe tout. Bientôt la sécrétion s'arrête, et l'accès de l'air favorisant l'évaporation, les liquides exhalés sont rapidement désséchés dans l'intérieur même du pansement. Bruns se sert toujours comme antiseptique du sublimé corrosif au millième, jamais il n'a constaté d'intoxication, même après l'emploi des irrigations. Sur la plaie, il applique une couche de coton de verre qui est une voie d'écoulement excellente pour les exsudats, par-dessus cette couche, successivement, un petit et grand coussin de ouate de bois, le tout fixé par une bande.

Le pansement demeure en place de une à trois semaines, ce qui fait que le pansement dessicatif devient en même temps pansement rare. Ce pansement est un des meilleurs.

C'est le pansement mixte à l'iodoforme et à l'acide phénique, qui donne dès à présent de beaux résultats en temps de paix, qui paraît devoir être employé dans la chirurgie de guerre.

Voici en quoi consiste, en temps de paix, ce pansement occlusif :

Lavage des instruments, des éponges, des drains

et de la région à opérer avec de l'eau phéniquée à 5 0/0.

Aspersion et irrigation de la plaie avec une solution 3 0/0.

Sutures à la soie phéniquées ; drains en caoutchouc.

Application sur la surface de section de plusieurs couches de gaze iodoformée ; par-dessus celle-ci de la mulle phéniquée, de la batiste Billeroth (Habart).

Le tout est matelassé avec du coton dégraissé et fixé avec des bandes de gaze.

On placera des crayons d'iodoforme dans les blessures ou plaies anfractueuses.

CHAPITRE XV

Mobilisation (Docteur Chassagne). — Le médecin au bivouac. — Le médecin au feu.

L'ennemi est au contact, c'est le bivouac pour le bataillon ou le régiment. L'instruction de mai 1885 n'y mentionne pas d'infirmerie ; il ne s'agit en effet que d'une nuit à l'avancée pour les hasards de laquelle on laissera le plus d'impedimenta derrière soi. Le bivouac est par bataillon déployé (front 340 mètres), en colonne double (140), ou par régiment en colonne double, front (140), déployé 1,065). Dans les deux cas, la place du médecin est la même, l'aide-major de bataillon à 10 mètres en arrière des officiers de compagnie, à la gauche et sur l'alignement du chef de bataillon. Le major de 1re classe à 10 mètres plus en arrière, de même à la gauche et sur l'alignement du lieutenant-colonel.

Il y a peu de chances de surprise de nuit ; on est couvert en avant à près de deux kilomètres par quatre parallèles de sûreté dans cet ordre d'échelonnement ; sentinelles doubles, petits postes, grand'garde et réserve de grand'garde, en plus, des patrouilles faisant la navette entre ces mailles.

De jour, la cavalerie pousse le plus loin possible ses vedettes d'exploration, de sorte qu'il y aura toujours avertissement de fusillade et loisir relatif pour installer.

Les médecins au feu. — Le poste secours. — Le personnel technique régimentaire est de 3 médecins (dont 1 médecin aide-major de réserve) et de 3 médecins auxiliaires, soit 1 officier et 1 adjudant médical par chacun des 3 bataillons.

Le personnel d'exécution et de transport comprend 12 infirmiers et 52 brancardiers, qui au premier coup de feu quittent leurs compagnies pour devenir troupe sanitaire, posent leurs sacs près des voitures médicales et le fusil en bandoulière (art. 64), partent en sections sous la conduite de leurs quatre gradés, enfin les musiciens.

Tous les infirmiers régimentaires ou d'ambulance, les conducteurs de voitures médicales, ordonnances de médecin portent le brassard de Genève. Il y a une foule un peu confuse de brassards qui ne confèrent pas la neutralité, brancardiers régimentaires, croix de Malte blanche sur fond bleu (5 octobre 1883) ; télégraphistes, brassard avec foudre blanche ; conducteurs de voitures de réquisition, brassard de toile cachou ; soldat des vivres-viandes, brassard garance avec V. V., etc.

Matériel. — Le matériel se subdivise :

1° Matériel de la ligne de feu comprenant : Musettes de pansement (30 par régiment à 12 pansements chacune, contenant une pelote compressive de Larrey, bande ruban de fil, charpie antiseptique 100 grammes, deux écharpes).

Plus 60 bidons de un litre recouverts de drap bleu avec croix-rouge, c'est le viatique des brancardiers qui feront toujours boire le blessé pour éteindre une soif cruelle et une névrosité fébrile.

2° Matériel du poste de secours porté par les 3 voitures médicales.

Le chargement de chaque voiture médicale (800 pansements) comprend deux cantines médicales, deux paniers de réserve de pansement.

La cantine n° 1 ou à médicaments (50 kil.) contient du chloroforme (anesthésie), acide phénique (désinfectant), acide acétique, vin cordial ammoniaqué pour syncopes, et nombre de médicaments usuels en flacons protégés contre les chocs par un matelas d'étoupe ; en plus 3 triangles, 6 kil. 500 de linge à pansement, 1 k. 500 de coton comprimé, 10 mètres de gaze, 2 trousses d'officier de santé.

La cantine n° 2 ou à pansement (49 kilos) avec 4 attelles en bois, 12 en fil de fer, 4 gouttières, porte 7 kilos 300 de linge à pansement dont 5 écharpes et 3 kilos de charpie comprimée.

Le premier panier de réserve de pansement contient : 20 triangles et 10 écharpes (toujours très-pratiques en premiers secours) 2 kilos de coton comprimé, 15 kilos de linge à pansement et à peu près les mêmes médicaments que la cantine n° 1 dont il est la réserve, de même que le deuxième panier est la réserve de la cantine n° 2 avec 27 attelles en bois, 12 gouttières en fil de fer, 12 coussins matelassés, 4 pelotes compressives de Larrey, 1 carnet de 250 fiches de diagnostic, enfin 2 litres d'eau-de-vie (dont il faudra surveiller la dispensation).

Chaque voiture médicale est munie de 8 brancards d'ambulance (soit à 3 voitures, 24 brancards pour les 48 soldats brancardiers, de 2 fanions tricolores à croix de Genève, de 2 lanternes rouge et blanche, d'un tonneau de fer de 30 litres et de 1 bidon de 10 litres qu'il faudra toujours tenir au plein).

Au total, le régiment dispose, pour ses 3000 hommes d'effectif, de 2,760 pansements (2,400 dans les voitures médicales, 360 dans les musettes de pansement).

Le brancard réglementaire, mode de transport présentant le moins d'aléa est le plus sûr dans la zône de projectiles, est composé de hampes à pied, longues de 2 mètres 25 (écartement maintenu par des traverses mobiles) sur lesquelles est clouée une toile de 1 m. 81 c. ; le côté de la tête est relevé de 15 centimètres ; des bricoles assujetties aux hampes et graduées à la taille par des boucles, font porter une partie du poids sur les épaules. En Prusse, les traverses et toile du fond sont goudronnées, les hampes sont brisées et se plient par le milieu sur charnières.

Le combat de division s'engage plus souvent par 2 régiments ayant chacun un bataillon sur la chaîne et 2 bataillons de soutien prenant successivement part au feu.

La deuxième brigade s'immobilise en une réserve dont le plus ou moins grand effort de l'ennemi sur ce point du front détermine la durée. Il n'y a donc au début que 2 postes de secours, 1 par régiment engagé. Leur emplacement est à hauteur des réserves de bataillon.

Cette ambulance primaire (car nous verrons que l'ambulance et l'hôpital de campagne lui-même — dans les plus opiniâtres affaires — peuvent se rapprocher et recevoir directement les blessés de la ligne de feu) doit, comme toute formation sanitaire logique, spécialiser ses rouages.

Au poste de secours — comme partout — les mêmes médecins seront donc chargés des opérations d'urgence, des appareils, du triage des blessés; le même médecin (auxiliaire) dirigera les brancardiers à l'avant sur la ligne de feu ; le second sur l'arrière vers la station de voitures, près, mais en dehors de la route, où le relai des brancardiers d'ambulance échange ses brancards contre ceux du régiment pour n'en jamais exproprier les blessés graves.

Là, comme partout aussi, dès le commencement de l'action, les médecins sont responsables, chacun pour ce qui le concerne, de l'exécution du service ; là encore dès que le combat commence, si aucun ordre ne leur est parvenu, il procèdent de leur propre initiative.

En règle, l'hémostase, l'immobilisation des fractures, les régularisations les plus urgentes, des lavages et irrigations antiseptiques, l'asepsie exacte des instruments, pansements et surtout doigts seront l'urgent.

Il faut se garder d'être friand de la lame et d'importuner les plaies ; le pansement rare est d'excellence.

Le triage, opération délicate et de coup d'œil, demeure affaire du médecin chef de service.

Les blessés seront divisés en :

Très-légers ; gardés au régiment.

Légers : gagnant à pied l'ambulance.

Transportables : avec fiche rouge.

Non transportables ; avec fiche blanche.

Cette fiche, attachée à la boutonnière, mentionne le diagnostic et ce qui a été fait (De même couleur dans les armées allemande et italienne).

La plaque d'identité donne les nom et prénoms de l'homme ; il nous paraît superflu de les répéter sur la fiche ; c'est du temps prodigué et le temps presse.

Les fusils des blessés, suivent jusqu'à l'ambulance, mais déchargés et sans munitions, pour prévenir les effets d'exaspération et des coups de fusil de désespoir ; les brancardiers doivent les nettoyer et les graisser dans les 24 heures, jusqu'à versement, le plus tôt possible, au service de l'artillerie.

Successivement les bataillons s'engagent, les blessés se multiplient, il faut improviser des brancards, des attelles avec les fusils ; l'hémostase avec le mouchoir et un caillou-pelote, peut-être même des gouttières avec des tuiles creuses, matelassées de paille ; c'est affaire d'ingéniosité.

Le sectionnement possible du poste de secours pour marche en avant (il ne reste dès lors que 2 docteurs) est une menace de plus d'insuffisance et cependant il faut suivre et se départager ; les voitures ne seront pas dételées, une partie des paniers et cantines laissés sur roues, les brancardiers prêts au ralliement subit pour emboîter le pas à la troupe ; au cas de retraite, on ne laisse à l'ennemi que le personnel et le matériel strictement obligé.

Le soir même, le médecin-chef (dont nous voudrions ici et à l'ambulance, aux postes de décision, d'ingéniosité et de diagnostic à la minute, le niveau scientifique le plus élevé peut-être qu'à l'hôpital de campagne où il a le temps de réflexion et de consultation des livres) fait faire les certificats d'origine pour ses blessés qu'il connaît et dont il a tutelle sacrée, puis il adresse au commandement et au médecin divisionnaire avec visa du chef de corps (Art. 31) un double du carnet médical où il a inscrit tous les blessés du corps diagnostiqués et secourus avec destinations données (Docteur Chassagne, — Aide-Mémoire).

Pansement au poste de secours :

1°

Poudre d'iodoforme.
Compresse de mulle.
Coton dégraissé hydrophile.
Bande de mulle.

2°

Gaze iodoformée.
Coton hydrophile.
Bande de mulle.

3°

Gaze iodoformée ou poudre d'iodoforme.
Compresse de mulle.
Bande de mulle.

En France, les approvisionnements de charpie seront remplacés par l'étoupe purifiée de Weber et Thomas. Il résulte des expériences instituées, que cette substance présente plus d'avantages que la gaze de Lister. L'étoupe coûte bien moins cher que cette dernière et perdrait moins rapidement son acide phénique.

La batiste de Billroth constitue le moyen le plus sûr pour recouvrir et protéger les pansements iodoformés.

Le rôle du médecin au poste de secours doit se borner à faire des pansements simples, à immobiliser les membres fracturés et n'entreprendre que les opérations urgentes, telles que la trachéotomie, l'hémostase, la régularisation d'un segment de membre fracturé et mutilé par un gros projectile, etc. Le nettoyage rigoureux de la plaie, l'extraction des projectilles, l'ablation des esquilles libres et l'excision des parties mortifiées ne sont permises aux poste de secours que dans une mesure très limitée.

Sur le champ de bataille, il n'y a qu'une seule chose à faire : mettre un pansement occlusif temporaire sur la blessure, coucher convenablement le membre lésé et l'immobiliser d'une manière provisoire.

Jamais à ce moment là, il ne faut examiner une plaie avec le doigt ou la sonde, ni essayer de pratiquer l'extraction de la balle.

Méthode de Reyher. — Les blessures par armes à feu légères furent fermées, immédiatement après lavage du pourtour à l'eau phéniquée à 5 0/0, avec de la gaze phéniquée et de la ouate salicylée, et abandonnées à la cicatrisation sous-crustacée. Dans une fracture par coup de feu avec orifices d'entrée et de sortie de la balle, l'occlusion peut se faire par un caillot et la guérison sous-crustacée peut être obtenue, si l'on s'abstient de rouvrir et d'infecter le trajet par le cathétérisme.

Bergmann panse avec de la gaze phéniquée, il rapporte les succès obtenus dans les lésions du genou (30 guérisons sur 59 cas) spécialement a l'application, sur les lieux mêmes, et quelques heures après production de la blessure, d'un appareil plâtré.

Un pansement fait en première ligne exige la rapidité d'exécution, de la sûreté et de la durée dans son action. Il faut qu'il soit facilement transportable, que l'évaporation y soit nulle, enfin qu'il ne soit ni coûteux ni toxique.

Sur le champ de bataille, notre but doit être avant tout d'entraver autant que possible la prise de possession des sécrétions par les micro-organismes qui ont pénétré dans la blessure.

Les pansements dessicatifs sont particulièrement aptes à atteindre ce but, les procédés empasmatiques surtout, qui favorisent la cicatrisation sous-crustacée. Un mélange de plâtre et de goudron donne une poudre légèrement colorée, que l'on répand sur la plaie. Celle-ci est recouverte de gaze ou de coton dégraissé, et le tout est fixé par une bande.

L'acide salicylique et l'amidon pulvérisé à parties égales (Port) ou bien la poudre d'acide salicylique seule, disséminés sur la surface traumatique, forment avec les exsudats une sorte d'écorce brune, solide et inodore qui empêche la pénétration des microzoaires et à une action désinfectante sur les secrétions elles-mêmes.

Un mélange de mixture carbolique de Bruns et de craie dans les proportions de 1 sur 8, donne un empasme qui contient 2 0/0 d'acide phénique et qui fut proposé dans le temps pour l'usage en campagne.

Dans toutes les circonstances l'eau filtrée suffit pour les soins de propreté. Application de l'iodoforme en poudre ou en crayons (le maximum de dose est 10 grammes), une couche d'ouate et une bande complètent le pansement. Ce pansement peut rester en place plusieurs jours. Les éléments extérieurs du pansement iodoformé sont d'importance nulle pour l'antisepsie. On peut se passer de silk protective, de coton de verre et d'imperméable. Les secrétions se dessèchent par évaporation, et de ce fait, nous obtenons un autre moyen de grande valeur pour assurer l'asepsie de la blessure.

L'odeur repoussante de l'iodoforme est la mieux masquée par le café en poudre.

Neuber combine l'antisepsie à l'immobilisation de la partie lésée : cette union a donné naissance au pansement rare. Pour les soins à donner au poste de secours, il propose les coussins de tourbe iodoformée à 2 0/0, dont la réserve doit être considérable, tant dans les trousses des aides que dans les cantines et les sacs d'infirmerie des bataillons et des détachements sanitaires, et qui ne seront employés que pour les traumatismes graves. La tourbe ayant un pouvoir absorbant très considérable et entravant la production des phénomènes inflammatoires, un mélange avec l'iodoforme assurera des résultats brillants. Les coussins ainsi apprêtés sont capitonnés avec du fil phéniqué et fixés par des bandes de gaze (Habart).

Pansement hémostatique et antiseptique. — Ménière d'Angers.

Rondelles d'amadou. — Avoir en grande quantité au poste de secours et appliquer sèches, des rondelles de diverses dimensions et ainsi préparées :

Immerger des rondelles d'amadou pendant 24 heures dans le liquide suivant :

Eau bouillie	444	grammes
Acide thymique ou acide phénique	5	—
Alcool..........................	50	—
Sublimé corrosif..................	1	—

Les rondelles sont ensuite exprimées entre les doigts ou dans un linge dont on tord les extrémités en sens inverse pour assurer l'expression ; puis séchées à l'air. Dans de telles conditions, elles sont absolument aseptiques et le pansement peut rester en place six à huit jours, temps au bout duquel le recollement des tissus est le plus généralement effectué.

CHAPITRE XVI

Hémorrhagies. Hémostatiques

Tout médecin appelé sur le champ de bataille ne doit jamais entrer en campagne sans emporter ses propres instruments dont il a une habitude journalière ; de plus, le chirurgien peut être exposé à manquer, dans certaines circonstances, des instruments prescrits par les règlements. Une certaine part peut être faite ainsi aux préférences individuelles dans l'outillage personnel de chacun.

Pour le médecin militaire qui marche avec la troupe, il lui faut des instruments serrés dans un étui en cuir, à arrêtes arrondies, susceptible de trouver place dans une gibecière ou même dans une poche ayant de 25 à 30 centimètres de longueur, de 12 à 15 de largeur d'un côté, de 10 à 12 de l'autre, et contenant un couteau à amputation (couteau à amputation de Luer, à Paris), une scie à main et une scie à chaîne. Tous les autres instruments qui sont d'un usage quotidien, doivent se trouver dans la trousse de poche.

Sur le champ de bataille, le médecin ne doit entreprendre que les pratiques qui sauvent la vie, et cela autant que possible, par les procédés qui prennent le moins temps ; il ne faut pas sauver une existence au prix de nombre d 'autres.

Sur le terrain, le rôle du médecin se borne à trois choses : 1° Coucher les blessés ; 2° Les ranimer ou au bessoin les rappeler à la vie ; 3° Arrêter les hémorrhagies.

Arrêter les hémorrhagies. — L'arrêt naturel provient, ou bien de ce que le sang se coagule et bouche le calibre du vaisseau, ou bien de ce que les parois vasculaires, inégalement divisées se rétractent en haut et constituent un obturateur mécanique. Souvent il suffit, pour arrêter une hémorrhagie, de changer simplement la position et d'éviter tout mouvement, d'autre part, de rapprocher les bords de la plaie béante et à tendre des tissus relâchés ou à relâcher des tissus tendus.

Flexion exagérée, surtout celle du coude dans les hémorrhagies de la main ou de l'avant-bras et celle du creux poplité dans les hémorrhagies du pied et de la jambe, constitue un procédé si expéditif, si simple et si efficace, qu'il est parfaitement indiqué sur le champ de bataille.

L'extension exagérée d'après Neudœrfer, par la pression exercée sur les muscles, peut aussi produire la même action hémostatique.

Froid. — Employé sous forme d'applications de vessies de glace, pour combattre les hémorrhagies, appartient à la thérapeutique des ambulances.

L'exposition de la plaie saignante à l'air froid, l'application de la neige, glace, eau froide, l'immersion du membre blessé dans l'eau froide d'une rivière, d'un étang, peuvent arrêter une hémorrhagie sur le champ de bataille.

Occlusion de la plaie. — Par rapprochement des

parties molles et la coagulation du sang, se pratique par la suture entortillée, épingles de naturaliste, premier pansement d'Esmarch.

Tamponnement. — Consiste à porter au fond de la plaie un lambeau de toile huilé, placé sur l'index à la manière d'un doigt de gant et que l'on bourre ensuite, de charpie, ouate, mousse, tourbe, etc.

Compression digitale directe par le soldat blessé, ou indirecte par un camarade, se fait avec le pouce, le reste de la main prenant un solide point d'appui.

Tourniquet. — Que tout médecin, tout homme des troupes de santé, tout militaire instruit doit toujours porter sur lui. Tourniquet de campagne de Rust, tourniquet de Lüer. Parmi les tourniquets circulaires qui arrêtent aussi la circulation rétrograde des veines, le tourniquet à baguette présente cet avantage qu'il n'étrangle pas le membre dans toute sa circonférence évitant ainsi le danger d'un afflux sanguin excessif et de la gangrène.

Le tourniquet à baguette se compose de deux baguettes dans les extrémités desquelles on a taillé une légère encoche et de deux bouts de bande. Ces baguettes d'un diamètre de deux tiers de pouce à peu près et d'une longueur de 25 centimètres sont attachées l'une contre l'autre à une seule extrémité au moyen d'un solide bout de bande ou de corde, de manière cependant à avoir un écartement répondant au diamètre du membre, deux pouces par exemple pour le bras.

Le système est passé comme une fourche autour du membre de telle manière, que l'une des baguettes vienne à s'appliquer sur l'artère, l'autre au point diamétralement opposé.

Compresseur artériel ou garrot de Morel. — Il entoure le membre d'une compresse épaisse, passe un lien par-dessus la compresse et engage une baguette sous le lien du côté du membre où se trouve le vaisseau, et une autre du côté opposé ; puis il tourne cette dernière baguette jusqu'à ce que le lien soit suffisamment tendu.

L'appareil de Silvestri-Esmarck, surtout pour les amputations, peut être employé sur le champ de bataille et suppléé par des bandes et des cordons de caoutchouc de tout calibre.

Médicaments hémostatiques.— Les meilleurs sont ceux de consistance sèche.

Poudres hémostatiques — Colophane pulvérisée, tannin, charbon de bois pulvérisé, café en poudre mêlé à l'iodoforme, poudres ferrugineuses. On en saupoudre la plaie directement et on tamponne avec ouate ou charpie.

Pâtes hémostatiques. — Pâte de catechu aluminée de Cooper, la pâte au chlorure de zinc et d'antimoine de Neudœrfer ; on emploie ces pâtes en les portant presque dans la profondeur de la plaie, sur l'artère saignante, au moyen de la spatule ou d'une petite tige bois.

Liquide. — Baume du Commandeur, épaissi avec colophane ou craie.

Hémostatique fibreux tel que le Penghuawar-Djambi. Racine fibreuse originaire de l'Inde, couleur brune, forme ténue et légère, une once en remplit une boîte de 12 centimètres sur 4 centimètres et demi de largeur et 6 centimètres de hauteur ; agit par son action mécanique, présentant par son tissu lâche une surface très grande pour la coagulation. Bon hémostatique pour le champ de bataille.

On emploie encore comme hémostatique au poste de secours, la préparation suivante :

On imbibe d'une solution d'alun, d'acide phénique,

de tannin ou de perchlorure de fer, un mélange de charpie ou d'ouate hydrophile, ou de la sciure de bois, ou d'étoupe qu'on fait sécher ensuite et qui constitue une masse fibreuse de consistance variable, agissant comme astringent.

Le fer rouge est hémostatique sûr et simple. Chaque clou, chaque stylet, chaque baguette de fusil, chaque baïonnette rendue incandescente peut servir à la cautérisation d'une artère ou d'une surface saignante.

Occlusion de l'artère. — 1° Dans la plaie. Saisir, s'il est possible, l'orifice de l'artère jaillissante dans la plaie même et la boucher par torsion ou ligature ou pince hémostatique dite de Péan ;

2° Au-dessus de la plaie (Heyfelder). Procédé de Neudœrfer. Comme pour ligature ordinaire du vaisseau, Neudœrfer met à nu, au-dessus de la partie lésée, la gaine des vaisseaux, isole l'artère et l'entoure avec un fil de soie ou de catgut fin et fort. Les extrémités du fil sont enfilées dans des aiguilles droites, qui toutes deux, sont enfoncées dans les parties molles de l'une des deux lèvres de l'incision. On fait ressortir les deux aiguilles à une distance variable de l'incision, l'une par exemple à 6 lignes, l'autre à 12 ou 15 lignes de l'incision, de manière qu'un intervalle de 6 à 9 lignes sépare les deux points de sortie. Cela fait, les deux chefs du fil sont fortement serrés sur la moitié d'un bouchon fendu dans sa longueur, jusqu'à ce que l'artère, pressée contre les parties molles, soit aplatie et cesse d'être perméable. On procède alors à la réunion complète de la plaie d'incision, en vue d'obtenir une guérison par première intention. Quant au fil qui ne doit pas couper l'artère, mais a simplement pour but d'amener l'occlusion du vaisseau par coagulation, il est retiré au bout de 24 heures, mais on peut le laisser 3 ou 4 jours afin, qu'en cas de besoin, on n'ait qu'à faire le nœud.

L'acupressure, la ligature à travers la peau diffèrent peu de ce procédé. La ligature reste le seul moyen sûr.

La ligature est rarement pratiquée sur le champ de bataille, lorsqu'un gros vaisseau est lésé ; tout l'arsenal d'hémostasie arrive trop tard ; la ligature est une opération d'ambulance, elle est rare au poste de secours.

Transport des blessés en arrière du champ de bataille.

On emploie les porteurs de préférence aux chevaux et aux mulets et voitures.

Transport à dos d'homme par un homme seul.

Transport à bras. — Il faut que le blessé puisse embrasser le cou du porteur et y prendre un point d'appui, ou bien que le porteur soutienne le corps du blessé au moyen d'une large écharpe qu'il fixe à son propre cou. Un drap, une couverture, une sorte de long tablier de solide toile à voile fixé autour des reins du porteur est passé sous le blessé, puis ramené en haut par une large couverture circulaire autour du cou du porteur (c'est l'écharpe en tablier de cuir ou toile de Godillot), tous les hôpitaux civils, toutes les sociétés de secours, toutes les ambulances civiles et militaires, devraient, dès le temps de paix, s'approvisionner largement de ces tabliers de porteurs qui ont rendu les plus grands services à l'armée russe au siège de Plewna et arraché bien des blessés aux cruelles mutilations des turcs et à l'assassinat...

Nouveau tablier de secours à porteur de Godillot. — (Le tablier dit de Godillot est réglementaire et utilisé dans la marine).

Une forte ceinture en cuir, munie de trois anneaux en fer, est passée autour des reins de l'homme. Par trois crochets en fer, un tablier de forte toile à voile, de deux aunes et demie de long, peut être appendu à cette ceinture. L'extrémité libre du tablier se termine en ovale et porte une ouverture assez grande pour laisser passer la tête d'un homme et dont le bord est doublement ourlé et bordé en toile à voile ou en cuir. Quand le tablier ne sert pas, on le porte roulé autour du corps. Quand il s'agit de relever un blessé, le porteur décroche son tablier, l'étale sur le sol et y place le blessé perpendiculairement à l'axe longitudinal du tablier, mais non exactement au milieu de cet axe. Puis il s'approche et met le genou en terre, à la hauteur de l'extrémité la plus large de la toile. Il attache le tablier à la ceinture, reploie l'extrémité libre, qui est la plus longue, par dessus le tronc du patient, passe la tête à travers l'ouverture, saisit le blessé, puis se redresse sur un genou d'abord, sur l'autre ensuite et passe de la position courbée à la position verticale. Ce tablier de secours, nouveau modèle Godillot, a été adopté dans l'armée russe pour les infirmiers et brancardiers ; en France il devrait faire partie, réglementairement, de l'équipement des troupes sanitaires et être porté roulé sur le sac.

Transport par deux hommes par la couronne de cordes tressées. — A l'aide d'un bout de corde assez gros et d'autres bouts plus minces, on tresse une couronne d'un diamètre tel qu'un homme puisse s'y asseoir. Deux porteurs saisissent cet anneau, l'un de la main droite, l'autre de la gauche ; ils le passent sous le siége du blessé et de leurs mains libres ils font un dossier au malade qui se retient à leurs épaules avec ses deux bras.

On fabrique un appareil analogue, avec un rond de paille tressée, semblable à ceux que les chimistes placent sous leurs matras. Pour confectionner ce rond, on commence par mouiller la paille, puis à l'aide d'un fil enroulé autour, on prépare un certain nombre de tresses, qu'on entrelace de manière à constituer une corde ; cette corde est roulée en un anneau qui, à son tour, est solidement ficelé de manière à constituer un rond bien fermé.

Sellette en cuir et en toile. — Les deux extrémités terminales d'une pièce rectangulaire de toile à voile ou de cuir, sont cousues autour de deux cylindres en bois. A la hauteur de la partie moyenne de ces cylindres, une ouverture est taillée dans la pièce de toile de manière à permettre le passage des mains du porteur. Avec les appareils précédents à deux porteurs, quand, par exemple, l'une des extrémités inférieures est gravement blessée ou fracturée après l'avoir fixée à l'autre à l'aide de plusieurs mouchoirs, le blessé peut être relevé et transporté par deux hommes opérant comme nous venons de l'indiquer ; en outre, un troisième soutient en avant sur les deux mains, les jambes liées ensemble du blessé ayant une jambe fracturée.

Dans le cas d'une blessure à la tête, le troisième porteur passe derrière lui et embrasse la tête à l'aide de ses deux mains ou de ses deux avant-bras, ou encore l'appuie contre sa poitrine.

Couchage des blessés sur le brancard. — Pour l'opération du couchage d'un blessé sur le brancard, on peut procéder de deux manières : deux hommes soulèvent le blessé comme indiqué ci-dessus, et le portent sur le brancard placé tout près ; ou bien deux hommes soulèvent le blessé à bras, tandis que le troisième pousse le brancard sous lui.

Les porteurs doivent : 1° Epargner au blessé tout dommage, en évitant de tirer sur la partie lésée, éviter de la serrer, de la laisser pendre sans soutien ; 2° Lui épargner toute douleur, en évitant de le saisir rudement ou maladroitement, et en opérant avec ensemble pour le soulever du sol et pour le déposer sur le brancard.

Blessés dans le cas de plaie de la face ou du sommet de la tête. — Couché sur le dos, tête sur un coussin formé par manteau roulé du blessé ; ce manteau est plié en deux par le milieu et roulé à ses deux extrémités en gouttière. L'occiput et le haut du dos sont placés entre les deux parties roulées en cylindre, et le tout est fixé autour de la tête au moyen d'une pièce d'étoffe ou d'une ficelle.

Position dans les plaies de la région antérieure du cou. — Tandis que dans le cas précédent, les épaules sont relevées, ici, le corps tout entier est placé horizontalement dans le décubitus dorsal ; la tête seule n'est élevée, au moyen du dossier ou d'un coussin, qu'autant qu'il est nécessaire pour rapprocher plus ou moins le menton de la poitrine quand la plaie est transversale. Dans les plaies des parties latérales, on incline légèrement la tête vers le côté lésé.

Position dans les plaies de poitrine. — Décubitus dorsal, le haut du tronc étant quelque peu élevé par l'interposition d'un corps mollet (manteau roulé); légère inclinaison ou incurvation vers le côté blessé, excepté dans le cas de fracture de côte, où le malade doit reposer sur le côté opposé à la fracture, celle-ci regardant librement en haut. Pour rendre plus supportable ce décubitus partiellement latéral, on cale le malade à l'aide d'un manteau plié ou roulé, ou à l'aide d'un autre objet d'équipement.

Position dans les plaies de l'abdomen. — Décubitus dorsal ou latéral, les cuisses dans la flexion ; en cas de décubitus dorsal, les cuisses sont soutenues au moyen du sac, du manteau, de la cartouchière glissés sous le creux du jarret.

Position dans les plaies de la face postérieure de la tête, du cou et du thorax. — Décubitus latéral avec soutien dans le dos, le manteau plié passé sous les jambes légèrement fléchies.

Position dans les plaies de la colonne vertébrale, de la face postérieure du bassin et du périnée. — Le blessé est couché sur le ventre, le dossier du brancard abattu, la face tournée latéralement de manière à laisser le nez et la bouche sur le bord du coussin passé sous la joue et sous l'oreille. Quand il y a fracture de la colonne vertébrale, le patient doit être soulevé et transporté avec des précautions toutes particulières, toujours sur un brancard, car si le tronc n'était pas soutenu, on augmenterait le poids qui pèse sur la moelle et on pourrait ainsi déterminer une solution complète de la continuité de celle-ci (Heyfelder et Rapp).

Position dans les plaies de l'extrémité supérieure. — Décubitus dorsal, le bras blessé reposant sur le corps ou sur le manteau plié et placé sur les côtés du thorax ; ou encore décubitus latéral sur le coté sain, avec appui du côté du dos, le membre soutenu comme précédemment.

Position dans les plaies de l'extrémité inférieure. — Décubitus dorsal, la jambe blessée étendue et fixée dans cette position, la jambe saine fléchie ou arcboutée en bas. En outre des appareils réguliers ou improvisés qui peuvent être appliqués, on peut utiliser le manteau roulé ou la couverture roulée, comme pour les plaies de tête, en plaçant simplement le membre entre les deux cylindres comme entre deux fanons, et en fixant le tout au moyen de deux ou trois cravattes ou bouts de bande, fusils, sabre, baïonnette utilisés comme attelles.

Brancards. — Indépendamment de l'excellent brancard réglementaire, on peut être dans l'obligation d'improviser des brancards. M. le médecin-major Martrès a montré comment on peut utiliser la tente-abri pour improviser à volonté un brancard ou presque tout autre appareil de transport. Il suffit de prendre un sac, une paillasse vidée, une tente-abri (de couper les quatre coins du sac ou de la paillasse) et par les quatre coins, le long des côtés du sac, de passer des perches, que l'on peut fixer à l'écartement voulu au moyen de traverses en bois. Les traverses ne sont même pas indispensables pour que le brancard, ainsi improvisé, puisse être utilisé pour le transport d'un blessé couché. — Voir cacolets et litières montées sur bât.

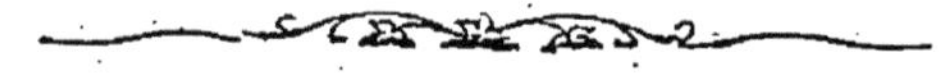

TROISIÈME PARTIE

CHAPITRE XVII

Ambulances (Docteur Chassagne)

Le blessé passe de la ligne de feu au poste de secours, de celui-ci à l'ambulance, de l'ambulance à l'hôpital de campagne.

Il y a 4 ambulances par corps d'armée, 2 ambulances divisionnaires d'infanterie (le type de fonctionnement chacune, 8,740 pansements); une ambulance légère de cavalerie, 960 pansements); et une ambulance du quartier général qui ne fonctionne que sur l'ordre du commandant de corps d'armée (en cas d'urgence, du médecin-directeur) ; une de ses sections devant être tenue en réserve le plus longtemps possible.

L'ambulance divisionnaire avec ses 225 personnes, dont 6 médecins, 21 voitures, 59 chevaux, 33 mulets (dont 1 avec caisse d'outils et 2 haut le pied). forme une colonne routière, fort longue, de 425 mètres (un bataillon occupe une longueur de 450 mètres)

L'ambulance du quartier-général à 3 aumôniers montés (de grade assimilé de capitaine de 2e classe) 1 catholique, 1 protestant, 1 israélite ; l'ambulance divisionnaire et celle de brigade de cavalerie, 1 aumônier catholique avec une chapelle de campagne dans une caisse de 45 kilos, soit 6 aumôniers à cheval.

Les médecins de réserve et les officiers d'administration ne sont pas montés.

Matériel. — Il comprend :

1° 2 voitures de chirurgie (chargement 615 kilos, 1,850 pansements l'une) avec 226 attelles en bois ou fil de fer, 50 coussins à fracture, 46 pour gouttières, 1 bande de zinc laminé, 1 table à opération, boîtes 12 et 17 de l'ancien arsenal 1859, numéros 3, 4, 25, 26, 27 du nouvel arsenal, 2 poires en caoutchouc pour lavage, 6 tubes à draînage pour irrigations des plaies, 1 appareil d'Esmarck, 3 carnets et 1000 fiches de diagnostic, 347 kilos de linge à pansement, 25 de coton cardé, 40 de chirurgie.

Puis des additions toutes récentes : 2 kil. 500 d'iodoforme et 300 grammes de sublimé (1886) ; la charpie d'antisepsie empaquetée de papier parchemin aux couleurs nationales : bleu boriqué (2 kil.), blanc phéniqué (2 kil.), rouge bichloruré (8 kil).

50 pinces hémostatiques de Péan, 4 tubes de vaccin de génisse.

2° 2 voitures d'approvisionnement de réserve (445 kilos).

Voiture n° 1 ou à médicaments portant outre les usuels, 54 attelles, 30 gouttières, 71 kil. 500 de linge à pansement, 50 écharpes, 8 triangles, 20 kil. de coton comprimé, 20 kil. de charpie antiseptique, 1 tonneau d'eau-de-viede 50 litres, 50 bidons de 1 litre.

Voiture n° 2 ou à appareils ; elle contient 20 kil. de plâtre à mouler, 15 attelles en fil de fer, 80 coussins à fractures, 20 pour gouttières, 20 couvertures grises, 50 bidons de 1 litre, plus du liebig, 1 tonneau de 30 litres d'eau-de-vie, 1 tonneau de vin de 50 litres; les deux à surveiller étroitement.

En somme, l'approvisionnement total du corps d'armée (35.000 hommes) est de 394 brancards (248 de corps de troupe, 52 à l'ambulance du quartier-général, 22 à l'ambulance de brigade, 36 à l'ambulance divisionnaire d'infanterie) et de 27.180 pansements.

Le poids chargement est utile à connaître au cas où par accident de guerre, il faudrait substituer aux équipages normaux des voitures de réquisition. Tous les chefs de formations sanitaires reçoivent le carnet et ont le droit de chef de corps. Le maire assisté de deux conseillers municipaux répartit les prestations.

Installation et fonctionnement. — Le médecin divisionnaire reçoit les ordres du général commandant et fixe l'emplacement. C'est d'ordinaire à hauteur des réserves de division comme le poste de secours, ambulance diminutive est à hauteur des réserves de bataillon. Ce qu'il faut, dans les deux cas, c'est un point de facile accès en avant et en arrière, à l'abri, défilé des projectiles et où les fanions tricolores et de Genêve ne soient pas trop en vue de l'ennemi, qui n'y apercevant de loin qu'un point de repère y adresserait ses obus.

Dans les deux cas aussi et en toute formation sanitaire, même de passage, on évitera les habitations vieilles ou agglomérées, occupation de couvents, lycées, casernes, les rues populeuses et encombrées, on cherchera abondance de ces trois éléments : eau, bois, paille.

Le médecin-chef avise une ferme et l'accommode en vue d'un minimum de 300 blessés.

Une partie des infirmiers prépare le couchage et le bouillon, un infirmier visite les tisanes, les autres les linges et appareils à pansement; les médecins disposent l'arsenal chirurgical et la salle d'opération d'urgence.

Pendant ce temps, à l'aide du carnet d'ordres et de reçus de réquisitions qu'il tient du commandement (art. 33), le médecin-chef réquisitionne des voitures que quelques infirmiers, ne craignant pas d'utiliser les habitants eux-mêmes, aménagent à la hâte avec de la paille, des bâches ou du feuillage.

En effet, avec les 10 ambulances lourdes ou légères, 10 paires de litières et 20 paires de cacolets, l'on n'est outillé à l'ambulance que pour une évacuation maxima de 88 blessés dont 48 seulement couchés.

Il faudra donc, avec les voitures-modèles (réservées aux transportables les plus graves) beaucoup de charrois d'improvisation, sur ressorts autant que possible (breacks, voitures publiques) et à leur défaut (à prévoir) non supendus, mais alors matelassés de foin, de paille et doucement conduits; leur confortable les recommandera spécialement aux préférences des médecins d'escorte et des infirmiers (aller au pas mais revenir vite pour multiplier le va-et-vient).

Le médecin-chef avise de l'emplacement de l'ambulance, chacun de ses tributaires les postes de secours en action, et répartit en autant de sections ses brancardiers dirigés vers les stations de voitures, distantes de 1 à 2 kilomètres.

Puis il passe une inspection rapide de tout ce travail divisé et simultané, examine si des locaux spéciaux ont été affectés aux diverses classes de triage des blessés, à la salle d'opérations, enfin il rend compte au médecin-directeur de l'installation parachevée.

Fusils. — Projectiles.

Il nous paraît utile pour les médecins mobilisés de connaître les projectiles qu'ils auront à extraire et les fusils dont ils répareront les tristes effets.

Voici quelques indications intéressantes :

Le fusil Lebel. — La cartouche diffère des cartouches précédentes (par ordre d'ancienneté) par son calibre, sa balle et sa poudre. La balle, dont le plomb comprimé est enfermé dans une enveloppe de métal blanc, ne pèse que 15 grammes. La poudre, le vrai secret du fusil Lebel, ne produit pas, comme les poudres utilisées dans le fusil Gras, un choc brusque sur la balle qu'elle projette, mais une action progressive. Un homme qui lance une pierre en prenant de l'élan, accompagnant ainsi cette pierre avant de la lâcher, enverra la pierre plus loin et avec plus de force que s'il la jette sans prendre d'élan ; de même la nouvelle poudre projette la balle plus loin et avec plus de force que l'ancienne. Elle ne produit pas la fumée d'une allumette-bougie, ce qui amènera de terribles surprises à la guerre. Enfin, par son action progressive, elle supprime presque le recul.

L'ensemble de ces modifications nous a donné une arme qui dans le tir est infiniment supérieure à tout ce qui a existé jusqu'à ce jour au point de vue de l'étendue, des zônes dangereuses, de la force de pénétration et de la justesse. Avec le fusil Gras, si l'on visait le pied d'un but placé à 300 mètres avec la hausse voulue, tout le terrain compris entre le but et le tireur était transformé en zône dangereuse pour le fantassin ; le même résultat s'obtenait pour le cavalier jusqu'à 400 mètres. Avec le fusil Lebel, ces limites sont portées à 500 pour le fantassin et à 600 mètres pour le cavalier. Dans le Gras, la zône dangereuse était à 1000 mètres de 29 mètres pour le cavalier, de 18 mètres pour le fantassin ; elle est à la même distance pour le fusil Lebel, de 51 mètres pour le cavalier et de 33 mètres pour le fantassin.

La pénétration de la balle Lebel est telle, qu'à 200 mètres, des plaques de chêne de 0 m. 40 c., sont traversées avec facilité. D'où l'on peut conclure que les arbres, la tranchée-abri ne seront plus une protection suffisante pour nos adversaires ; qu'il arrivera constamment qu'une balle, après avoir traversé un homme, en frappera un second.

Pour la justesse, disons seulement que les réservistes non instruits, les dispensés qui font seulement deux mois de service, mettent à 200 mètres dans les cibles réglementaires, de 70 à 85 pour cent des balles tirées. Or, un officier se déclare satisfait s'il obtient, avec ces catégories d'hommes, 45 pour cent, et très heureux s'il obtient 50 pour cent, alors que ces hommes tirent avec le fusil Gras. Avec de bons tireurs, on dépasse 90 pour cent dans le tir du fusil Lebel.

Nos soldats, au moment critique, pourront tirer dix coups sans charger, grâce au système de répétition ; et cependant ils n'auront pas à craindre l'effet du gaspillage des cartouches. En effet, sur eux seulement ils auront déjà 30 cartouches de plus que par le passé, bien que le total de leurs cartouches pèse 270 grammes de moins que jadis.

Pour l'artillerie, ce sont les projectiles en acier

chromé de la métallurgie française qui produisent les effets les plus formidables dans les expériences des grosses pièces de la marine, destinées à armer nos vaisseaux et nos forts.

Une plaque d'acier de 30 centimètres d'épaisseur, placée à plusieurs kilomètres, a été séparée par le projectile en deux parties. La charpente métallique qui l'entourrait fut également brisée et la plaque fut repoussée en arrière de 10 ou 12 centimètres. Quant au projectile, il traversa tout le matelas épais de 3 mètres, et fut finalement arrêté par une vieille plaque cuirassée située en arrière.

Il fut trouvé intact, sans déformation, si bien qu'on eut pu s'en servir pour tirer un second coup.

Des expériences faites en tir oblique sur un angle d'incidence de 45°, ont donné également des résultats surprenants.

Les effets d'une balle Lebel.

L'Académie de médecine a voulu se rendre un compte absolu des effets de la balle du fusil Lebel, et elle a examiné en détail les lésions produites par ce nouveau projectile sur les corps humains.

Une vingtaine de cadavres ont été choisis comme cibles et placés, debout, à 200, 400, 600, 1,000, 1,400 1,600 et 2,000 mètres, c'est-à-dire aux distances ordinaires du tir de combat.

Le premier résultat du tir est assez curieux à enregistrer : le fusil Lebel, du calibre de 8 millimètres, produits des effets aussi sérieux et au moins aussi graves que le fusil ancien du calibre de 11 millimètres ; le volume et le poids sont plus faibles, la décharge aussi forte, ce qui est déjà un premier progrès.

Les blessures ont été étudiées par le docteur Delorme et quelques-uns de ses confrères, et on a constaté qu'elles étaient très petites d'ouverture, très dangereuses et très difficiles par conséquent dans leur traitement.

Aux termes de la déclaration officielle faite par M. Delorme à l'Académie, « les orifices d'entrée et « de sortie des sétons cutanéo-musculaires se pré- « sentent avec 4 à 6 millimètres de diamètre. L'ori- « fice de la plaie diminue de diamètre quand la « vitesse s'abaisse ; il augmente quand la vitesse « s'élève.

« Les perforations musculaires ont des dimen- « sions un peu supérieures à celles des orifices cu- « tanés.

« A des distances inférieures à 300 mètres, on « peut obtenir des effets explosifs, des orifices cuta- « nés, des perforations musculaires énormes. »

Les blessures ainsi produites sont à peu près inguérissables.

« Sur les os on retrouve toutes les lésions typi- « ques que produisent les balles du fusil Gras.

« Pour les diaphyses, les lésions sont des gout- « tières et des perforations à grandes esquilles, des « fractures simples, transversales ou obliques. »

Les ruptures des os sont plus rares. La balle Lebel a une telle vitesse qu'elle traverse les os sans les casser ; et la rupture n'est occasionnée que par les balles frappant indirectement, par la tangente.

« Les os courts se laissent échancrer, perforer « par les nouvelles balles, plus facilement que par « les anciennes.

« On avait dit que les balles de calibre réduit de « plomb dur et à enveloppe métallique ne se frag- « mentaient pas au contact des os : cependant nous

« avons observé parfois des déformations de pointe « qui s'accompagnent de la perte de l'enveloppe « métallique. »

La balle Lebel possède une telle vitesse qu'elle pousse devant elle, dans tout son parcours, une certaine quantité d'air.

Les expériences de l'Académie l'ont prouvé. Deux balles ont été tirées sur un peuplier : la première, à plus de 2,000 mètres, n'a pas perforé l'arbre, mais on a constaté par l'orifice d'entrée de la balle plusieurs bulles d'air ; la seconde, tirée à 1,200 mètres, a traversé l'arbre, et la présence d'aucune bulle d'air n'a été constatée, ce qui prouve bien que l'air avait été, dans ces deux cas, propulsé par la balle.

On a d'ailleurs photographié des balles en marche et reproduit cette gaine d'air longtemps niée par la science.

Dans toutes ces expériences si intéressantes pour le public, le tir, dont la précision est parfaite sans le secours d'une hausse, n'a été accompagné d'aucune fumée et on ne percevait qu'une détonation assez faible.

Là est le grand avantage du fusil Lebel et de la poudre spéciale que possède le gouvernement : avec de telles armes et de tels explosifs, on ne se battra plus comme autrefois au milieu de nuages de fumée, dans le bruit assourdissant de la fusillade. C'est toute une révolution pour les guerres futures.

Il faut souhaiter que la France puisse conserver ce monopole mystérieux jusqu'au jour sanglant où elle aura besoin de tous ses courages et de toutes ses forces.

Ambulance de première ligne (Heyfelder) ou station de pansement après réception du poste de secours.

Cette station de pansement doit être assez rapprochée du poste de secours, pour que le transport puisse s'effectuer rapidement, et cependant être assez éloigné pour ne pas exposer les blessés à l'effet destructeur des projectiles.

Les appareils réglementaires d'instruments et d'objets de pansement et la troupe des aides sont réunis, soit à ciel ouvert, soit sous une tente, sous un hangar, ou, en cas de siége, dans une casemate.

Le plus souvent on en est réduit à improviser sa table d'amputation au moyen d'une table ordinaire, de caisses, d'un lit, de bancs ; quelquefois même il faut opérer par terre. La caisse à pansement de Dumontier (armée hollandaise) est la plus commode pour pansement rapide.

Distribution des rôles. — Organiser à l'avance, les groupes d'opérateurs, d'aides, de servants, répartir entre ces groupes les différentes fonctions, telles que : visite, opérations, pansements à faire ou à refaire. Service des écritures, qui consistera pour chaque blessé dans le résumé du diagnostic, l'opération pratiquée, l'inscription de la date de la blessure et de celle de l'application de l'appareil.

Visite du blessé. — Inspection minutieuse du corps et des vêtements. Inciser avec précaution vêtements et chaussures à l'aide de forts ciseaux. L'examen général donne des données sur siége, nature de la blessure, ouvertures d'entrée et de sortie, direction de la plaie, sur la coexistence d'une fracture ou d'une lésion plus ou moins grave des organes essentiels. Le moyen d'exploration le plus sûr et le plus inoffensif, est après que le chirurgien s'est savonné et brossé et soigneusement désinfecté les mains est le doigt préalablement huilé à l'aide d'huile iodoformée et introduit dans la plaie par de petits mouvements de vrille.

Triage des blessés. — 1° Les hommes atteints de blessures graves, incurables et mortelles, chez lesquels il ne peut plus être question que d'euthanasie, boissons, narcotiques, décubitus commode.

2° Les blessés qui ont besoin d'une opération immédiate.

3° Ceux qui nécessitent l'application d'un appareil compliqué et construit *secundum artem.*

4° Ceux qui peuvent être immédiatement dirrigés en arrière.

Nous croyons utile de rapporter ici une clinique de M. Reclus sur les plaies pénétrantes de l'adomen.

CHAPITRE XVIII

Plaies pénétrantes de l'abdomen et du thorax. Pansements. — Clinique chirurgicale de M. le docteur Reclus, à l'Hôtel-Dieu (1887). — Traitement des perforations traumatiques de l'estomac et de l'intestin.

Un long débat s'est déroulé devant la Société de chirurgie sur le traitement des perforations traumatiques de l'intestin. L'accord n'a pu se faire, et deux opinions nettement opposées sont en présence : les uns pensent que, lorsque le diagnostic de pénétration est évident, il faut ouvrir le ventre, chercher les plaies intestinales et les oblitérer pour éviter l'effusion certaine de matières fécales qui provoqueraient une péritonite sûrement mortelle ; les autres affirment que l'abstention systématique est préférable ; les succès sont plus nombreux et achetés à moindre prix.

S'il me fallait choisir entre ces deux méthodes exclusives, ma délibération serait courte et j'opterais sans hésiter pour la seconde. Mais je pense qu'il y a place pour toutes les deux ; on doit, aussitôt qu'on est en présence du blessé, instituer tout un traitement que j'aurai à exposer plus tard, et qui a pour but d'arrêter la progression des matières fécales, leur passage au niveau de la perforation et leur effusion dans la séreuse. Si, malgré une médication rigoureuse, la péritonite éclate, on doit alors ouvrir le ventre, en nettoyer la cavité et chercher à obtenir une occlusion des orifices anormaux. Tel est le terrain sur lequel je me serais placé, si les circonstances m'avaient permis de me trouver à la Société de chirurgie, pendant la récente discussion.

Un premier point, qu'il est fort difficile d'établir, est le diagnostic de perforations traumatiques de l'intestin ; le plus souvent, les tissus de la paroi abdominale divisée reviennent sur eux-mêmes, l'orifice cutané s'oblitère et l'on ne sait quels désordres se sont produit dans le ventre ; un viscère a-t-il été ouvert ou bien le projectile a-t-il passé entre les anses qui ont glissé ou fui devant l'agent vulnérant? Celui-ci aurait écarté les circonvolutions sur lesquelles on ne retrouve pas la moindre trace de déchirure. Pour paradoxale qu'elle paraisse, cette intégrité des viscères est possible et il en existe dans la science un certain nombre d'observations irrécusables.

Seulement ces cas sont fort rares et il est bon d'insister sur ce point, car cette possibilité pour une balle de traverser l'abdomen sans blesser des viscères a permis de s'établir la doctrine que « toute perforation intestinale est mortelle ». Le raisonnement devient en effet des plus simples; si le blessé meurt, il y avait perforation de l'intestin; il n'y en avait point, si les accidents font défaut. Nous voyons, sans cesse et sous toutes les formes, reparaître cet argument; il est de toute nécessité que la statistique y réponde; or, elle nous prouve, si nous en croyons du moins nos expériences sur le cadavre, que 3 ou 4 fois sur 100 tout au plus, un projectile pénètre dans l'abdomen sans ouvrir un viscère. Retenons bien ce fait et concluons avec M. Trélat que: « plaie pénétrante et perforation intestinale sont termes presque toujours synonymes. »

Mais il faut s'en tenir à cette extrême probabilité, car les signes de certitude manquent; on a bien parlé de l'issue au-dehors de matières intestinales, mais elle est absolument exceptionnelle: on cite bien quelques exemples où le doigt introduit dans la plaie est ressorti tâché de jaune et imprégné d'une odeur stercorale, on raconte même, à l'appui l'histoire d'un duel célèbre, mais ces explorations ne sont pas sans danger. Comme signe immédiat de perforation, nous ne connaissons que l'hématémèse, et encore ne l'observe-t-on que dans les plaies de l'estomac. L'issue du sang par l'anus est un phénomène tardif. de telle sorte, comme l'a très bien dit Bouilly, que « la réaction péritonéale » est, pour le chirurgien, le premier signe de la perforation; le diagnostic tient presque tout entier dans la péritonite suraiguë que la blessure provoque.

Vous le voyez, dans l'immense majorité des cas, le diagnostic de pénétration intestinale n'aura, aux premières heures de l'accident, qu'une base, fort solide il est vrai, la coexistence presque constante d'une perforation viscérale dans le cas où la paroi abdominale est elle-même perforée. C'est dans ces conditions qu'il faut instituer votre traitement. Quelle conduite allez-vous tenir ? Une école dont les partisans augmentent chaque jour, nous dit : Toute plaie pénétrante de l'abdomen s'accompagne de plaie intestinale, « et toute plaie intestinale, même petite, est fatalement suivie d'épanchement stercoral », c'est-à-dire de péritonite mortelle Aussi la conclusion s'impose ; on doit, au plus tôt, pratiquer la laparotomie, chercher les orifices anormaux et les oblitérer.

Si, en effet, comme le dit un de nos maîtres éminents dans une remarquable clinique : « la mort est fatale, à la suite des coups de feu de la cavité abdominale quand l'intestin a été atteint par le projectile. »

Toute discussion serait oiseuse et la laparotomie demeurerait la seule ressource. Mais rien n'est moins exact que cette assertion qui repose sur des statistiques contradictoires d'ailleurs, et dont les chiffres sont tirés de la chirurgie militaire ; or, dans la pratique civile, nous avons surtout en vue les plaies intestinales que font des projectiles de 5, de 7, de 9 millimètres et l'on ne peut comparer des blessures de chassepot à celles de nos revolvers de poche ou de nos carabines de salon.

Acceptons, cependant, le débat sur ce point. Où donc a-t-on vu « que la mort est toujours fatale » dans les plaies pénétrantes de l'abdomen, même par armes de guerre ? Olis nous dit que sur 3,771 cas de plaies pénétrantes de l'abdomen, même par arme de guerre, avec lésions viscérales, 421 ont guéri, soit une proportion de 22 à 23 0/0; d'après une deuxième statistique, nous verrions que, sur 653 observations de plaies de l'intestin, il y a eu 51 résultats inconnus, 484 morts et 110 guérisons, soit une proportion de 25 à 26 0/0 ; enfin, dans 68 cas de plaies pénétrantes observées pendant les opérations au Tonkin, la mortalité se serait élevée à près de 78 0/0, soit encore une proportion de plus de 22 0/0 de guérisons. Je sais très bien que toutes ces statistiques sont forcément inexactes ; mais ne peuvent-elles pas pêcher aussi bien par excès que par défaut ?

Evidemment, la mortalité sera très inférieure s'il s'agit de blessures par balles de médiocre calibre ; non-seulement parceque le diamètre du projectile est plus petit, mais aussi, mais surtout parceque la force de pénétration est moins grande. Je sais bien qu'une balle de 5, 7 ou 9 millimètres peu faire une plaie de 12, 15 et 20 millimètres ; elle prend parfois l'intestin en écharpe ; elle suit un instant un trajet parallèle, ou frappe une anse au niveau d'une coudure ; il est donc bien essentiel de savoir qu'on ne ne doit pas, du seul calibre du projectile, inférer le diamètre de la perforation ; mais notre affirmation première n'est pas moins vraie pour cela et, toutes choses égales d'ailleurs, les désordres produits par un chassepot sont plus redoutables que ceux que provoque un revolver.

Dans la dernière discussion de la Société de chirurgie, on a semblé nier la réalité des guérisons de plaies de l'intestin par balles de revolver ; les cas n'en sont cependant pas rares et j'en ai observé pour ma part : Un lycéen, avant le déjeuner, jouait un dimanche matin avec un pistolet de tir ; le coup part, une balle de 9 millimètres pénètre à droite à quelques centimètres de l'ombilic ; elle va se loger probablement dans le muscle psoas ainsi qu'en témoigne une douleur persistant encore en ce point, trois ans après l'accident. Le blessé a guéri, grâce je crois au traitement rigoureux qui fut prescrit immédatement et sur lequel j'aurai à revenir dans la suite.

J'observe à l'Hôtel-Dieu, un homme qui, un matin, dans une tentative de suicide, s'est tiré un coup de revolver. La balle, du calibre 7, a pénétré dans le sixième intercostal et dans son trajet de haut en bas et d'arrière en avant, a blessé le poumon comme en témoignent l'hémoptysie et l'hématémèse qu'on a notées chez le blessé. Or, sous l'influence d'un traitement rigoureux, la guérison a été obtenue sans que nous ayons à signaler le moindre accident.

Le docteur Tissier me communique une observation inédite : Le 20 décembre M. X...., âgé de 39 ans, se tire un coup de revolver dans l'abdomen ; il était encore à jeun ; la balle du calibre de 12 millimètres pénétra dans le creux épigastrique à quelques centimètres au-dessus de l'ombilic ; la plaie était évidemment pénétrante, comme le prouva une exploration pratiquée par un chirurgien du pays. Tous les doutes, d'ailleurs, sur l'existence d'une perforation intestinale, auraient été levés par l'expulsion, à trois reprises différentes, de garde-robes noirâtres, visqueuses, semblable à du goudron, que le docteur Chedevergne considéra comme caractéristiques de la blessure d'une portion élevée du tube digestif. Grâce à un traitement approprié il n'y eut aucune menace de péritonite, et la guérison se maintient encore aujourd'hui.

Cas semblable observé par Quénu, ici encore le diagnostic de perforation intestinale s'impose, puisqu'il y a eu des vomissements sanguins.

Enfin, je puis citer une statistique importante, car elle nous vient d'Amérique, pays où la doctrine de la laparatomie, de la laparatomie préventive, immédiate, exploratrice, même dans les cas de plaies pénétrantes de l'abdomen, compte les défenseurs les plus nombreux et les plus absolus. On a observé trente-sept cas de plaies pénétrantes de l'abdomen dans lesquels l'intestin, le foie ou de la vessie ont été intéressés et où la guérison a été obtenue sans ouverture du ventre.

Pourquoi d'ailleurs la mort serait-elle fatale? L'anse intestinale est perforée, nous dit-on ; les matières qu'elle contient passent par l'orifice anormal et provoquent une péritonite suraiguë ; c'est évidemment là l'unique danger, si je laisse de côté l'hémorrhagie dont je reparlerai plus loin. Mais cette effusion de matières chyleuses ou fécales ne s'observe pas de toute nécessité. La thèse récente du docteur Bernard montre dans les observations où la laparatomie a permis de voir une ou plusieurs perforations intestinales, que six fois seulement, on a noté l'existence d'un épanchement de substances alimentaires ou stercorales ; tandis que neuf fois, on a constaté son absence, une, deux, deux et demie, six, huit, treize, seize, dix-sept et vingt heures après l'accident.

Plusieurs raisons expliquent l'absence d'inondation du péritoine ; d'abord si le blessé est à jeun, l'estomac et les parties supérieures de l'intestin grêle ne contiennent pas de matière ; qu'on proscrive les aliments solides ou liquides, il n'y aura pas crainte d'effusion. Dans les deux observations que j'ai citées plus haut, la mienne et celle de M. Tissier, ne voyons-nous pas justement qu'il en était ainsi pour nos individus ? Mon lycéen avait quitté le collége à huit heures, mais il s'était bien gardé de rien prendre, pour déjeuner plus amplement chez lui. Malgaigue a beaucoup insisté sur la vacuité du tube digestif et sur la bénignité qu'en tire le pronostic dans les cas de perforations intestinales. M. Noguès et moi nous avons institué une série d'expériences qui viennent à l'appui de cette assertion. On sait combien sont graves les perforations traumatiques intestinales chez le chien ; nous sommes les premiers, si je ne me trompe, qui ayons vu survivre ces animaux après une plaie pénétrante. Pour arriver à ce résultat, nous purgeons nos chiens ; puis nous les privons de nourriture pendant deux jours, et alors seulement, nous pratiquons la blessure ; l'alimentation est à peu près proscrite quelques jours encore; à peine donnons-nous, d'heure en heure, quelques lappées de lait ; enfin nous administrons la morphine à haute dose.

Pour éviter l'effusion dans le péritoine, il faut donc, d'une part, suspendre l'ingestion des liquides et des solides et, d'autre part, immobiliser, dans le segment intestinal où elles se trouvent, les matières accumulées déjà. Si elles restent en place, elles ne passeront pas au niveau de l'orifice anormal et l'inondation n'aura pas lieu. D'ailleurs la plaie est vite oblitérée : quelques heures peut-être, en tous cas quelques jours y suffisent, et bientôt la perforation est bouchée par les adhérences qu'elle contracte avec le feuillet séreux d'une anse voisine. Le mécanisme en est des plus simples et trop connu en chirurgie, pour que j'y insiste.

Nous n'acceptons donc pas le premier terme de la

proposition que j'énonçais tout à l'heure. Non! toute plaie intestinale n'est pas « fatalement suivie d'épanchement stercoral. » La « péritonite mortelle » peut être évitée et la guérison est même loin d'être rare. Aussi rejetons-nous la conclusion des auteurs et repoussons-nous la laparatomie immédiate, car, dans l'espèce, elle est opération dangereuse, souvent incomplète est presque toujours inutile.

Je le sais bien; pour peu qu'on opère dans un milieu aseptique, on ouvre maintenant le ventre avec impunité. Mais ne confondez pas la laparatomie exploratrice qui dure quelques instants avec une intervention nécessitant des heures, et où il faut sortir l'intestin de la cavité abdominale, le manipuler, le dévider dans toute son étendue, l'inspecter jusque dans ses moindres replis, car, lorsqu'on a trouvé et oblitéré une première perforation, il faut bien savoir qu'il y en a, d'ordinaire, une deuxième, une troisième, une quatrième, souvent une cinquième, peut-être une douzième, une quinzième, une seizième; la même balle peut percer vingt fois l'intestin! Legouest a très bien dit que les « lésions de l'intestin par coup de feu sont presque toujours multiples » et, d'après nos expériences, la moyenne serait de cinq plaies pour chaque balle.

Comme rien n'est plus difficile que de reconnaître la perforation, l'examen méthodique, minutieux, est indispensable; une attention soutenue ne suffit même pas toujours, puisque des chirurgiens tels que Kinlock et Lloyd ont refermé le ventre sans avoir oblitéré toutes les perforations intestinales. Or, ces explorations prolongées sont d'une gravité extrême, l'a pratique de la chirurgie abdominale l'a démontré depuis longtemps: le choc et la péritonite en sont les conséquences habituelles. C'est d'ailleurs ce que nous enseignent les observations, et si la laparatomie était la seule méthode de traitement des plaies intestinales, il n'y aurait guère à protester contre formule : « la mort est fatale quand l'intestin est perforé ».

En effet, M. Bernard nous donne un tableau où sont relevées vingt-quatre laparatomies pour plaies pénétrantes de l'abdomen. Dans ce tableau, je reretranche l'observation II de Newall, puisqu'on n'a pas fait la suture de l'intestin perforé ; l'observation IV d'Andrews, puisqu'il n'y eut aucune intervention chirurgicale, les intestins n'étant pas lésés ; l'observation XI de Bull, suivie de mort, d'ailleurs puisqu'il n'y avait qu'une plaie du foie contre laquelle l'opération ne put rien ; enfin l'observation XXIV de Heddens, puisqu'il n'y avait pas de lésion viscérale. Restent donc vingt observations de plaies intestinales, traitées par l'incision du ventre sur la ligne blanche. J'y joins un fait inédit de Léon Labbé.

Sur ces vingt-et-une laparatomies, ont compte trois succès et dix-huit morts, soit 14 0/0 de guérisons. En vérité, si je voulais m'amuser au jeu des statistiques ; je pourrais comparer ces résultats à ceux de la guerre de sécession et de la guerre du Tonkin, où les guérisons montent à 23 0/0, malgré qu'il s'agisse, non plus de balles de revolver, comme dans le relevé de M. Bernard, mais de projectiles d'arme à longue portée, de chassepot ou de carabine. Sans parler des mille et une conditions défavorables qui rendent les catastrophes imminentes dans la chirurgie militaire, à la suite d'une bataille.

La mort a eu pour cause, dans les cas où la laparatomie a été pratiquée, la méconnaissance d'une perforation, la filtration des matières intestinales à travers la suture insuffisante, le choc, l'hémorrhagie et surtout la péritonite septique ou même encore le rétrécissement que l'intervention provoque dans l'anse perforée. En effet, la suture la plus délicate et la plus habile « mange » une quantité très appréciable de l'étoffe intestinale, et le calibre du conduit en est diminué d'autant ; la lumière serait parfois tellement rétrécie que la résection du segment lésé et l'inoculation des deux bouts en est devenue nécessaire, Or, on sait l'extrême gravité d'une telle opération; l'outillage particulier et surtout le long temps qu'elle exige. En pareil cas, nous nous demandons combien d'heures il faudrait pour la mener à bien.

Au cours d'une discussion à la Société de chirurgie, M. Pozzi disait qu'il fallait avoir vu les désordres que peut provoquer dans le ventre le passage d'une balle de revolver, même de petit calibre, pour comprendre que la chirurgie seule, saurait y remédier. Je les connais ces lésions, pour les avoir déterminées plus de quarante fois dans nos expériences sur le cadavre ou sur le chien et je suis loin de partager l'avis de ce chirurgien : la nature est en effet autrement mieux outillée que nous pour oblitérer les perforations et les déchirures intestinales ; l'adossement au feuillet séreux voisin de simples adhérences y suffisent, tandis qu'il nous faut, comme, je le disais tout à l'heure, empiéter sur les deux lèvres de la plaie intestinale, au risque sérieux de déterminer un rétrécissement. M. Pozzi le sait bien, puisque l'intestin de son opéré, mort peu d'heures après l'intervention avait du fait de la suture, son calibre diminué des deux tiers environ.

Quelle conduite allez-vous tenir en présence d'une perforation intestinale, probable ou certaine ? Pour ma part, j'ai recours aux vieux traitement classique, modifié sans doute au gré de la thérapeutique actuelle, certainement amélioré, mais encore d'une simplicité extrême. Voici quelle est ma pratique :

Vous avez été, je suppose, appelé au moment même de l'accident, vous êtes médecin dans un duel par exemple ; la paroi abdominale a été traversée, les anses intestinales sont sans doute atteintes ; vous devez au plus tôt, et le plus complètement possible, immobiliser le blessé ; il ne marchera pas, on le transportera sur une civière ; l'orifice de la plaie sera désinfecté et oblitéré avec un peu de baudruche et de collodion iodoformé ; le ventre sera enveloppé d'une couche épaisse d'ouate, que l'on comprimera, comme après l'ovariotomie, par une ceinture de flanelle solidement épinglée ; puis, séance tenante, on injectera sous la peau avec une seringue de Pravaz 2 ou 3 centigrammes de morphine, tandis qu'on fera avaler à sec, quelques centigrammes d'extrait thébaïque. Pendant les cinq ou six premiers jours, toute alimentation sera supprimée ; on permettra de petits blocs de glace pour tromper la soif, et pour conjurer la faim, on donnera de quart d'heure en quart d'heure, une petite cuillerée de lait, de bouillon ou de vin.

Vous m'avez vu cette année, avoir recours trois fois à cette méthode, et avec un succès remarquable; deux fois la perforation était due, il est vrai, à la lame d'un couteau et non à un projectile, mais les dangers de l'inondation péritonéale n'en étaient pas moins graves. Dans la nuit du 19 ou 20 décembre 1887, un cordonnier âgé de 26 ans sortait d'un bal public, lorsqu'il fut frappé de deux coups de couteau, l'un superficiel, au niveau du 5me espace intercostal gauche, et l'autre profond, dans la région épigastrique au-dessous des fausses côtes, dans les points fixés par la médecine opératoire pour la gastrotomie ou pour la taille de l'estomac.

Le blessé avait perdu connaissance ; il est transporté à l'Hôtel-Dieu, où l'on constate les blessures qu'on oblitère avec du collodion iodoformée. A ce moment, notre individu est pris d'envie de vomir et rend, sous les yeux de l'interne de garde, environ deux verres de sang pur qui ne pouvaient laisser aucun doute sur la perforation du tube digestif ; aussi applique-t-on de la glace sur le ventre et fait-on avaler 5 centigrammes d'extrait thébaïque, tandis que, avec la seringue de Pravaz, on injecte 2 centigrammes de morphine. Toute alimentation et même toute boisson sont supprimées.

Au matin seulement, on commence à donner une cuillerée à café de lait glacé, de quart d'heure en quart d'heure.

A la visite, je trouve le blessé pâle, un peu prostré, très-faible, il éprouve une vive douleur en arrière sur le côté gauche de la colonne vertébrale, mais le ventre est plat, souple ; le pouls est petit, mais lent et régulier, il y a du hoquet mais pas de nouveau vomissement ; vers une heure de l'après-midi le malade rejetait, par régurgitation, environ un verre de sang. A cinq heures du soir, l'état est le même ; la douleur persiste dans la région lombaire, pourtant on ne voit apparaître aucun symptôme de péritonite. Il est entendu avec l'interne que je serai prévenu au moindre signe d'inflammation.

Il ne devait pas en survenir au troisième jour, les doses accumulées de morphineet d'extrait thébaïque provoquent quelques étourdissements, une céphalalgie, des troubles de la vue, des vertiges ; on supprime les opiacés et les accidents cessent aussitôt. Au lait glacé nous ajoutons un peu de bouillon; le sixième jour nous donnons un œuf au malade, deux le lendemain, trois le surlendemain. Au douzième jour il y a quelques coliques qui cèdent à la suite d'une légère purgation. Des trois selles que rend le malade, les deux premières contenaient du sang; elles étaient noires semblables à du goudron. Le 9 janvier, le blessé se lève, complètement guéri. Nous l'avons vu quatre mois après la blessure; sa santé était parfaite.

Je serai bref sur la seconde observation; il s'agit d'un épicier de 24 ans qui a reçu trois coups de couteau dans le poumon gauche, un dans le poumon droit et un plein ventre. L'hémorrhagie par la plaie abdominale a été considérable et la douleur des plus vive, au niveau du creux épigastrique; je pensais à l'issue funeste à brève échéance; il n'en a rien été. La compression ouatée des cavités thoraciques et abdominales, l'opium en injections sous-cutanées et par le tube digestif, la suppression de l'alimentation m'ont réussi encore, et, à cette heure, mon blessé est sur le point de quitter l'hôpital.

Solution hypodermique morphinée à employer	Chlorhydrate de morphine............	0,20 centigr.
	Eau distillée........	10 grammes
	pour une seringue de Pravaz.	

Tel est ce traitement, d'une application très simple qui, cependant, est loin d'être encore dans nos mœurs chirurgicales. Nous lisons dans les observations que les malades ont marché; ils se sont déshabillés tout seuls; on les a laissé boire à leur fantaisie et, lorsqu'on a admininistré quelques centigrammes d'extrait thébaïque, on s'est mis en règle avec la tradition et l'on croit avoir eu recours au traitement rationnel; on accuse même ce traitement d'impuissence si le blessé ne guérit pas, malgré les imprudences qu'il a, ou que nous avons commises.

Il ne guérira pas toujours, d'ailleurs, même après l'application rigoureuse de la méthode que je préconise. Que faire alors, si la réaction du péritoine nous prouve l'effusion des matières intestinales dans la séreuse ? La laparatomie, malgré ses nombreux et lamentables échecs, reste la suprême ressource ; il faut y avoir recours, et l'on pourra arracher encore quelque malheureux à une mort certaine. Bull opéra dix-sept heures après l'accident, en pleine péritonite, un individu de vingt-deux ans, dont l'intestin grêle et le gros intestin étaient troués en sept endroits ; la guérison fut obtenue.

N'est-ce pas encore un succès que ce cas où Bouilly ouvrit l'abdomen pour reséquer et suturer une anse d'intestin déchirée par un coup de pied de cheval ? Au moment où l'opération fut pratiquée, le malade était déjà en pleine péritonite. Il mourut au bout de huit jours, mais guéri pour ainsi dire, à la suite d'une manœuvre intempestive et d'une exploration inutile. Mikuliez a eu recours, avec un bon résultat, à une opération semblable. Ne sait-on pas, d'ailleurs, les succès que dans la péritonite aiguë l'on doit à la laparotomie ? Lawson Tait ne nous dit-il pas qu'elle lui a réussi 41 fois sur 44 interventions.

Je n'ai qu'une observation personnelle, encore est-elle incomplète ; mais elle suffit pour m'encourager dans cette voie. J'ai opéré il y a dix-huit mois avec mon maître M. Féréol, une jeune accouchée dont la péritonite, circonscrite tout d'abord dans la fosse iliaque gauche, se généralisait déjà au milieu de symptômes inquiétants ; le pouls était mesurable, les vomissements étaient incoercibles, le ventre était ballonné, douloureux en tous points; la large ouverture du foyer, un drainage étendu, des lavages antiseptiques fréquents, ont arrêté le mal est assuré la guérison en moins d'une semaine.

Aussi, suis-je partisan de la laparatomie lorsque, malgré le traitement préventif, des signes surviennent qui montrent la péritonite évidente. Si la douleur abdominale fixe au niveau de la blessure, devient plus vive, s'exaspère au moindre mouvement et tend à s'irradier dans le ventre, si le météorisme se dessine, si le pouls est fréquent et petit, tandis que la température reste normale à ce moment — avant ce moment, dirons-nous volontiers — le chirurgien doit être prêt à ouvrir la cavité abdominale.

Pour nos malades aux plaies pénétrantes de l'abdomen, de l'estomac, notre arsenal instrumental était rassemblé et à la première alerte, nous aurions pratiqué la laparatomie; comme le dit fort bien M. Trélat: « Il faut opérer à temps. » Mais entre notre maître et nous, il existe une divergence sur la signification de cette formule : Opérer à temps, pour M. Trélat, c'est opérer dès que le diagnostic de perforation est posé. Opérer à temps, pour nous, c'est opérer lorsque l'oblitération des orifices anormaux par adhérence spontanée des séreuses a échoué. Ces deux propositions d'ailleurs se rapprochent l'une de l'autre, car, au point de vue pratique, les moments de notre intervention coïncident.

En effet, dans l'immense majorité des cas, le diagnostic ferme de perforation ne s'établit que par l'inflammation de la séreuse, qu'irrite la pénétration de matières intestinales; or, cette même péritonite commençante, nous démontre que les adhérences espérées ne se sont pas produites.

Pourtant, malgré le point commun où elles aboutissent le plus souvent, ces deux formules ne sont pas équivalentes, et je préfère la mienne, parce qu'elle rappelle qu'entre le moment de la blessure et la péritonite commençante, le rôle du chirurgien n'est pas purement expectatif. Il doit essayer de conjurer, par la suppresion des aliments et des boissons et par l'immobilisation de l'intestin, l'issue des matières dans la cavité abdominale. S'il échoue, eh bien ! il se trouve arrivé au point même d'où part M. Trélat, et ses précautions n'auront certes pas nui au succès de la laparotomie, seule tentative qui lui permette encore d'arracher un blessé à la mort.

CHAPITRE XIX

Appareils. — Fractures.

Quand des os sont fracturés, quand une luxation a été réduite, et souvent aussi dans les plaies des parties molles, un appareil de soutien pour le membre ou la partie lésée est absolument nécessaire. Pour l'œil, l'oreille, le nez, les lèvres, on emploie la fronde, le bandage en T ou la cravate.

Depuis la clavicule jusqu'aux phalanges, toutes les fractures et luxations, lésions osseuses et plaies nécessitent un appareil qui sera ou l'écharpe triangulaire, ou la cravate, ou le bandage de corps, ou enfin le grand bandage roulé du thorax, ou la manche de la tunique fixée par des épingles contre le plastron.

Appareils. — Les appareils sont contentifs et souvent compressifs.

Les deux types auxquels peuvent se rattacher tous les appareils contentifs sont :

1° Ceux où le membre fracturé est fixé sur un solide appui extérieur.

2° Ceux où le membre est enfermé au centre d'une coque dure ou durcie.

Première catégorie renferme appareils à attelles droites en bois, en cuir, en métal, en carton. Ceux construits avec fanons de paille, des paquets de branchage, des bâtons, des armes, des gouttières.

Deuxième catégorie. Attelles creuses, gouttières en fil de fer, appareils amidonnés, plâtrés, gélatinés, en papier, silicatés, etc.

On confectionne fanons de paille en réunissant des tiges de blé (paille) non brisées assemblées en faisceau de la grosseur de la main, on ficelle ce paquet et on coupe les extrémités à une longueur correspondant à celle du membre.

Des attelles dites d'Esmarch, sont faites de la même manière avec des branchages.

Appareil de Schiller pour fractures de la cuisse construit avec un fusil, un fourreau de sabre et trois cravates.

Il est préférable de recourir à l'emploi des appareils inamovibles durcissants (appareil plâtré) plutôt qu'aux gouttières en métal, en carton ou en cuir.

Appareil plâtré. — Deux variétés (Rapp) :

1° Celle ou comme Malthysen, Van der Loo, Hergolt, Heyfelder, on se sert de bandes préalablement plâtrées à sec et humectées au moment de s'en servir.

2° Celle où on commence par appliquer l'appareil non plâtré pour le mouiller ensuite et l'enduire de bouillie de plâtre jusqu'à la consistance voulue.

Avant de commencer l'appareil, on huile le membre et on étend sur toute la longueur de celui-ci un bout de bande étroit et sec qui n'est pas plâtré et sert de conducteur pour inciser l'appareil quand on l'enlève. Les malléoles, les doigts, le trochanter, l'olécrane, l'acromion, doivent être protégés par un peu d'ouate, ainsi que les bords libres de l'appareil.

L'enveloppement du membre entier avec du coton n'est indiqué que chez les sujets très maigres, autrement l'appareil perdrait sa principale qualité qui consiste à enserrer solidement le membre. Afin de laisser libre l'accès de la plaie, on ménage à l'avance ou on pratique après coup une fenêtre. Pour pratiquer la fenêtre, on recouvre la partie à laisser libre d'un fort bourrelet de charpie par-dessus lequel l'appareil plâtré forme une saillie, en outre on dessine un ovale dans le plâtre, un ovale au-dessus de la plaie. Avant la solidification totale, on excise sur ce bourrelet une portion d'appareil de forme et de grandeur voulues. On peut encore placer sur la plaie un anneau de corde par-dessus lequel les tours de bande sont renversés, ce qui laisse à la hauteur de la plaie une ouverture à peu près circulaire. Il est plus simple de couper la bande en deçà de la plaie, chaque fois que les tours couvriraient celle-ci et de continuer l'application au-delà.

Appareils plâtrés de Van der Loo. Deux pratiques sont employées par le chirurgien hollandais (Heyfelder).

La première consiste à couper, pendant l'application même, les tours de bande à la partie antérieure du membre et à continuer l'application de la bande de l'autre côté de la ligne médiane, de manière à ménager un espace libre sur toute la longueur de l'appareil. Cette fente est couverte d'un ou plusieurs lambeaux ou bouts de bande longitudinaux qui sont plâtrés et qu'on peut enlever et replacer à volonté.

La seconde pratique consiste, quand on est arrivé avec le tour de bande à la partie antérieure du membre, à renverser la bande sur elle-même et à revenir sur elle pour contourner le membre en sens opposé jusqu'à ce que la ligne médiane soit dépassé de 1 ou 2 centimètres; arrivé là, on renverse de nouveau la bande, on la reporte encore dans le sens opposé et ainsi de suite, de manière à constituer sur la ligne médiane antérieure un spica constitué par l'entre-croisement des bouts des bandes repliées sur elles-mêmes. Sur les deux côtés de la ligne médiane de ce spica, ainsi du reste que sur les côtés de la ligne médiane postérieure du membre, on applique quelques bandes longitudinales de renforcement. Puis, avant que le plâtre se soit entièrement consolidé, les bords libres du spica fendu sont reployés en arrière jusqu'à la bande longitudinale la plus voisine, de manière à ménager sur la face antérieure de l'appareil une fente qu'on peut ouvrir et fermer à volonté et utiliser pour retirer l'appareil.

Bandelettes de Scultet. — Sur une feuille de carton, on dispose 12 à 15 bandelettes de Scultet plâtrées, qui ne doivent se couvrir que sur la moitié ou le tiers de leur largeur pour que l'appareil ne devienne pas trop épais. Sur la ligne médiane on place une ou plusieurs bandes longitudiales également plâtrées. Cette première couche est recouverte d'une seconde couche de 12 à 15 bandelettes non plâtrées. Ainsi disposé, l'appareil est glissé sous le membre fracturé qui est enveloppé d'abord avec la couche de bandes non plâtrées puis avec la couche de bandes plâtrées; les extrémités des bandes plâtrées atteignent la ligne médiane du membre, mais sont un peu débordées par la couche non plâtrée. On passe ensuite à l'autre côté où l'on replie autour du membre d'abord les chefs des bandes non plâtrées, puis les bandelettes de la couche plâtrée sont débordées de quelques centimètres par les bandes non plâtrées (coupées plus longues que les bandes plâtrées), elles empêchent l'occlusion de l'appareil et permettent de l'ouvrir à volonté. Des deux côtés de la ligne médiane, on applique des bandes de renforcement longitudinales.

Bas plâtrés de Van der Loo. — On saupoudre fortement de plâtre un bas de laine ou de coton, on passe ce bas sur le membre blessé, déjà préalablement chaussé d'un bas non plâtré (coupé à son extrémité inférieure), on l'humecte et on le laisse consolider, de manière à constituer une coque plâtrée très étroitement moulée sur le membre. Quand on veut faire un appareil solide et inamovible, on passe encore un bas plâtré sur le premier; quand au contraire on veut construire un appareil amovible, le bas plâtré unique est renforcé par des bandes longitudinales dans l'interstice desquelles il est facile de l'inciser. Les avantages de ce procédé résident dans la confection expéditive et dans l'exact moulage de l'appareil sur le membre (Heyfelder, traduction de Rapp).

Un autre modèle d'appareil est la gouttière valvulaire de Pirogoff en toile plâtrée.

Pour envelopper le membre fracturé, on prend deux pièces de toile assez longues pour dépasser les deux articulations voisines et présentant des entailles pour les saillies osseuses. Le long de leur ligne médiane, ces deux pièces de toile cousues l'une sur l'autre par deux coutures distantes l'une de l'autre de trois quarts de pouce ; on les mouille et on les glisse sous le membre, de manière que la ligne des coutures corresponde à l'axe du membre ; puis les deux côtés de la pièce intérieure sont appliqués autour du membre, bien lissé sur celui-ci, et cousus ensemble au ras du membre, de manière à y former une crête. Cela fait, toute cette enveloppe est enduite d'une épaisse bouillie de plâtre, de sorte qu'elle constitue une charnière et que l'appareil, une fois la couture de la ligne médiane défaite, s'ouvre comme une charnière.

Pour soutenir le bassin, surtout quand il s'agit d'appliquer des appareils plâtrés et amidonnés montant jusqu'au bassin, en embrassant plus ou moins celui-ci, on peut se servir des appareils contentifs pelviens de Bardeleben ou de Ueudœrfer.

On peu hâter la consolidation des appareils en ajoutant un peu d'alun pulvérisé ou de dextrine à la bouillie à plâtre. On les renfonce à l'aide d'étoupe, de chanvre, de planures de cordonnier, papier ligneux, attelles de carton, copeaux de pin.

Pour enlever les grands appareils, on a recours à l'immersion préalable dans un grand bain. Quand on doit inciser l'appareil sec, on produit un sillon longitudinale sur le plâtre en traçant ce sillon sur le plâtre par imprégnation avec de l'acide nitrique ; ou on l'use par le grattage, puis on incise avec couteau à plâtre ou cisailles.

En ce qui concerne l'étendue des parties à contenir, l'appareil plâtré ne connaît presque pas de bornes. Comprendre le bassin ou le thorax dans l'appareil, est une pratique journalière. A Grand-

Essigny, près de Saint-Quentin, le chirurgien russe, Heyfelder, vit un capitaine prussien emprisonné dans le plâtre, depuis les orteils jusqu'au-dessus de la ceinture, pour un coup de feu de l'articulation coxo-fémorale, il put, dit-il, arriver ainsi jusque chez lui en Allemagne où il guérit. Tous les appareils plâtrés construits par les médecins militaires prussiens portaient gravées dans le plâtre ou écrite à l'encre, la date de l'application.

Appareils plâtrés après résection. — Pour Heyfelder (Rapp), l'extension après les résectionsforcées des cals en voie de consolidation, mais non encore ossifiés, constitue une partie importante du traitement consécutif de toules les *résections* dans la continuité. Elle n'est possible que chez les sujets vigoureux et jeunes et quand la formation du cal marche énergiquement. Cette manœuvre fut pratiquée avec succès dans la guerre de 1870 par Heyfelder sur la diaphyse du fémur, et par le dentiste Sürsen, de Berlin, dans un cas de fracture avec perte de substance du maxillaire inférieur. Quand le cal est en plein développement et commence à se consolider, ce qui arrive quelques semaines après l'opération, on lève l'appareil plâtré, on exerce avec la main une légère traction dans le sens de l'axe longitudinal du membre et on réapplique l'appareil dans cette position. Tous les huit jours on répète cette manœuvre. Le malade à qui Heyfelder avait réséqué 4 pouces de la diaphyse du fémur, lui écrivit quatre ans après l'opération, qu'il marchait sans l'aide d'une canne, et que le raccourcissement était compensé jusqu'à concurrence de 3/4 de pouce.

CHAPITRE XX

Des gouttières en linge plâtré moulées directement sur les membres, dans les fratures simples ou compliquées et dans les résections par M. Herrgott, professeur de la Faculté de Nancy.

Le chirurgien Demarquay a dit : « Le meilleur des appareils plâtrés, est à mes yeux le bandage plâtré moulé directement sur le membre selon la méthode de M. Herrgott.

Une des principales objections qui ont été faites contre l'usage des appareils plâtrés, a été la difficulté de trouver partout un plâtre assez bon pour pouvoir être employé dans la confection des appareils.

M. Muller a voulu vérifier l'exactitude de cette objection en expérimentant les plâtres du pays ; il a trouvé trois sortes de plâtres ; le blanc, le gris fin, le gris gros. Ce dernier seul est impropre ; quand on n'a que celui-ci à sa disposition, on peut obtenir par le tamisage du plâtre gris fin, qui peut parfaitement être mis en usage. Le meilleur de tous est le plâtre à mouler de Paris, qui se conserve très bien au sec. Quand il a absorbé un peu d'humidité, il suffit de le sécher sur un plat dans un four à cuisine.

Pour appliquer un appareil plâtré :

Le membre sera rasé, lavé, puis installé sur des coussins en balle d'avoine, de façon à y reposer entièrement ; on creuse dans le coussin avec la main une espèce de gouttière pour pouvoir y poser le membre ramené à sa forme normale ; on a soin de bien matelasser avec du coton cardé le creux que forme la jambe à sa partie postérieure au-dessus du talon, de façon à ce que celui-ci ne repose pas seul sur le coussin ; ce point est très important. Quand le membre est bien installé ainsi, on glisse entre lui et les coussins une toile cirée souple ; on vérifie encore l'exactitude du matelassage, puis on confie à des aides le membre pour le maintenir dans sa rectitude.

On choisit le linge destiné pour la gouttière, qui doit embrasser les 2/3 du membre ; on prend 4 fois cette largeur mesurée à la plus grande épaisseur du membre, et on coupe sur un vieux linge, vieux tablier ou vieille chemise, une longueur qui s'étend en arrière du creux du jarret, au niveau des orteils, en passant sous la plante du pied ; on procède alors à la confection de la bouillie de plâtre.

On verse dans un grand vase une quantité d'eau tiède suffisante pour faire une bouillie qui puisse largement imprégner le linge préparé, et laisser même un peu de plâtre de reste ; on verse dans l'eau du plâtre en poussière, de façon à ce qu'il constitue une pyramide qui dépasse de quelques centimètres le niveau du liquide, et qu'il produise mélangé avec l'eau, une bouillie ayant la consistance de la crême douce. On fait le mélange avec la main.

Le linge est alors trempé dans le mélange de façon à ce qu'il en soit imprégné aussi exactement et aussi complètement que possible. On le soulève au-dessus du vase, on le plie en deux, puis en quatre suivant sa largeur. Pendant qu'un aide soutient les deux angles supérieurs du linge plié au-dessus du vase, le chirurgien en le comprimant légèrement entre ses mains, en fait tomber le trop plein de plâtre liquide dans le vase placé sous lui ; ces mouvements ont ainsi pour effet de faire disparaître les soufflures qui empêchent l'adhésion exacte des doubles de linge entre eux. Quand, par cette préparation, on a obtenu une imprégnation exacte du linge, on le laisse replié sur lui-même au fond du vase dans la bouillie de plâtre. On enduit avec la main les parties inférieures et latérales du membre avec la bouillie de plâtre, comme si on voulait le vernir. Alors on prend le linge plâtré, plié et replié sur lui-même, on le glisse de bas en haut entre le membre et la toile cirée, en tirant sur les angles supérieurs de la couche de linge jusqu'à ce qu'il soit arrivé à la hauteur voulue ; on vérifie encore l'exactitude de la contention et la rectitude du membre, puis on ajuste le linge de façon à ce qu'il ne dépasse pas plus le membre d'un côté que de l'autre, puis on fait pour rétrécir la largeur inférieure du linge, deux entailles sectionnant de chaque côté une languette angulaire au linge dans le sens de la longueur et donnant ainsi à l'extrémité inférieure du du linge une forme trapezoïdale renversée.

On fait ensuite à la partie médiane de cette extrémité, une incision verticale de chaque côté du pied, les deux incisions parallèles pour dessiner une languette plantaire. Cette languette est destinée à être relevée sous la plante du pied, et les deux bouts restant isolés sont ensuite rabattus recouvrant la languette plantaire et constituant au pied une véritable gouttière. Puis on relève sur les côtés du membre, les côtés du linge plâtré en ayant soin de bien l'appliquer par des pressions de bas en haut, de haut en bas et d'arrière en avant, qui, collant directement le linge plâtré sur le membre, amènent à la surface des bulles d'air. Si le linge ne s'applique pas très exactement au-dessus des malléoles, ce qui arrive quand elles sont très saillantes et quand le membre est très maigre, on fait des incisions perpendiculaires à l'axe du membre puis on applique sur lui exactement les lambeaux de linge qui se séparent en gousset pour suivre les saillies ; on prend dans le vase des fragments de compresses imbibés de bouillie plâtrée et on en applique des morceaux sur les entailles pour les recouvrir. Puis on prend le reste du linge en trop, ou une compresse plâtrée, on en applique une partie sur le dos du pied pour en rabattre l'excédant sous la plante, et une autre partie sur la partie supérieure de la jambe, de façon à joindre ensemble les deux côtés de la gouttière au-dessous de la tubérosité du tibia.

Pendant ce temps le plâtre a pris de la consistance, il faut en profiter pour faire adhérer exactement la gouttière à la jambe. A cet effet, on prend ce qui reste de plâtre dans le vase, on en enduit tout l'appareil et la jambe, on l'applique exactement en promenant les doigts de haut en bas sur le linge et le membre de façon à donner au tout une forme régulière et adoucir les bavures et inégalités ; dans cet état le plâtre adhère très bien et permet un moulage parfait.

L'avantage d'appliquer la gouttière de plâtre directement sur la peau sans intermédiaire de coton ou de bande, permet de se passer de tout moyen contentif, bande ou bandelette, pour maintenir l'attelle ou la gouttière ; quand on applique le linge plâtré sur un matelassage de coton, il est absolument nécessaire de le maintenir avec des bandes, car sans cela la gouttière ou l'attelle glisseraient et ne se maintiendraient pas. Bœkel et Rosez ont eu recours à des bandes de tarlatane dont ils enroulent tout le membre quand le linge plâtré y a été appliqué par l'intermédiaire d'une couche de ouate; la tarlatane se soude au plâtre et se noie en arrière sur la gouttière ; quand l'appareil est solidifié, on en coupe la partie antérieure et on a une excellente gouttière.

Au bout de quelques instants on sent le tout se solidifier sous les mains, on lisse alors la gouttière comme font les plâtriers pour polir leur ouvrage ; on se sert à cet effet d'un petit fragment de linge humecté d'eau, avec lequel on passe sur l'appareil. La dessication de l'appareil, qu'il ne faut pas confondre avec la solidification, a lieu en 24 heures. C'est alors seulement qu'on peut procéder au vernissage s'il doit être fait. Après la solidification, c'est-à-dire au bout de 15 minutes, l'appareil a toute sa solidité. Quand on enlève les gouttières du membre et qu'on les fait sécher à l'étuve, la dessication parfaite peut être obtenue en quelques heures ; quand on les en retire, elles sonnent comme du bois, quelquefois comme du métal.

Quand il faut mouler simplement une attelle sur un membre, comme sur la partie antérieure de l'avant-bras et la main, les préparatifs sont les mêmes, mais le manuel est plus facile. Il faut placer le membre dans la situation dans laquelle il doit rester et y appliquer le linge plâtré, après avoir au préalable enduit la partie d'une couche de plâtre liquide. On attend que le plâtre commence un peu à se prendre, on applique le linge plâtré, on couvre de plâtre l'appareil et le membre sur les bords de l'appareil pour bien y faire adhérer celui-ci, puis on lisse et on polit ; on attend une demi-heure avant d'enlever la goutière ou l'attelle, s'il est nécessaire de l'enlever pour la sécher à l'étuve et la vernir.

Quand il faut faire une attelle ou gouttière sur un

membre plié à angle droit comme sur le bras est l'avant-bras, il faut prendre la mesure du membre du côté de la convexité, faire deux entailles à angle droit vis-à-vis la saignée, ou bien retrancher, du côté de la concavité, un triangle dont le sommet s'étend au delà de la moitié de l'épaisseur du linge et dont la base est calculée de façon à ce que les côtés du linge puissent se recouvrir un peu quand ils sont appliqués, afin de se souder l'un sur l'autre pour embrasser le membre exactement dans une partie de sa circonférence. Herrgott a vu une résection de l'épaule guérir sans avoir occasionné la moindre douleur, grâce a un appareil d'immobilisation ; après l'opération, il avait appliqué sur le membre soigneusement matelassé la troisième bande de l'appareil de Dessault pour le traitement de la fracture de la clavicule et l'avait immobilisée avec un enduit de silicate de potasse.

Les appareils plâtrés décrits ci-dessus, ne sont pas toujours applicables ainsi ; dans un certain nombre de cas graves, ou chez les enfants, le pus qui imprégne les premiers, l'urine qui salit les seconds, leur enlève rapidement leur consistance ; si on est obligé de plonger les membres dans l'eau ou de les couvrir de glace, ils se ramollissent et cessent très rapidement d'être contentifs.

Le vernis des carrossiers, appliqué sur les appareils, leur donne une imperméabilité qui leur permet de conserver leur solidité complète. A cet effet, il faut enduire avec un pinceau les gouttières après leur dessication, pendant assez de temps pour que le vernis ne soit plus absorbé, 7 ou 8 couches sont nécessaires ; quand la gouttière est bien imprégnée, elle reste luisante, et alors elle ne se déforme plus.

M. Herrgott a présenté à la Société de chirurgie

une collection d'attelles qui avaient séjourné pendant 15 jours dans l'eau, qui y furent replongées et qui sont restées solides.

La résine blanche dissoute dans l'éther produit un excellent verni pour ces appareils (Trélat).

Dans les ambulances de Strasbourg, pendant le siége, M. Herrgott a introduit dans ses appareils des modifications d'une autre nature qui lui ont rendu de grands services. Obligé de découper l'appareil des deux côtés du membre pour permettre le pansement des ouvertures d'entrée et de sortie des projectiles, il ne restait souvent à la partie moyenne de l'appareil qu'une languette fort étroite, dont la solidité était douteuse. Il fut obligé de renforcer cette partie intermédiaire en y incorporant des tiges métalliques, telles que des fils de fer appliqués sur le linge plâtré, après avoir préalablement reçu la courbure voulue pour que leur application fut aussi exacte que possible ; un linge plâtré, double ou simple, recouvrait ces fils de fer qui adhèrent de suite parfaitement au plâtre et font exactement corps avec l'appareil. Le résultat de ces tentatives a été excellent ; bientôt nous avons pu, dit-il, dans quelques cas, supprimer totalement la partie intermédiaire de l'appareil, ce qui rendait l'application plus facile, unir deux parties ensemble en ne conservant, comme partie intermédiaire, que le fil de fer seul, simple ou double et obtenir une facilité de pansement très grande.

M. Herrgott a essayé lontemps, sans succès, les attelles plâtrées pour le traitement des fractures de l'humérus. C'est à l'occasion des fractures graves ou avec plaie par armes de guerre, qu'il a trouvé pour les fractures simples l'appareil le plus avantageux.

Il consiste en une gouttière moulée sur le bras et

l'avant-bras fléchi, disposée de façon à embrasser les 2/3 du membre, de manière à laisser à nu sa partie interne, celle qui correspond au passage des vaisseaux et des nerfs.

Première observation. — Une femme âgée de 50 ans, venait d'être blessée par une voiture ; une des roues avait fracturé quelques côtes et l'humérus gauche à sa partie supérieure, au-dessus de l'attache du deltoïde ; la crépitation et le mouvement étaient si considérables, qu'il semblait y avoir plusieurs fragments, les douleurs étaient considérables.

Dans cette circonstance nous songeâmes à immobiliser l'extrémité supérieure tout entière, comme nous avions fait dans nos ambulances, par une gouttière plâtrée appliquée sur le membre couché sur des coussins dans une situation demi-fléchie.

Nous plâçames sous le membre une toile cirée qui recouvrait en partie le tronc, puis nous taillâmes un patron de linge qui couvrait les 2/3 du membre. Un linge de quadruple largeur du patron fut taillé dans un fragment de tablier hors de service, plâtré et appliqué sur le bras maintenu réduit ; la partie moyenne du linge incisé latéralement, vis-à-vis le coude, en dedans et en dehors fut glissée sous l'avant-bras et la main, et le tout fut parfaitement moulé sur le membre. Il en résulta une contention très exacte du fragment et une immobilisation complète de toute l'extrémité supérieure qu'on laissa reposer sur les coussins en remplaçant la toile cirée par de petites alèzes. La femme en éprouva un soulagement si grand, une cessation si complète de sa douleur, qu'elle se croyait guérie dès lors. Pendant les 7 semaines du traitement, rien ne fut changé à l'appareil ; vers la quatrième semaine, elle se leva ;

une écharpe soutenait l'avant-bras. La guérison fut si parfaite, que quelqu'un qui n'aurait pas vu cette malade au moment de l'accident aurait pu douter de la réalité de la fracture.

La contention des fragments de l'humérus, quand il est fracturé dans sa partie toute supérieure, est toujours chose très difficile en raison du peu de prise qu'on a sur le fragment supérieur. Il est parfois nécessaire de comprendre tout le moignon de l'épaule dans l'appareil, ce qui, dans ce cas, devient très gênant. Du reste l'immobilisation des deux articulations de l'os fracturé dans les fractures de l'humérus et la cuisse est un précepte fort ancien.

Les fractures du corps de l'humérus peuvent être traitées par tous les appareils ; mais il ne faut pas oublier que c'est à la suite de cette fracture qu'on voit le plus souvent des pseudarthroses ; l'immobilisation doit donc être la plus complète.

Les fractures de l'extrémité inférieure de l'humérus, qui exigent presque toutes, que le membre soit placé dans la demi-flexion, ne sont traitées par aucun appareil d'une manière aussi simple et aussi efficace que par la gouttière plâtrée et coudée, moulée sur le membre ; il est nécessaire de prolonger la gouttière au delà du coude pour obtenir une immobilisation parfaite.

Le linge plâtré destiné à la gouttière coudée doit embrasser les 2/3 au moins du membre et être appliqué à la partie postérieure du bras et du coude, à la partie cubitale de l'avant-bras tenu dans la position moyenne entre la pronation et la supination; vis-a-vis le coude on fait au linge deux incisions qui s'étendent jusqu'à 2 centimètres de son milieu, ce qui laisse intacte une languette de 4 centimètres ; on applique d'abord exactement le linge de la partie brachiale, puis celui de la partie anti-brachiale et, se soudant avec elle, renforcent la gouttière dans les parties latérales en même temps qu'elle constitue une gouttière coudée, dans laquelle le membre, est placé comme dans un étui qu'il laisse visible la partie intérieure du membre, par conséquent n'exerce sur les vaisseaux veineux et artériels et les troncs nerveux aucune pression désavantageuse.

M. Herrgott eut l'occasion de traiter une fracture de l'olécrâne chez une jeune fille qui a parfaitement guérie. Nous avons placé, dit-il, le membre dans l'extension et nous avons moulé sur lui une gouttière ; vers le vingtième jour, nous avons sorti le membre de la gouttière pour lui imprimer quelques mouvements, puis nous l'avons replacé pour refaire la même manœuvre au bout de quelques jours, et ainsi de suite jusqu'à la guérison qui a été parfaite.

Les fractures des deux os de l'avant-bras peuvent être traitées par deux attelles moulées, réunies par quelques tours de bande.

Les fractures du radius, seul, à l'extrémité inférieure, suite de chute sur le poignet qui produisent la déformation dite en dos de fourchette, par Dupuytren et Velpeau, sont parfois fort difficiles à réduire et à maintenir réduites. Il en est où les os se pénètrent après s'être écrasés. Il en résulte parfois une diformation inévitable dans le traitement et après la guérison.

Ces fractures avec peu de déplacement seront avantageusement traitées par une gouttière moulée sur l'avant-bras et la main.

Pour faire ce petit appareil, il faut asseoir le malade près d'une table, y placer un coussin, sur celui-ci étendre une toile cirée, puis y placer le membre en supination, la surface palmaire dirigée en haut et la main placée dans l'adduction moyenne; l'avant-bras et la main ayant été enduits d'une couche de plâtre liquide, on y applique le linge plâtré en le moulant exactement sur les parties et en ne le faisant arriver qu'à quatre centimètres du pli du coude.

L'attelle étant solidifiée, on la nettoie et on la maintient avec quelques tours de bande, et le bras, étant alors demi-fléchi et ramené près du tronc, se trouve placé dans la situation moyenne entre la pronation et la supination, dans laquelle les deux os de l'avant-bras sont à leur maximum d'éloignement l'un de l'autre, par conséquent dans la situation la plus favorable au traitement comme l'a établi le professeur Sédillot. Le glissement de l'appareil est difficile si l'attelle a été parfaitement moulée sur l'avant-bras et la main. Dans le traitement de fracture du radius avec déformation grave nous préférons, ajoute M. Herrgott, l'appareil à deux attelles au moins pendant les quinze premiers jours.

Extrémité inférieure. — Le traitement des fractures du fémur est toujours un problème complexe. Les appareils plâtrés et surtout les gouttières plâtrées ont sur les autres un avantage; celui de produire la guérison la moins douloureuse, et de permettre du moins une surveillance de tous les instants de l'état du membre en traitement; avec ces appareils on peut redouter comme avec les autres, l'excurvation et le raccourcissement du membre.

La confection de l'appareil pour le membre inférieur tout entier n'est pas plus longue ni plus difficile que celle pour la jambe; il suffit de prendre quelques précautions que nous allons indiquer :

Etendre le membre sur un coussin souple qui en

prenne la forme à sa partie postérieure, au besoin rembourrer avec un peu de coton cardé le creux du jarret et surtout la dépression au-dessus du talon comme pour la fracture de la jambe. Prendre un morceau de linge qui ait la longueur du membre, mesuré depuis la crête de l'os iliaque jusqu'au talon, en y ajoutant la longueur de la plante du pied jusqu'aux orteils exclusivement ; la largeur sera quatre fois celle de la cuisse mesurée à sa partie la plus épaisse.

Le linge est imprégné de plâtre et plié en quatre, puis on retranche de ce linge à sa partie supérieure, un morceau semi-lunaire (pour passer sous la cuisse et embrasser le pli fessier) qui comme dimension est déterminé par la différence de longueur qui existe entre le côté interne de la cuisse et la hauteur de celle-ci mesurée jusqu'à la crète iliaque ; il sera laissé au profit du côté externe une largeur proportionnelle à l'épaisseur de la cuisse, qui constituera la paroi externe de la gouttière et qui aura en moyenne de 7 à 10 centimètres ; le linge ainsi taillé sera glissé sous le membre placé sur une toile cirée bien tendue.

Comme la partie destinée à la jambe est trop large, on ajuste le linge en le tirant en-dehors, de façon à ce qu'au côté interne du membre, il ait une largeur convenable pour constituer une gouttière ; on retranche du côté externe un morceau ayant la forme d'un triangle, dont la base est à la partie inférieure du linge et dont le sommet pointu s'étend jusque vers le milieu de la cuisse, de façon à avoir en dehors comme en dedans, par le glissement du linge, une paroi convenablement large pour former la paroi externe de la gouttière ; ce morceau triangulaire est déposé dans le vase où a été gâché le plâtre, on applique la gouttière exactement en faisant, si besoin est, des incisions perpendiculaires à l'axe du membre pour obtenir une application exacte de la gouttière, le pied sera enveloppé comme pour la fracture de la jambe, puis dans le restant du linge, on taille trois traverses ; l'une pour relier obliquement le haut du côté interne de la gouttière au côté externe de celle-ci, une autre pour relier les deux côtés au-dessus du genou transversalement, et la dernière sur le dos du pied. Le surplus du linge plâtré est appliqué en dedans et en dehors de la gouttière pour la renforcer et recouvrir les incisions qu'on a été obligé de faire ; on peut aussi, suivant les dimensions de l'appareil, destiner à cet usage après l'avoir régularisé, le lambeau semi-lunaire détaché. Tous ces raccommodages qui ne se voient pas quand l'appareil est achevé lui donnent une grande solidité.

Aucun appareil ne réussit mieux que la gouttière plâtrée, à se mouler sur la partie postérieure du membre inférieur, et maintienne mieux que celui-ci le membre dans l'extension nécessaire au traitement des fractures de la rotule. Quand l'extension ne suffit pas, elle n'empêche pas l'emploi des griffes de Malgaigne, si ce moyen de rapprochement des fragments est indiqué. Il vaut mieux appliquer les griffes de traction sur des plaques de gutta-percha suivant l'appareil de Trélat.

Les fractures du péroné présentent des indications diverses ; parfois l'immobilisation simple suffit, d'autres fois il faut prendre les plus grandes précautions pour éviter le renversement du pied en dehors. La première indication est de porter le pied en dedans. M. Herrgott a rempli cette indication en moulant une attelle solide sur le côté interne de la jambe, qui, en s'enroulant autour du pied pendant que celui-ci était maintenu dans une forte adduction, le fixait dans cette situation. Le succès a été aussi parfait que possible. Dans d'autres cas il a placé le le membre dans une gouttière moulée, pendant que le pied était maintenu dans l'adduction.

Fractures compliquées. — C'est dans le traitement des fractures compliquées que la supériorité des gouttières plâtrées se manifeste de la manière la plus évidente ; car nul autre moyen contentif ne produit, à un égal degré, une contention exempte de douleur, ne permet aussi facilement les pansements fréquents nécessités par d'abondantes suppurations et ne prévient aussi sûrement l'étranglement, cette redoutable complication de ces traumatismes si compliqués. La contention d'un membre est d'autant plus efficace que l'appareil l'embrasse plus exactement ; il est d'autant plus facile à supporter que la pression qu'il produit nécessairement se répartit sur des points plus nombreux. L'attelle moulée à l'incontestable avantage de réunir ces deux conditions essentielles. Le vernissage des attelles et des gouttières plâtrées les met à l'abri de l'imprégnation par le pus ou les liquides et, par conséquent, de l'infection et du ramollissement ; la facilité que l'on obtient ainsi de baigner les membres avec l'appareil, de les laver à grande eau, est très précieuse.

Une modification introduite dans la confection de ces appareils, permet de les évider, de les rétrécir dans certaines de leurs parties pour rendre accessibles les plaies du membre sans altérer leur solidité. Cette modification consiste à incorporer des tiges métalliques près des places qui doivent être amincies, afin de remplacer par la résistance du métal, celle de la gouttière réduite souvent à une mince languette ou à un pont étroit.

Ces attelles ou gouttières, n'embrassent jamais la totalité de la circonférence du membre, laissant celui-ci à nu dans une partie de sa longueur, le chirurgien peut toujours observer ce qui s'y passe ; ce mode de construction prévient aussi l'étranglement qui est la cause d'accidents si redoutables.

Fracture compliquée de l'extrémité supérieure. Observation. Ambulances de Strasbourg. — M. J...., lieutenant, homme vigoureux, énergique malgré son âge de 60 ans, fut blessé au bras gauche par un coup de feu. Nous constatons à la partie antérieure et au tiers supérieur du bras gauche une ouverture d'entrée, petite, circulaire, et à la partie postérieure du membre, un peu au-dessous du niveau de la première blessure, l'ouverture de sortie, plus large, irrégulière, à travers laquelle les muscles faisaient hernie. Il existe une hémorrhagie assez abondante, un gonflement notable du membre, quoique l'accident ne date pas de plus d'une heure, et une ecchymose qui s'étend à tout le bras, accompagnée de douleurs fort vives. On constate aussi une fracture comminutive de l'humérus, une mobilité très considérable des os et une tendance au chevauchement des fragments. Le membre est placé sur une attelle coudée et matelassée qui s'étendait depuis le creux de l'aisselle jusqu'au delà de la main, et installé de façon à pouvoir recevoir des irrigations d'eau froide.

Le lendemain, le volume du membre est considérablement augmenté, les douleurs sont supportables et l'eau froide soulage le malade. Le troisième jour, le gonflement est en voie de retrait, la suppuration s'établit. Le douzième jour on extrait des esquilles nombreuses. Le pansement qui se fait matin et soir à cause de l'abondance de la suppuration, est toujours fort long est douloureux et redouté par le malade ; on est forcé de changer tout l'appareil ; on constate alors à la partie inférieure et interne du bras, une plaie large et profonde, résultant de la pression de l'épitrochlée sur les téguments, cette circonstance ne permet plus le même mode de pansement. Nous pensons alors à construire un appareil qui, moulé sur le bras et l'avant-bras, permettrait d'y maintenir le membre suspendu comme les conduits de gaz sous les voûtes d'un pont de fer. La difficulté était d'avoir une attelle assez solide à la partie correspondante aux deux plaies qui devaient rester libre ; à cette hauteur, l'attelle ne devait conserver qu'une largeur de cinq centimètres, ce qui ne lui donnait plus une solidité suffisante. Nous eûmes alors la pensée de disposer quelques fils de fer de façon à pouvoir être incorporés dans l'appareil pour le renforcer, non-seulement vis-à-vis ce point, mais plus haut et plus bas. Le membre fut donc placé sur des coussins dans une situation convenable et l'attelle fut moulée sur tout le membre supérieur, les plaies d'entrée et de sortie ayant été auparavant couvertes d'un linge fin. Les tiges de fer, qui avaient été préalablement ajustées, furent placées sur la gouttière à la région indiquée, noyées dans le plâtre et recouvertes d'un linge plâtré qui les dissimulait complétement ; quand l'appareil fut solide, il fut enlevé, séché à la cuisine, puis découpé vis-à-vis les plaies et vernissé ; le lendemain on l'appliqua sur le bras et on fixa le membre dans cette gouttière moyennant trois compresses ; le malade non-seulement le supporta très bien, mais en éprouva un soulagement considérable. Cet appareil fut conservé par le malade pendant plus de quatre mois, jusqu'à la consolidation complète de la fracture, laquelle fut précédée d'extraction de nombreuses esquilles qui, réunies, représentaient à peu près l'os entier sur une longueur de près de sept centimètres. Pendant ce long traitement, le malade put recevoir avec l'appareil tous les soins de propreté et prendre des bains sans subir de détérioration. La guérison fut aussi parfaite qu'elle pût l'être ; la forme du bras ne laisse absolument rien à désirer et la longueur resta normale, malgré cette grande perte de substance; malheureusement la balle ayant atteint le nerf radial, les muscles innervés par lui furent paralysés.

Cet appareil présente un vrai spécimen des difficultés que peut rencontrer le traitement des fractures comminutives du bras, ainsi que des modifications qu'elles imposent au chirurgien.

Fracture comminutive du coude. — Le soldat G., 13e bataillon de chasseurs, entre à l'ambulance, coup de feu au coude gauche. L'olécrane est fracturée en éclats ; le doigt arrive dans l'articulation, dont les mouvements sont encore possibles.

On installe provisoirement le membre dans un appareil et on institue des irrigations continues qui, n'étant pas supportées, sont remplacées par des cataplasmes qui soulagent beaucoup le malade et déterminent une suppuration abondante. Après la sédation des accidents aigus, M. Herrgott songea à immobiliser le membre dans une gouttière plâtrée ; mais la chose lui parut fort difficile, en raison de l'étendue de la plaie et de sa situation à la convexité du membre, qui devait rester découverte pour le pansement qui devait se faire deux fois par jour.

M. Herrgott songea alors à faire une valve pour le

bras embrassant les 2/3 du membre et une valve pour l'avant-bras et de les relier par une petite armature en fil de fer.

Je choisis, dit-il, du fil de fer de trois millimètres de diamètre ; j'en coupai deux fragments de trente centimètres de longueur, je les réunis dans le milieu de leur longueur, en les tordant l'un sur l'autre sur une longueur de 12 centimètres environ. J'obtins ainsi une tige résistante à laquelle je donnai une courbure en demi cercle ; les bouts furent placés de façon à pouvoir s'incorporer dans les valves supérieure et inférieure par simple position des quatre bouts du fil de fer sur les deux gouttières ; ils furent recouverts d'un linge plâtré. De cette façon, la plaie était complétement libre sous le petit arc sous lequel pouvaient passer les pièces de pansement et qui maintenaient dans des rapports fixes les deux parties de l'appareil. L'effet fut aussi favorable que possible ; peu après le bras et l'avant-bras se ridèrent, preuve évidente du dégonflement commençant et d'une sédation réelle des accidents inflammatoires. Quelque temps après, ne voulant pas laisser le coude dans l'immobilité absolue, ni sortir le membre de l'appareil, j'ouvris un peu l'arc de cercle et, après avoir imprimé au membre des mouvements légers de flexion et d'extension, je le maintins dans une situation moins fléchie. La guérison fut si parfaite que le malade put reprendre son travail.

Un artilleur traité par la gouttière plâtrée, après avoir eu le radius et le cubitus traversés par une balle à quelques centimètres au-dessus de l'articulation de la main, guérit sans conserver de gêne dans aucun des mouvements de l'avant-bras, de la main ou des doigts. Sollicité de pratiquer l'amputation, Herrgott s'y refusa ; huit jours après son entrée, il appliqua à l'artilleur sur l'avant-bras et sur la main une attelle plâtrée qui fut vernissée et échancrée de chaque côté, pour laisser à nu les plaies d'entrée et de sortie. Le malade conserva son attelle pendant plusieurs mois ; malgré les lavages et les bains elle n'avait subi aucune altération.

Fractures comminutives des membres inférieurs. — (Herrgott) Les fractures comminutives de la cuisse doivent être rangées parmi les lésions les plus graves auxquelles le chirurgien puisse être appelé à remédier.

A Strasbourg, deux malades seulement ont paru susceptibles d'un traitement conservateur à M. Herrgott ; les deux, après avoir traversé de formidables accidents, sont sortis en bon état des ambulances, après application des gouttières plâtrées vernissées.

L'application des gouttières plâtrées à ces deux blessés a été faite suivant les règles exposées précédemment. Chez l'un des malades il a suffi d'échancrer l'appareil vis-à-vis l'une des plaies, et dans cette prévision il avait été renforcé par quelques tiges de fil de fer ; chez l'autre il fut nécessaire de segmenter l'appareil à la hauteur des plaies et d'en réunir les deux parties par des fils de fer tordus dans leur milieu, constituant une tige résistante, terminée en haut et en bas par deux bouts se noyant dans les deux parties de l'appareil. Cette disposition rendait à celui-ci toute sa solidité.

Quand on est en présence de suppurations très abondantes qui proviennent de foyers anfractueux et profonds, qu'on ne peut vider par une compression méthodique et qui ont pour résultat de produire un écoulement de pus considérable, quand on les croit suspendus au moins pendant quelques heures, on ne peut se défendre que difficilement de l'infiltration du pus dans la gouttière qui, malgré le vernissage, n'est pas toujours protégée contre le ramollissement et l'infection. Nous avons fini par trouver deux moyens qui nous ont été d'un très grand secours par leur efficacité à prévenir l'infiltration du pus dans l'appareil, c'est le rembourrage de l'appareil dans le voisinage de la plaie avec du coton ; ce corps ne s'imprègne que difficilement et très lentement et seulement à la surface ; en le changeant souvent on a une digue presque imperméable ; si on a la précaution de recouvrir cette digue et le membre au pourtour de la plaie avec du collodion riciné, l'endroit devient tout à fait imperméable et capable de résister fort longtemps.

L'application de ces gouttières convient très bien pour le traitement des fractures comminutives de l'articulation du genou et pour un grand nombre de résections.

Pour le traitement des affections articulaires du genou, le professeur Herrgott, quand il s'agit d'immobiliser cette articulation, préfère la gouttière ou linge plâtré à l'appareil complet amidonné ; ce traitement par la gouttière plâtrée a l'avantage de permettre d'appliquer sur l'articulation même, un traitement révulsif, teinture d'iode, cautérisation, etc.

Immobilisation du genou par arthrite. — Le membre ayant été rasé de haut en bas, le malade est couché sur le ventre, le membre malade étendu sur un coussin. On moule ensuite un linge plâtré qui s'étend depuis le pli de la fesse jusqu'à 10 centimètres du talon, on ajuste bien toutes les parties de la gouttière pour qu'elle prenne bien le moule du membre, on renforce le milieu avec l'excédent de largeur du linge enlevé d'un côté à la partie inférieure, puis quand l'appareil est solidifié, on retourne le malade sur le dos et on installe le membre sur des coussins ; la gouttière tient toute seule, car elle embrasse plus de la moitié de la circonférence du membre ; pour la maintenir parfaitement, on l'entoure avec le membre moyennant deux ou trois compresses. En plaçant le membre sur des coussins, on doit avoir soin que le talon ne porte pas. L'effet de l'appareil est instantané ; dans l'arthrite rhumatismale aiguë, il produit une tranquillité parfaite.

CHAPITRE XXI

Application de divers Appareils

Appareil Laugier. — Personne ne conteste à Laugier d'avoir imaginé et appliqué le premier l'appareil de papier amidonné.

Deux substances entrent dans la composition de l'appareil Laugier : du papier et de la colle.

La colle se prépare avec de l'amidon ; elle doit être assez épaisse. La dextrine peut remplacer l'amidon, puisqu'elle est soluble dans l'eau froide, l'amidon est soluble dans l'eau chaude.

Le papier est le papier goudronné sous forme de feuilles minces et solides de 33 pouces de largeur sur 24 de hauteur.

Pour construire l'appareil, on coupe le papier en bandelettes dont la longueur et la largeur varient suivant le volume du membre et suivant qu'elles doivent être appliquées parallèlement ou perpendiculairement à sa direction. Leur largeur est d'un pouce et demi à deux pouces ; les moins larges sont employées à recouvrir les membres d'un petit volume et les parties voisines des articulations. Leur longueur, qui doit être suffisante pour entourer une fois et demie la partie sur laquelle on les applique, est de 16 à 22 pouces. On fait servir les plus larges à envelopper les extrémités des membres et à augmenter la résistance de l'appareil en en collant un certain nombre dans le sens longitudinal.

La colle et les bandelettes étant préparées, on dispose l'appareil : pour cela, on prend un nombre de bandelettes suffisant pour que, se recouvrant succesivement des 3/4 de leur largeur, il y en ait assez pour envelopper le membre dans toute sa longueur. A mesure qu'on les place ainsi sur un oreiller recouvert d'une alèze, on les enduit de colle sur leurs deux faces. La première placée est celle qui doit correspondre à la partie supérieure du membre ; elle est recouverte aux trois quarts par la seconde ; celle-ci par la troisième, et ainsi de suite jusqu'à la dernière.

Cet ensemble de bandelettes forme une première couche ou premier plan que l'on recouvre d'un même nombre de bandelettes et que l'on dispose exactement de la même manière. Il en résulte un second plan sur lequel on en place un troisième et enfin un quatrième auxquels on donne la même composition, la même forme et la même étendue. Ces quatre couches de bandelettes suffisent pour donner à l'appareil la consistance nécessaire ; mais pour en augmenter la solidité, on place entre chaque plan des bandelettes longitudinales. Celles-ci doivent être enduites de colle à l'avance ainsi que celles qui doivent envelopper les extrémités des membres, lorsque les cas l'exigent. C'est ainsi que dans une fracture de jambe, par exemple, le bandage devra s'étendre jusqu'à la racine des orteils, on enduira de colle les bandelettes qui sont destinées à entourer le pied, sans les disposer comme on le fait de celles qui doivent envelopper la jambe.

Aucun autre préparatif n'est utile, pas même la précaution de raser les poils; mais il est important de ne pas trop retarder l'application de l'appareil dès qu'il est préparé, de crainte que le papier devenu trop humide vînt à se déchirer sous les doigts.

Quant à l'application, elle est la même que celle de l'appareil de Scultet.

Modifications. — Former la couche la plus centrale de l'appareil de Laugier avec des bandelettes de linge imbibées d'eau, non enduites de colle, et de coller par-dessus les autres couches de papier amidonnées. Ces bandelettes offriront le double avantage: 1° de maintenir pendant la dessication le membre réduit mieux que ne peuvent le faire les bandelettes de papier, car ce n'est que pendant qu'elle s'opère qu'on doit redouter quelque déplacement; 2° de préserver la peau du contact d'un corps dur irritant.

Dans fractures compliquées comminutives, il était important que le pus ne ramollisse pas le bandage; on applique alors l'appareil sur le membre préalablement entouré d'une ou plusieurs couches de taffetas gommé. Ce procédé a toujours réussi; et, en effet, le pus se concrétant en partie sur les parois du taffetas gommé empêche celui-ci d'être imbibé; en sorte que le nouveau pus qui se forme, ne pouvant le traverser, vient sortir par l'extrémité la plus déclive de l'appareil, qui n'étant pas imbibé conserve sa forme et sa solidité.

Dans les fractures du corps du fémur, l'on dispose les divers plans de bandelettes de manière qu'ils couvrent tout le membre, depuis l'articulation tibio-tarsienne jusqu'à la partie supérieure de la cuisse. Mais avec les bandelettes de papier il est impossible de fixer le bassin à la cuisse. On arriverait à ce but en roulant une longue bande de linge imbibée de colle d'amidon, d'abord autour de la cuisse, par-dessus l'appareil de papier, puis autour du bassin, en lui faisant décrire une espèce de spica ; c'était le procédé de Velpeau.

Fracture de la rotule. — A l'hôpital Beaujon, on a observé une fracture de la rotule, fracture transversale de la partie moyenne de la rotule, fracture bien constatée et non accompagnée, à l'entrée du malade, d'ecchymose ni de gonflement ; cette fracture a été traitée par l'appareil en papier de Laugier. Deux appareils seulement ont été appliqués ; le membre n'y a été laissé que 46 jours ; la consolidation a été aussi forte et régulière que possible au bout de ce temps-là ; de plus, le malade a commencé à marcher au 34e jour de l'accident.

Dans un cas de fracture de jambe oblique, fracture des deux os de la jambe droite avec chevauchement des fragments du tibia, gonflement suivi d'érysipèle, l'appareil de Laugier fut appliqué avec succès. Le gonflement et l'érysipèle se sont résolus par l'effet de la compression exercée par l'appareil de papier.

Fracture de jambe compliquée de plaie. — Hôpital Beaujon, fracture par écrasement des deux os de la jambe droite à partie moyenne, accompagnée de deux grandes plaies, l'une avant, l'autre en arrière du point fracturé, gonflement considérable, long transport. Le membre fut mis pendant quatre jours dans l'appareil à linge, les plaies pansées chaque jour. Le 4e jour on plaça l'appareil de papier qui se trouva immédiatement en contact avec les plaies. Le papier étant ramolli par le pus au bout de 16 jours, on change l'appareil et on a soin de placer entre le membre et l'appareil une double couche de taffetas gommé qui dépassait l'appareil supérieurement, le pus s'écoulait par en bas. Au bout de 29 jours, cet appareil est renouvelé. La coaptation des fragments est exacte, le tibia dénudé, noirâtre dans une longueur de deux pouces. On réappliqua donc l'appareil. Cet appareil fut renouvelé de 12 jours en 12 jours jusqu'au 68e jour après la date du traumatisme. A partir de ce jour où les esquilles furent retirées, on plaça un appareil de Scultet et le 84e jour la plaie ayant été pansée régulièrement chaque jour était tout à fait cicatrisée, malgré le pronostic primitif qui avait été cas d'amputation.

On cite encore une observation de fracture comminutive de l'avant-bras, siégeant à un pouce au-dessus de l'articulation radio-carpienne avec plaie des téguments d'un pouce de long. L'appareil appliqué le lendemain du traumatisme resta en place jusqu'au 33e jour ; l'avant-bras était solide, la plaie complétement cicatrisée après suppuration.

Appareils de M. Sarazin, en toile métallique. — Découper avec des cisailles dans toile métallique des valves emboîtant le membre et l'articulation. Arrêter les bouts de fil de fer en les tordant ou en les repliant avec une pince. Clouer les valves ainsi obtenues, valves interne et externe sur une attelle et sur cette attelle quelques courroies munies d'une boucle. Matelasser l'appareil et l'appliquer sur le membre déjà entouré d'une bande roulée.

Appareils de Merchie, en carton. — Tailler sur

une feuille de papier ordinaire un patron sur le bras non blessé ; diviser ce patron en deux parties, d'après une ligne allant de la face postérieure du coude au bord postérieur de l'aisselle ; dessiner sur ce patron deux attelles (en valves) dont l'externe arrondie supérieurement mesure 0,36 centimètres, tandis que l'interne ne mesure que 0,21 cent. Choisir du carton de bonne qualité résistant, dense et bien sec ; tailler avec de forts ciseaux deux attelles d'après le patron du papier ; humecter ces attelles en carton avec une éponge imbibée d'eau tiède, puis, après les avoir légèrement malaxées, leur donner une forme qui se rapproche de celle du membre en les appliquant directement sur le membre sain, en les y fixant à l'aide d'une bande roulée et en pratiquant quelques échancrures à la partie supérieure. Après une heure d'application, faire sécher ces attelles en les suspendant à un fil ; puis les appliquer définitivement quand elles sont tout à fait sèches, c'est-à-dire au bout de 24 heures.

Pour l'application de l'appareil, entourer le membre de quelques feuilles d'ouate assujettie à l'aide d'une bande roulée ; appliquer, par-dessus le coton, les attelles de carton, en commençant par l'attelle interne et fixer à l'aide d'une bande roulée. Pour les hôpitaux de campagne, il est bon d'avoir un certain nombre de ces appareils préparés à l'avance.

Gouttières en fil de fer. — Matelasser le fond de la gouttière avec vieux linge, ouate, étoupes, paille, etc., fixer le membre à l'appareil avec des bandes et l'appareil au tronc avec un grand bandage de Mayor ; commode quand il y a complication de plaie par armes à feu.

Fracture du maxillaire inférieur. — Caractérisée par gonflement, douleur, déplacement de la ligne des dents, leur ébranlement, douleurs dues à lésion du nerf dentaire, salivation, la crépitation est très rare, existe quand il y a trois fragments ou quand le périoste et les gencives sont déchirées.

Si la fracture du maxillaire inférieur est unique, il faut employer la fronde simple ou les bandages compliqués qui en dérivent tels que la fronde de Bouisson ; — si le périoste n'est pas déchiré, une simple mentonnière suffit. Pendant seize à vingt jours, ne donnez pas d'aliments qui doivent être broyés avec les dents, nourrissez les malades avec des soupes, des purées et des hachis de viande.

S'il y a de la mobilité, fixez les dents situées à l'extrémité de chacun des deux fragments avec un fil d'or ou d'argent. La ligature des dents de sagesse passant au-dessus de la langue est mauvaise, elle peut ulcérer cet organe. Chopart-Desault avait imaginé un appareil composé de crochets prenant leur point d'appui sur les dents et sur une gouttière placée sous la mâchoire ; c'est le principe de l'appareil de Houzelot.

Dans un cas de fracture très oblique compliquée de plaie et d'esquilles, Baudens a lié l'os et réuni ensuite la plaie par suture.

Si la fracture est double, les meilleurs moyens de contention sont : l'appareil d'Houzelot et celui de Morel-Lavallée, c'est-à-dire les gouttières maintenant les dents, et dans le cas où le périoste est conservé, la fixation des dents voisines de la solution de continuité avec un fil d'argent.

Des compresses résolutives doivent être appliquées sur le gonflement de la joue au niveau de la fracture.

Contre la fracture de la branche montante du maxillaire, il n'y a rien à faire qu'à tenir les mâchoires aussi immobiles que possible et à nourrir les malades avec des substances liquides.

Fracture de l'omoplate. — Une douleur à la pression, pendant les mouvements du bras jointe à la crépitation, à la mobilité d'un fragment osseux, ecchymose.

Traitements de Desault et de Boyer ayant tous pour principe celui des bandages des fractures de la clavicule. Ou mieux un bandage roulé compressif environnant le thorax, le bras du côté malade étant plié en avant, la main répondant à l'aisselle du côté sain, de façon que l'omoplate soit serrée entre le thorax et le bandage roulé.

Fracture de l'acromion. — Ecchymose, gonflement, douleur en explorant l'épine de l'omoplate, mobilité, parfois crépitation.

Une pelote sous l'aisselle et un spica de l'épaule conviennent même pour un fort déplacement.

Fracture de l'apophyse coracoïde. — La crépitation au niveau de l'apophyse coracoïde et la possibilité d'exclure toute autre fracture sont les seuls signes qui aient de la valeur.

Compresses résolutives, une écharpe qui fixe le bras et un bandage de corps qui immobilise le muscle petit pectoral, sont des moyens rationnels à employer contre la fracture de l'apophyse coracoïde.

Fractures du sternum. — Sont verticales, transversales ou obliques.

Les fractures étendues et avec déplacement se compliquent parfois d'emphysème pulmonaire, de déchirure du cœur ou du péricarde et d'inflammation des médiastins.

Si fracture est sans déplacement, immobiliser le thorax avec une grande bande de diachylon. S'il y a déplacement angulaire en avant, la réduction se fait en étendant fortement la tête, en appliquant un coussin sous les clavicules, en faisant faire de fortes inspirations au malade.

Si un abcès du médiastin se forme consécutivement à une fracture du sternum, la trépanation de cet os devient nécessaire.

Frature des vertèbres. — Fracture des apophyses épineuses, se reconnaît parfois à une saillie de l'apophyse épineuse et souvent à une mobilité anormale de l'apophyse avec crépitation.

Repos avec décubitus latéral, compresses résolutives, ou décubitus dorsal sur coussin de balle d'avoine, bandage de corps, 12 jours de lit.

Fracture de l'arc vertébral. — La mort subite est quelquefois la suite des fractures de l'arc vertébral.

La compression de la moelle, la myélite consécutive sont les complications des fractures de l'arc des vertèbres, et ces lésions se traduisent par de la paralysie au moment de l'accident, puis de la contracture au moment de l'inflammation consécutive développée dans le canal rachidien.

Paul d'Egine a proposé d'aller relever le fragment et au besoin d'appliquer une couronne de trépan sur la partie enfoncée. Il a été proposé aussi de faire l'extension continue en prenant point d'appui sur le bassin, et la contre-extension en prenant point d'appui sous les aisselles.

Fracture du corps des vertèbres, ou fracture dite de la colonne vertébrale. — Le fragment supérieur de la colonne vertébrale fracturée se porte toujours en avant, que la fracture soit droite, oblique ou par écrasement.

A. Cooper regardait les fractures de la colonne vertébrale comme fatalement mortelles, mais ce pronostic est exagéré.

Pas de manœuvres inutiles ou aveugles. Coucher le malade sur un lit horizontal, dur, la tête basse; immobiliser la colonne vertébrale à l'aide de la gouttière de Bonnet en fil de fer et abondamment matelassée et ouatée; des cordes reliées à une moufle fixée au ciel du lit permettent de faire exécuter des mouvements. Purgatifs répétés, calomel. Catéthérisme répété. Extraire les esquilles s'il est possible, en cas de coup de feu.

Une guérison a été obtenue au moyen de la situation suivante : le malade couché sur un matelas soutenu par une planche inclinée à 45° était retenu par-dessous les aisselles; l'extrémité inférieure du corps, par son propre poids, fournissait la contre-extension, les lombes étaient soutenues par un coussin (Malgaigne).

Fractures de la rotule. — Griffes de Malgaigne. — Appareil de Fontan. — Appareil de Trélat.

L'appareil de Fontan est une modification du bandage en 8 de chiffre; il consiste en une planche de 25 centimètres de longueur sur 12 ou 15 de largeur, qui porte sur chacun des bords latéraux à la distance de 7 ou 8 centimètres des bords supérieur et inférieur, deux échancrures ayant cette même longueur sur deux de profondeur. On garnit cette planche d'un petit coussin; on jette autour du membre, au-dessus et au-dessous de la rotule, cinq ou six tours de bande, puis on glisse de chaque côté de l'articulation un lacs de forte toile que l'on noue.

Appareil de Trélat. — On prend deux plaques de gutta-percha longues de 0,10, larges de 0,06 d'un côté, épaisses de 0,05; les ramollir dans l'eau chaude et les mouler sur les contours de la rotule, les faire refroidir dans l'eau fraîche quand elles sont bien moulées, les appliquer de nouveau, les fixer à l'aide de bandelettes de diachylon faisant deux fois le tour du membre ; une fois fixées bien solidement, les rapprocher le plus possible et implanter fortement dans chacune la griffe de Malgaigne ; placer le membre dans une gouttière et dans une légère élévation. Enlever l'appareil au bout d'un mois.

Traitement des fractures de la rotule à l'aide d'une griffe spéciale. — L'objectif des chirurgiens a toujours été d'obtenir un cal osseux dans la consolidation des fractures de la rotule ; on sait combien ce résultat est rare et combien il est difficile d'obtenir une coaptation exacte des fragments. M. le professeur Duplay et ses élèves ont fait de ce problème le sujet de leurs études favorites depuis quelques années. Pour eux, la suture osseuse, bien que ses dangers soient notablement diminués par l'application rigoureuse de la méthode antiseptique, ne doit être employée que dans les cas des fractures compliquées ou pour les fractures anciennes, dans lesquelles l'écartement des fragments est un obstacle sérieux au bon fonctionnement du membre. M. Duplay a si heureusement modifié la griffe de Malgaigne, que le nouvel instrument mérite de porter son nom. L'appareil se compose de deux plaques d'acier de grandeur inégale : la supérieure, large de 4 centimètres, a 1 centimètre 1/2 en longueur. Chacune de ces plaques est pourvue à la partie inférieure de deux griffes, celles-ci sont écartées l'une de l'autre de 2 centimètres 1/2 à la plaque supérieure et de 1 1/2 seulement à la partie inférieure. A leur face supérieure, ces plaques sont surmontées de deux tubes métalliques et entre ceux-ci sont placés des cérons verticaux dont le calibre porte une empreinte de vis. Dans les doubles tubes passe une pièce d'acier en forme d'épgle àchevne ‘xn destinée à rendre les deux plaques solidaires l'une de l'autre et les écrous sont destinés à recevoir une tige à vis qui les rapprochera ou les écartera suivant le sens dans lequel on tournera la clef.

Voici maintenant les règles de l'application de l'appareil. Le membre est dans la rectitude complète, et s'il y a de l'hémarthrose, on aura soin de la faire disparaître soit par la ponction aspiratrice, soit par l'immobilisation et la compression ouatée pendant quelques jours. Le malade étant endormi et un aide relâchant le triceps fémoral, le chirurgien place à l'aide d'un double crochet la griffe supérieure de façon que les dents accrochent bien le bord supérieur de l'os ; l'inférieure est posée de façon que la pointe de la rotule soit embrassée entre l'écartement de ses crochets. On place ensuite la pièce métallique en U qui rend les deux plaques solidaires et parallèles à la face antérieure de la rotule ; on les unit et on les rapproche l'une de l'autre au moyen de la vis à tige, jusqu'à ce que les deux fragments soient parfaitement coaptés ; on recouvre la région rotulienne de vaseline boriquée qui protège les petites plaies produites par la pose des crochets et le membre est placé dans une gouttière et maintenu dans une position élevée. Au bout de 30 jours on peut enlever l'appareil ; pendant le traitement on aura soin d'électriser ou de masser légèrement la cuisse, afin de prévenir l'atrophie du triceps. Le cal ainsi obtenu dans un temps beaucoup plus court que par les traitements anciens est souvent osseux ou au moins fibreux très serré. Il est si solide qu'un malade ainsi traité a pu se fracturer de nouveau la rotule, mais le trait de fracture était à un centimètre au-dessous du premier.

Fractures du bassin. — Souvent multiples sacrum et os iliaque sont brisés.

Fracture du sacrum. — Une douleur à la pression, saillie du coccyx en avant perçue par le toucher rectal, une crépitation que l'on sent parfois en pressant sur cette saillie font soupçonner la fracture du sacrum. La fracture du sacrum n'entraîne pas de paralysie ; elle est souvent l'occasion du développement d'abcès du bassin d'un pronostic toujours grave. Quand la fracture du sacrum coïncide avec d'autres fractures du bassin, elle est multiple, en croix, transversale et verticale.

Réduire la fracture avec le doigt introduit dans l'anus, placer un cylindre de bois dans le rectum et mieux une canule de 15 centimètres de long et d'un diamètre de 15 millimètres, entourée de tampons de linge. Les malades seront couchés sur le ventre et lorsqu'ils reposeront sur le dos, un coussin percé sera placé sous le siège.

Fracture de la crête iliaque. — Crépitation appréciable en pressant sur l'épine iliaque antérieure et supérieure. Il faut toujours relâcher le psoas-iliaque pour explorer la fracture, dans ce but la cuisse sera tenue dans la demi-flexion.

Le décubitus sur le dos, un bandage de corps autour du bassin, la demi-flexion de la cuisse (double plan incliné comme pour fracture du col du fémur). Application de trente sangsues à la première menace de phlegmon ; extraire les esquilles à mesure qu'elles se détachent.

Fracture du pubis. — Compliquée souvent de rupture de vessie et de l'urèthre. Crépitation perçue par le toucher à l'extérieur et par toucher rectal.

Bandage de corps serré autour du bassin et double plan incliné.

Fracture de l'ischion. — Mobilité, crépitation perçue par le chirurgien et par le malade ; constatation d'un sillon ou d'une saillie appréciable au toucher par le rectum.

Traité par un spica de l'aine et coussin placé sous le siège.

Fracture du nez. — Si fracture est multiple avec déplacement des fragments en arrière dans les fosses nasales, on emploiera les canules métalliques garnies de linge. Si les fragments sont déplacés transversalement, gouttière de plomb ou de gutta-percha.

Fracture de l'os hyoïde. — Gêne de la respiration, douleur, mouvements pour parler et avaler sont difficiles, suffocation produite par le gonflement de la glotte au voisinage de la lésion.

Réduction de la fracture au moyen de l'extension du cou prolongée pendant longtemps ; sonde œsophagienne.

Malgaine opère la réduction en relâchant les muscles et en faisant fléchir la tête au lieu de l'étendre ; s'il y a complication d'asphyxie, trachéotomie.

Fractures des cartilages thyroïde et cricoïde du larynx. — Les fractures du larynx peuvent entraîner immédiatement la mort par suite d'une obturation de la glotte.

Prévenir l'inflammation par des sangsues, combattre asphyxie mécanique par trachéotomie. Pas de bandage, repos, silence, diète ou alimentation liquide.

CHAPITRE XXII

Trachéotomie.

Pour pratiquer la trachéotomie, il faut avoir sous la main un bistouri droit, un bistouri boutonné, une pince à disséquer, une pince à griffes, une pince dilatatrice de Trousseau ou, ce qui vaut mieux, le dilatateur de Maslieurat, une canule double, munie de lacs.

Procédé opératoire d'A. Guérin. — Le malade couché sur le dos, son cou appuyé sur un oreiller plié en deux, sa tête portée dans le sens de l'extension, mais pas assez renversée en arrière pour augmenter la difficulté de respirer, le chirurgien se place à la gauche du malade, qui doit tourner le dos à la fenêtre de manière que la lumière l'éclaire de la tête vers la poitrine. L'opéré étant maintenu dans cette position par trois ou quatre aides, l'opérateur fixe la trachée entre le pouce et l'indicateur de la main gauche, et portant la pointe du bistouri à un travers de doigt du sternum, il incise de bas en haut jusqu'auprès du cartilage cricoïde. La peau, le tissu cellulaire et le muscle peaucier ayant été divisés, le chirurgien cherche la ligne blanche et soulevant les muscles sterno-thyroïdiens qui se touchent presque en ce point, il les écarte l'un de l'autre. C'est alors qu'on découvre de nombreux et gros rameaux veineux qui se répandent dans le tissu cellulaire sous-jacent aux muscles. S'ils formaient un plexus inextricable, il faudrait, à l'exemple de Trousseau, se décider à les diviser ; mais comme presque toujours il y a entre eux des intervalles qui s'étendent dans la direction de la trachée, il n'est pas difficile de les éviter ; et cela est plus important que ne le pensent les médecins qui ont pratiqué la trachéotomie sur des enfants, parceque les vaisseaux qui composent le plexus acquièrent avec l'âge un développement qui donne de la gravité à leur lésion. Il faut aussi songer à la rencontre possible de l'artère tyroïdienne de Neubauer, qui, quand elle existe (ce qui est heureusement rare) monte le long de la ligne médiane vers l'isthme du corps thyroïde.

Les muscles sterno-thyroïdien ayant été éloignés l'un de l'autre, et les rameaux du plexus veineux écartés, le chirurgien porte la pointe du bistouri sur la trachée, dans le point le plus bas de l'incision et appuyant sur le dos de l'instrument, il divise la trachée dans une étendue qui varie suivant la cause pour laquelle on pratique l'opération ; pour extraire un corps étranger, il faut inciser 5 à 6 cerceaux, 4 seulement pour placer la canule.

Quelques médecins remplacent le bistouri pointu par un bistouri boutonné, ou se servent de ciseaux dès que le bistouri pointu a fait une ouverture à la trachée. La trachée ayant été incisée, et les deux lèvres de l'incision écartées à l'aide de la pince de Trousseau, on glisse la canule dans leur intervalle, et pendant que le chirurgien la tient appliquée, un aide noue derrière le cou du malade les deux liens qui sont attachés aux petites plaques de l'instrument.

Après l'opération, il faut passer autour du cou une petite cravate de mousseline qui tamise l'air et l'échauffe un peu avant son entrée dans les voies respiratoires

On peut encore inciser les parties molles à l'aide

du thermo-cautère Paquelin. Ou bien faire l'opération d'un seul coup avec le trachéotome-tenaculum, de Chassaignac, après avoir fixé et bien limité le bord inférieur du cartilage cricoïde au-dessous duquel on pique la pointe du tenaculum, de Chassaignac.

Ruptures traumatiques de l'urèthre

Ces accidents ne sont pas rares, l'observation suivante pourra avoir son utilité pratique à être rapportée.

Rupture traumatique de l'urèthre membraneux consécutive à une fracture de l'os iliaque. Contusion de la portion pénienne du canal. Abcès pelvien et abcès péri-uréthral. Incision médiane du périnée. Sonde à demeure (Guérison par le docteur Barette).

Le 19 juin 1885 je fus appelé par le docteur Césilly à voir un nommé William, jockey chez un entraîneur de Chantilly, et qui avait été victime d'un accident de cheval entre 7 et 8 heures du matin. En sautant une barrière fixe, le cheval que montait William avait heurté des pattes de devant ; au moment où il touchait le sol, W. retomba sur le pommeau de la selle et se heurta violemment le périnée; il roula ensuite sur le sol et le cheval retomba lourdement sur lui. Après avoir repris connaissance, le blessé, porté dans son lit, accusa durant la journée des douleurs très vives dans le ventre ; les moindres mouvements les provoquaient. Il y avait une rétention d'urine absolue et il s'était fait par le canal une hémorrhagie peu abondante, mais persistante.

Au moment où j'arrivai près du blessé, 10 heures environ après l'accident, nous pûmes constater les faits suivants. Il y avait une forte ecchymose sur la face inférieure du pénis et une tuméfaction notable, violacée et douloureuse du périnée. Un vaste épanchement sanguin remplissait la fosse iliaque du côté gauche ; une forte déformation de consistance osseuse, très douloureuse au toucher, se voyait en arrière au-dessous de l'épine iliaque postero-supérieure. En pratiquant le toucher rectal, nous pûmes constater une région très sensible à la face interne de la branche montante du pubis ; vers sa partie supérieure, on ne sentait aucune déformation, mais des pressions sur la face interne de l'ischion provoquaient de vives douleurs. Lorsque, fixant l'ischion de la main gauche, on s'efforçait avec la droite d'imprimer des mouvements à l'os iliaque, on provoquait une grosse crépitation profonde, indice absolu et irréfutable de fracture du bassin. La vessie était modérément distendue : une sonde demi-molle, introduite dans le canal, s'arrêta à un obstacle situé à 13 centimètres environ du méat ; cette exploration, quoique faite avec beaucoup de douceur, était très douloureuse ; la sonde revint tachée de sang. Je n'insistai pas et me décidai à pratiquer le débridement médian du périnée. Le malade, endormi, fut placé dans la position de la taille ; une sonde d'argent ordinaire fut introduite comme conducteur jusqu'à l'obstacle et maintenue par un aide. Je pratiquai alors une incision médiane du périnée, allant jusqu'à un centimètre et demi de l'anus et longue en tout de 6 à 7 centimètres. Pénétrant ensuite couche par couche, j'arrivai sur la sonde et j'incisai l'urèthre un centimètre en avant de l'obstacle. En arrière, je me trouvais dans une région fortement contuse, infiltrée de sang noirâtre, dans laquelle la recherche du bout postérieur était des plus difficiles ; la déchirure de l'urèthre était irrégulière, contuse, mâchée.

Ne pouvant trouver l'orifice du canal, j'appuyai sur la vessie et je vis sourdre alors quelques gouttes d'urine. Après quelques tentatives, ne pouvant appliquer la sonde à demeure, je me contentai de faire une large irrigation, puis un pansement antiseptique.

20 juin. — Le matin, la vessie était assez fortement remplie, il n'y avait par la plaie qu'un très léger écoulement. Dans l'après-midi il devint spontanément très abondant ; le soir, le malade très soulagé était calme et dans le plus grand bien-être.

21 juin. — L'urine continue de couler très facilement.

22 juin. — Dans la soirée le malade accuse quelques douleurs et ne peut plus émettre d'urine. La plaie avait une notable tendance à se fermer ; on décolla ses lèvres et on chercha avec une sonde cannelée l'orifice postérieur de l'urèthre sans pouvoir le trouver. Dans la nuit, l'écoulement d'urine se rétablit seul.

23 juin. — Mêmes accidents que la veille. Le docteur Cézilly tente d'introduire une sonde de gomme noire par la partie antérieure du canal. Après quelques hésitations, elle franchit l'obstacle et pénètre jusqu'à la vessie. Après quoi, la sonde fut laissée à demeure.

27 juin. — La miction se fait régulièrement par la sonde à demeure, la plaie périnéale bourgeonne, et la fosse iliaque gauche, qui était le siège d'un épanchement hématique, est redevenue souple. La sonde à demeure est bien tolérée. Afin d'immobiliser aussi bien que possible le bassin fracturé, on place le malade dans une gouttière construite de façon à immobiliser le bassin et le membre inférieur gauche, tout en permettant de fléchir la cuisse droite sur le bassin.

29 juin. — Le blessé sent quelques douleurs dans le ventre ; au moment du pansement il sort par la plaie un véritable flot de pus épais et très abondant ; il est jaune, grisâtre et d'odeur très fétide.

30 juin. — L'écoulement de pus se reproduit très abondamment, il semble sourdre sur le côté gauche de l'incision périnéale ; une sonde de gomme rouge portée en ce point pénètre facilement d'avant en arrière en se portant un peu à gauche jusqu'à une profondeur de 12 centimètres environ. Du pus jaune grisâtre s'écoule encore par le calibre de la sonde ; on pousse alors dans la cavité une injection avec une solution d'acide borique à 4 0/0. Les jours suivants, le même traitement est continé ; l'écoulement purulent diminue, mais le malade souffre davantage, il a de la fièvre. Il est agité et mange moins bien.

5 juillet. — Le côté droit des bourses est rouge et tendu ; on trouve un abcès nettement fluctuant à sa partie supérieure, au niveau de la racine de la verge. L'incision pratiquée immédiatement donne issue à une notable quantité de pus sanieux.

L'abcès postérieur a diminué de profondeur et la sonde ne pénètre plus que dans une étendue de 8 centimètres au plus ; la cavité ne peut plus admettre que 20 à 30 grammes de liquide.

6 juillet. — Le lendemain, après avoir endormi le malade, j'agrandis la petite incision que j'ai faite la veille de façon à voir au fond de l'abcès. Je m'aperçois qu'il est formé par une perte de substance occupant la place inférieure du canal de l'urèthre dans une étendue de 2 centimètres et demi à 3 centimètres. J'introduis facilement dans le canal une sonde de gomme rouge ; puis j'établis une contre-ouverture à la partie la plus déclive de l'abcès c'est-à-dire au niveau de la partie postérieure de la racine

des bourses. Je place un large drain et je fais un abondant lavage avec une solution d'acide phénique à 2 1/2 0/0.

A partir de ce moment l'état général se relève rapidement, la fièvre tombe, l'appétit revient, la suppuration se tarit.

10 juillet — L'état du blessé est excellent, il urine très bien par la sonde à demeure qui ne cause aucune irritation. La plaie et la cavité de l'abcès bourgeonnent fortement; aussi je supprime le drain antérieur. Quant à l'abcès postérieur, il ne donne plus aucun écoulement.

A partir de ce jour, rien d'important n'est à signaler dans l'histoire de notre blessé. La guérison suivit son cours normal, la miction se rétablit très bien et on apprit au malade à se sonder une fois tous les jours, afin de reculer l'apparition du rétrécissement. Trois à quatre mois après l'accident, le jeune malade remontait à cheval et pouvait courir sans fatigue. Il urinait très bien et rien ne passait par la fistulette qui avait succédé à l'abcès antérieur.

Coups de feu du thorax. – (Heyfelder). Les coups de feu pénétrants de la poitrine sont toujours mortels quand le cœur ou les gros vaisseaux sont ouverts, ils sont très dangereux quand des esquilles ou des pièces d'équipement ont été entraînées dans les tissus pulmonaires ou la cavité pleurale ; ils sont graves par suite de l'hémorrhagie des petits vaisseaux et par suite de l'inflammation des poumons et de la plèvre ; parfois enfin quand toutes les complications font défaut ils guérissent en fort peu de temps. Même quand le projectile reste dans l'intérieur de la poitrine, la guérison est possible ; la balle dans ces cas s'enkyste. Rechercher dans la poitrine le projectile, le bout d'une lame brisée dans la plaie, bref, quelque corps étranger que ce soit, est une pratique condamnée depuis longtemps. En cas d'abcès pleurétiques, on choisit pour faire l'opération de l'empyène, l'intervalle qui, sur la ligne axillaire, sépare les 5e et 6e côtes. On commence par diviser la peau sur une longueur de 2 pouces, puis les muscles intercostaux couche par couche, ensuite on fait dans la plèvre avec une longueur de pointe mesurée à l'avance et marquée sur la lame avec le doigt ou un anneau diachylon, une boutonnière longue d'un demi-pouce.

On laisse écouler le liquide et on fait une injection phéniquée ou iodée.

Pneumotomie (Barette)

Le docteur Guermonprez, de Lille, a ajouté une nouvelle et intéressante observation au dossier de la chirurgie du poumon.

Un homme de 24 ans fut pris, trois mois après une fièvre typhoïde grave, d'une vomique qui persista pendant près de quatre années. Cette affection ayant résisté à tous les traitements médicaux possibles, M. Guermonprez, en septembre 1886, croyant à un foyer superficiel, incisa la plèvre sous le 9e espace intercostal ; mais trouvant le poumon sain, il n'alla pas plus loin. La plaie suturée se réunit par première intention. Deux mois après, comme il n'y avait eu aucune amélioration notable, un autre chirurgien enleva un fragment de la 8e côte, puis fit des ponctions répétées dans diverses directions ; il incisa même le tissu pulmonaire avec le thermo-cautère et, ne trouvant aucun foyer pathologique, il en resta là.

Enfin, dans les premiers jours du mois d'août 1887, M. Guermonprez, voulant tenter encore une fois la guérison de son malade, pratiqua une incision profonde de 6 à 7 centimètres dans le tissu pulmonaire avec le thermo-cautère ; explorant ensuite avec le doigt, il trouva une région formée de tissu triable et parsemée de cavités du volume d'une noisette à une grosse noix ; ces cavités furent lavées avec une solution tiède d'eucalyptol, et cette manœuvre ne produisit aucun phénomène de suffocation.

Les jours suivants il se développa une pneumonie légère qui disparut en trois jours. On continua les lavages et la suppuration devenant moins abondante, en même temps que l'expectoration devenait beaucoup moins fétide et laissait dégager une odeur très nette d'eucalyptol. Tout fait espérer que le malade sera radicalement guéri par cette intervention hardie. Ce fait est un nouvel exemple montrant l'innocuité des incisions même profondes pratiquées dans le tissu pulmonaire ; il montre de plus que l'incision exploratrice de la plèvre n'est nullement dangereuse.

Ambulances. — En résumé (Dr Chassagne). — Service du champ de bataille en arrière

Arrivage des blessés. — Comme en toute évacuation (car c'en est une du poste de secours), il y a toujours les quatre mêmes opérations à faire par des médecins spécialisés :

1° Réception pour placement ici ou là suivant la gravité et catégories, la fiche de diagnostic aide et suffit presque seule avec ses indications : pansés — à panser — à opérer ;

2° et 3° *Opérations et appareils.* — Deux médecins

à chacune de ces catégories, surtout s'ils ne sont aidés ni par des médecins des corps ni par une section de l'ambulance — réserve du quartier général.

4° *Triage et pronostic pour évacuation ultérieure par le médecin-chef d'ambulance.*

C'est la répétition en plus grand, plus perfectionnée, avec plus de moyens, mais encore avec un temps limité de ce qui se passe au poste de secours.

Les blessés, comme au poste de secours seront divisés en :

1° Très légers, pouvant rejoindre le corps après avoir été pansés ;

2° Légers, formés en détachement sous les ordres de l'officier ou sous-officier de même catégorie de blessés, le plus ancien (et sous sa responsabilité) pour rejoindre à pied le dépôt d'éclopés le plus voisin ;

3° Transportables (fiche rouge) — assis, voitures de réquisition ; couchés, voitures d'ambulance ;

4° Intransportables (fiche blanche).

Puis toutes les fiches sont complétées, mises au jour de ce qui a été fait ou refait. On ne peut préciser absolument ce qu'il y aura à opérer à l'ambulance ; c'est affaire de coup d'œil et de tact chirurgical ; il semble que les extractions les plus faciles de projectiles ou de corps étrangers, l'hémostase vérifiée, les consolidations affermies en des gouttières d'arsenal ou d'improvisation (paille plâtrée), tout cela avec asepsie parfaite, constitueront le plus commun d'une pratique prudente et d'attention.

Les blessés n'arrivant plus à la nuit, les évacuations terminées sur l'hôpital de campagne, n'ayant plus en charge que les intransportables, le médecin-chef qui a fait prendre note exacte sur son carnet médical des entrants évacués et restants à l'aide de fiches de diagnostic et de plaques d'identité (ces plaques d'identité en maillechort, suspendues au cou, sont délivrées au moment de la mobilisation), en extrait un compte-rendu sommaire du mouvement des blessés et un rapport détaillé sur le fonctionnement de l'ambulance, qu'il adresse en hâte au directeur de service de santé du corps d'armée.

Tel est le fonctionnement sommaire et essentiel. Il faut un ensemble de qualités réelles de commandement et technique pour faire un triage judicieux et obtenir :

1° L'ordre et le sang-froid dans les pansements au milieu des cris et des poussées d'arrivage des blessés ; 2° l'exécution stricte des réquisitions ; 3° la rapidité régulière des évacuations. Cela tout en gardant jusqu'à la nuit, fin du combat, une section intacte conservant sa mobilité.

L'ambulance du quartier général a presque toujours envoyé une partie de son personnel au secours des deux ambulances divisionnaires, mais nous l'avons vu, elle surtout, doit garder une de ses sections intacte et de dernière réserve.

Le médecin qui accompagne les évacuations sur l'hôpital de campagne doit faire montre de fermeté pour ramener ses voituriers requis et involontaires qui, sans un commandement rigoureux se débanderaient à destination ; il leur donne connaissance de l'article 21 de la loi du 3 juillet 1877 : « Quiconque abandonne le service pour lequel il a été requis est passible d'un emprisonnement de 6 jours à 5 ans. »

Puis il rejoint avec eux l'ambulance qui, si l'armée se porte en avant, la suit à son rang de colonne. Un médecin est détaché chaque jour au quartier général pour faire le campement ; un caporal fait fonction de fourrier pour les bons et le logement, un officier d'approvisionnement va aux distributions, le vaguemestre à la poste et le comptable à la solde.

Il sera toujours expédient et ceci pour toute formation sanitaire, de se réapprovisionner en matériel, soit par le retour des voitures ayant fait les évacuations, soit par réquisition ou achat sur place (provoquer les ordres du directeur de santé du corps d'armée).

Le plâtre pour appareils et gouttières, qu'on peut se procurer à peu près partout, sera toujours tenu à son complet de 20 kilos, bien vite épuisé.

CHAPITRE XXIII

Evacuation sur hôpitaux mobiles des ambulances de seconde ligne ou stations de pansement; l'évacuation des malades et blessés est faite sur l'hôpital de campagne.

Pour aider à ce service, l'évacuation est faite soit directement sur l'hôpital de campagne militaire, soit sur l'ordre du directeur du service de santé du corps d'armée, sur un hôpital de campagne mobile auxiliaire. Souvent même, sur l'autorisation du directeur du service de santé, les brancardiers et les voitures des ambulances auxiliaires contribueront à l'évacuation, en venant chercher aux ambulances de seconde ligne, ambulances divisionnaires et quartier général, les malades et blessés classés pour l'évacuation. Le personnel des sociétés de la Croix-

Rouge pourra rendre en outre d'immenses services en prenant à sa charge et en s'installant par sections près des postes de secours et des ambulances de seconde ligne pour recueillir les blessés trop gravement atteints pour supporter un transport. De plus, la Convention de Genève, leur accordant certains privilèges, les médecins de ces sociétés et leur matériel peuvent et doivent se laisser prendre avec leurs blessés dans un retour offensif de l'ennemi; ils sont en quelque sorte rivés au sol sur lequel reposent leurs blessés, qui seront confiés à leurs soins par leurs confrères militaires obligés de suivre les mouvements d'avant ou de retraite de leurs corps respectifs.

Des ambulances de pansement, les blessés sont dirigés sur les ambulances, hôpitaux (hôpitaux de campagne) installés à proximité, ou si l'état des blessés le permet, sur les hôpitaux des villes des environs, ou enfin aux ambulances installées dans les stations de chemin de fer où ils doivent être embarqués et de là emmenés dans les hôpitaux éloignés du théâtre de la guerre. En général, avant ou pendant la bataille, on organise dans les villages voisins des locaux destinés à recevoir les malades et les blessés, ou bien on dresse des tentes ou on construit des baraques. Aussitôt que les blessés sortent d'entre les mains des médecins qui leur ont donné les premiers secours et appliqué le premier pansement, il s'agit de les y transporter d'une manière sûre et inoffensive (Heyfelder, Rapp). Quand il ne s'agit pas de transporter les blessés bien loin, à plus d'une lieue par exemple, quand on dispose d'un nombre suffisant de porteurs, le transport peut se faire par brancard ou avec les brancards à roues. Quand la distance est plus grande, quand les bras manquent, quand les blessés sont nombreux, on emploie les voitures du corps de santé. Ces voitures sont construites ou pour petits blessés assis ou pour grands blessés couchés, ou peuvent servir alternativement ou simultanément aux uns et aux autres. Il est fort à désirer que les litières ou brancards sur lesquels les blessés sont apportés puissent être conservés dans la voiture ; on évite ainsi un long et douloureux transbordement du blessé d'une couchette à l'autre. Les voitures de blessés à un cheval, servent principalement au transport du champ de bataille au poste de secours et à la station du pansement (Rapp). Pour le transport aux ambulances, on prend comme attelage des chevaux, des mulets, au besoin des bêtes à cornes.

Il est souvent nécessaire d'improviser des voitures de transport de malades. Le matériel qui les remplace le plus avantageusement sont les voitures pour meubles dites *tapissières*. Les équipages et calèches à quatre places sont très avantageuses. A la campagne, ce sont des voitures à échelles, des voitures de charretier et des véhicules de tout genre qu'il s'agit de transformer en voitures de transport des malades.

Adaptation des voitures à échelles pour le transport des petits blessés au moyen de siéges longitudinaux (Rapp).

1° *Pour petits blessés.* — Des deux côtés, dans le sens de la longueur on attache des planches fixées au moyen de chaines ou de fourragères contre les hampes des échelles et soutenues au besoin, en 2 ou 3 points par des perches transversales passées sous les planches.

Siéges transversaux. — Ce second système est celui où les banquettes sont transversales. On fixe transversalement d'une échelle à l'autre de simples planches; ces siéges échelonnés les uns derrière les autres avec un intervalle suffisant pour placer les membres inférieurs, sont autant que possible attachés au moyen de boucles, ce qui détermine encore une certaine suspension et amortit les cahots.

On peut remplacer ces siéges transversaux par des cordes et même par des chaînes. Il suffit pour cela, de tendre d'une échelle à l'autre deux cordes parallèles, distantes d'un demi-pied et réunies l'une à l'autre au moyen de trois ou quatre cordes perpendiculaires aux premières. Une capote, une couverture, une botte de paille appliquée sur ce châssis complète le siége. On peut aussi faire ces siéges par de simples bottes de paille en travers et des sacs aux extrémités.

2° *Transport des grands blessés* (Heyfelder et Rapp). — Pour les grands blessés les véhicules improvisés sont toujours insuffisants.

On peut en cas de nécessité, aménager les voitures à échelles pour le transport des grands blessés, au moyens des systèmes suivants :

Planches longitudinales, sur trois perches transversalement fixées, on attache des planches longitudinales de manière à combler tout l'intervalle des deux échelles. Ces planches sont matelassées à l'aide de paille, de paillasses, de matelas, de manteaux et de couvertures; les sacs sont disposés pour servir de soutien à la tête. Selon la longueur et la largeur des voitures, on peut y coucher de deux à quatre grands blessés. Comme les traverses qui supportent les planches sont suspendues par des boucles, dont le système possède un certain degré d'élasticité qui contre-balance les chocs trop violents de la voiture pendant la marche.

Treillage de cordes. — Une longue corde est passée et repassée par-dessus l'intervalle qui sépare les deux échelles, de manière a y constituer comme un pont composé d'une série d'anses allant d'une échelle à l'autre et s'entre-croisant entre elles. Ce treillage est recouvert d'une couche de paille qui sert de lit au malade. Un aide assis sur le bord de la voiture soutient le blessé et l'empêche de tomber. Une corde passée par-dessus le corps remplit le même office. On complique, mais en l'améliorant considérablement, ce mode d'aménagement, quand on réunit la hampe supérieure de l'une des échelles avec la hampe inférieure de l'autre au moyen d'un premier treillage de cordes, puis la hampe inférieure de la première échelle avec la hampe supérieure de la seconde au moyen d'un second treillage. De l'entrecroisement des deux treillages il résulte une dépression en forme de berceau. Or, quand au moyen d'une longue corde, on fixe tous les points d'entrecroisement, on peut placer une planche longitudinale recouverte d'une couche de paille et susceptible de recevoir un ou deux malades placés en long.

Un perfectionnement fort avantageux, surtout pour les longs voyages, consiste à recouvrir ces véhicules au moyen d'une bâche (toile fixée sur des cerceaux) qui mette les malades à l'abri du soleil, de la poussière, du vent et de la pluie. Mais cet agencement ne peut être appliqué qu'une fois que la voiture a reçu seshôtes.

Chargement des blessés sur les voitures. — On doit autant que possible charger le blessé sur la voiture, avec la couchette sur laquelle il est étendu.

Transbordement. — Quand il est nécessaire d'opérer un transbordement, le conducteur de la voiture amène au blessé un brancard à roulettes quand il s'agit d'un fourgon sanitaire, ou une paillasse quand il s'agit d'un véhicule improvisé, en présentant la tête de la couchette aux pieds du malade, et les pieds de la couchette à la face postérieure de la voiture. Le malade est soulevé et porté en place au commandement (Rapp).

Chargement. — Le chargement sur la voiture se fait toujours les pieds en avant et par le derrière de la voiture. Pour cela quatre hommes au moins sont nécessaires ils prennent place autour du brancard de manière à ce que le premier porteur soit prêt à saisir, en arrière, les deux poignées des hampes du côté de la tête et deux autres porteurs les poignées du côté des pieds, celui de gauche saisissant la hampe gauche de sa main droite, celui de droite la hampe droite de sa main gauche (Heyfelder).

La voiture est alors ouverte de manière à recevoir le blessé, et le porteur le plus éloigné prend le commandement. Au commandement : « attention ! », chacun se baissant, saisit le brancard à l'endroit désigné ; au commandement : « debout ! » le brancard est soulevé, et au commandement : « marche ! » on le porte en avant dans la direction de la voiture. A un pas de celle-ci on fait halte. Les deux porteurs les plus avancés, ceux de l'extrémité inférieure du brancard, changent alors de main en exécutant un quart de conversion le front contre le brancard, puis passent l'autre main sous la hampe du brancard, vers le côté de la tête, aussi loin qu'ils peuvent. Quand le brancard est ainsi solidement tenu, ils en placent les roulettes de devant sur le plancher de la voiture, à droite ou à gauche. Cela fait, celui des deux porteurs de devant qui est placé en dehors, passe en arrière vers le porteur du côté de la tête; il lui prend la poignée extérieure, puis tous les deux élevant les poignées assez haut pour que les roulettes des pieds ne viennent pas à buter contre le plancher, poussent doucement le brancard dans la voiture. Celui des deux porteurs de devant qui est placé en dedans reste à sa place et concourt à donner au brancard la direction voulue dans sa marche à l'intérieur de la voiture, tandis que le conducteur placé au fond de la voiture, a pour mission d'empêcher que les poignées de devant ne viennent heurter la paroi. Puis on ferme la portière.

Quand le brancard doit être retiré, deux hommes se placent aux poignées de la tête, et le troisième se place en dedans, à côté d'eux. Les deux premiers retirent le brancard avec précaution, c'est-à-dire en élevant les poignées ; ils cessent de tirer quand le troisième porteur, celui qui est placé en dedans, s'aperçoit que les roulettes des pieds de devant ne sont plus éloignées que de quelques pouces du bord de la voiture commande de faire halte.

Mode de transport du blessé à l'hôpital de campagne. -- Hôpitaux de campagne (Aide-mémoire du docteur Chassagne). — Le règlement prescrit d'envoyer les omnibus d'ambulance jusqu'à la station de voitures des postes de secours. C'est un peu en avant. Avec les ricochets, la portée énorme et folle des balles perdues (3000 mètres avec le fusil Lebel de 8 millimètres), les coups longs des Shrapnels (15 éclats avant 1870, 35 avec le canon de 7 Reffye, aujourd'hui plus de 150 éclats de fragmentation et on tirera souvent sur les réserves (à hauteur desquelles se placent le poste de secours (bataillon) et l'ambulance (division), on ne sera, que de façon relative, abrité par un pli de terrain.

Il paraît hardi de faire promener dans cette zône sur route blanche souvent droite et enfilée par le tir pendant 1 kilomètre environ, des processions de voitures à 4 roues plus visibles, certes, que leurs insignes de neutralité.

Les brancardiers d'ambulance pouvant se disséminer, passer sous bois par des sentiers, se défiler présentent sous ces latitudes dangereuses une sécurité plus grande pour les blessés qu'ils transportent.

Par inverse de l'ambulance, à l'hôpital de campagne, où n'est plus ce danger de blessures nouvelles, qui commandait l'éparpillement et un transport pour ainsi dire en « fourrageurs », le brancard cède le pas aux voitures.

Moyens de transport. — 1° La voiture d'ambulance lourde ou omnibus (4 roues, 2 chevaux, poids vide 970 kilos) peut transporter 4 blessés couchés (superposés par 2). 2 couchés et 5 assis ou 10 assis.

Les deux hampes des brancards de la ligne de feu, dont il ne faut jamais débouter le blessé grave, sont engagés sur deux charriots à roulettes, avec voie de rails fixés au plancher de la voiture et permettant de l'arrière à l'avant un glissement sans secousse. Ces hampes sont bouclées dans des crampons fixés aux parois.

2° L'ambulance légère, 2 roues, 1 cheval, poids vide 485 kilos, n'a pas le réservoir d'eau de la précédente.

Toutes deux sont surélevées du sol d'environ 1 mètre, ferment latéralement de façon identique par des rideaux de toile imperméable s'écartant à volonté et sont surmontées d'une galerie avec bâche pour l'armement et les sacs des blessés.

3° Cacolets 20 et litières 10 par ambulance. Les cacolets sont des fauteuils à siège de bois accrochés par paire de chaque côté du bât de mulet. Le blessé assis y est bouclé en avant par une courroie et pose les pieds sur une planchette de soutien.

Les litières sont des couchettes en fer à fond de toile comme le brancard, espèce de lit de sangle recouvert d'un châssis mobile (pluie ou soleil) et placés aussi par paires. Les deux blessés se font contre-poids, la tête dirigée en avant.

Ces moyens d'équitation et de cavalerie, sujets à chûtes, à ruades, affolement ou panique par une blessure sont à abandonner ; ne coucher 2 blessés sur une monture qu'en cas d'urgence absolue.

Il ne faut pas jouer une seconde fois la vie du soldat et sans but. Puisque l'Intendance, sur l'avis, purement de forme, d'un conseil de santé qui n'avait qu'une indépendance dépendante, a doté l'ambulance divisionnaire de 33 mulets, ce qui, par la longueur de colonne, les hommes de conduite (82 hommes du train dont 64 conducteurs), l'alimentation en avoine, n'est pas le plus mince des impedimenta, on y montera les blessés les moins graves.

Parfois le mulet s'abat. En 1870, l'héroïque et infortuné colonel Suberbielle, atteint aux deux jambes par un éclat d'obus, fut ainsi jeté sur le pavé d'une rue de Metz.

Le transport à dos d'animaux est toujours une très-mauvaise ressource et ne doit être admis que faute de mieux. Le Sanitatz, détachement prussien, n'a ni cacolets, ni littères, ni même de voitures à deux roues (dont le cheval peut s'abattre), tous moyens menaçants pour le blessé.

Même en pays de montagne, on préfèrera du poste de secours à l'ambulance : 1er échelon, le brancard plus lent, il est vrai, mais de chûte moins périlleuse, d'allure moins cahotée, passant partout, dar-dessus une haie, un petit mur, une barrière, un fossé, tous obstacles possibles d'un champ de bataille étendu, devant lesquels le mulet s'abat, fait des défenses périlleuses ou refuse.

De l'ambulance à l'hôpital de campagne (2me échelon) on préférera de même les voitures d'ambulance ou de réquisition d'équilibre moins instable.

Hôpitaux de campagne. — Il y en a 12 par corps d'armée dont 6 attelés suivent immédiatement (mobilisation du 17e corps d'armée 1887) et 6 autres semblent devoir servir de réserve de remplacement (tous capacité clinique 200 lits, personnel et matériel identiques, 10 voitures, longueur de colonne : 150 mètres, durée d'écoulement : 5 minutes.) Comme en toute formation sanitaire, l'officier du train est sous l'autorité du médecin-chef (art. 40).

Place de marche avec le convoi administratif ou plus avant dans le train régimentaire (suivant l'ordre de mouvement du jour), car on les rapproche le plus possible un jour de combat pour dégager les ambulances aux dépens pour eux-mêmes d'une immobilisation temporaire.

Le directeur du service de santé du corps d'armée adresse à chaque hôpital l'indication de l'heure d'arrivée et du lieu d'installation. En principe ce doit être en-dehors de la zône des projectiles, mais assez près cependant pour que les voitures d'ambulance puissent faire plusieurs voyages en une journée.

Le personnel est de 2 médecins-majors du cadre actif et 4 médecins de réserve ou de l'armée territoriale, avec 2 pharmaciens, 2 officiers d'administration, 14 infirmiers de visite, 29 d'exploitation, 3 commis aux écritures.

Le matériel, poids 5.263 kilos, est dédoublé en 17

cantines et 18 ballots (caisses et ballots portant le numéro de la section à laquelle ils appartiennent), chargeant 4 fourgons (1re section 100 blessés), autant à la 2me.

Les 6 hôpitaux attelés du corps d'armée peuvent fournir 3,324 pansements.

L'approvisionnement en médicaments est plus considérable que celui de l'ambulance n° 1, en raison d'une permanence possible. L'arsenal chirurgical n'en diffère que par la boîte autopsies n° 19 et seulement 25 pinces hémostatiques de Péan.

Objets de pansement et appareils. — Charpie antiseptique boriquée, 2 k. 550, phéniquée 2 k. 550, bichlorurée, 10 k.550, dans leur papier parchemin bleu, blanc et rouge ; 40 k. d'ouate comprimée, 40 mètres de gaze antiseptique, 161 k. 500 linge à pansement, 54 attelles en bois, 16 en fil de fer, 32 gouttières, 36 coussins à fractures, 32 à gouttières, 40 kilos de plâtre à mouler, 12 tubes à drainage, 2 appareils d'Esmarck et de Nicaise qui seront probablement complétés par des bandes de caoutchouc blanc en feuilles sulfurées au 140e degré seulement.

Couchage. — 200 enveloppes à paillasse, 200 sacs à paillasse, 400 draps de lit, 100 couvertures de laine grise (Docteur Chassagne).

CHAPITRE XXIV

Installation des malades et blessés, d'après Heyfelder et Rapp.

Installer immédiatement, s'il est possible (grâce à des sections d'ambulances civiles), les blessés dans des établissements situés à proximité, c'est éviter les dangers du transport et du retard apporté à l'intervention médicale.

On ne doit pas perdre de vue, dans l'organisation des ambulances, la nécessité de sauvegarder le bien-être des malades et de favoriser l'exécution du service médical, de l'administration et du contrôle militaire.

Partout où l'on aura le temps et les moyens, les baraques doivent être préférées à tout autre local pour l'installation des ambulances de seconde ligne du théâtre de la guerre et en général pour toutes les ambulances de réserve ou d'association.

La grande tente d'ambulance, est ce qui convient le mieux pour suivre les mouvements de l'armée. On doit les établir surtout sur un assolement sec, un peu élevé ; si les matériaux sont à proximité, on établit sur piliers en terre ou en bois de 2 à 6 pieds de hauteur au-dessus du sol, une charpente en poutres ou en planches, dont les façades principales regardent l'est et l'ouest, tandis que les petits côtés sont exposés au nord et au midi, et que les latrines et les conduits de déversement se trouvent au nord. D'une longueur variant de 30 à 60 pieds, chaque baraque constitue une salle de malades unique ou se subdivise en deux salles ; dans les deux cas elle contient les dépendances nécessaires : cabinet d'infirmiers, salle de bains et de toilette, tisanerie, latrines (ambulances-baraques russes et américaines).

Le toit d'une hauteur de 20 à 30 pieds, est ouvert longitudinalement à la hauteur du faîte ; cette tente est couverte d'un petit toit d'abri ou toit cavalier, semblable à ceux des séchoirs teintureries, etc. Le cavalier sera disposé de façon que les ouvertures latérales puissent être fermées au moyen de volets en bois, soit par des persiennes ou des croisées.

Dans le plancher de la baraque sont ménagées plusieurs petites ouvertures excisées dans le parquet. Au moyen de plaques tournantes on peut les ouvrir ou les fermer à volonté. Le toit ouvert d'une part, les ouvertures du parquet de l'autre, déterminent un courant continu et énergique, renouvelant l'air de la baraque de telle manière que, ni dans la salle, ni autour des malades, il ne puisse se former une atmosphère viciée On pénètre dans la baraque par une large porte à deux battants et par un large pont en forme de plan incliné, afin qu'il soit possible de transporter le malade au dehors avec toute sa literie sans aucune difficulté. La porte est percée au milieu de la grande façade. Les fenêtres doivent monter aussi haut que possible. Les latrines doivent constituer une annexe extérieure mais directement adjacente, située au nord ; le meilleur système est celui des fosses mobiles, journellement changées et désinfectées, comme celles en usage au camp de Châlons.

Des latrines spéciales, disposées au Nord, environnées de branchages, placées à une distance rationnelle, aménagées avec hygiène seront destinées aux convalescents et au personnel de l'ambulance ; ces latrines seront disposées en compartiments séparés ; elles seront tenues soigneusement propres, désinfectées, et, en cas de besoin, démolies et reconstruites plus loin.

Des baraques peuvent être mises en communication entre elles par des couloirs plus ou moins couverts ou par des rails. Quand elles sont au nombre de 10 à 30 on les disposera en V romain, ou en cercle, ou en demi-cercle, assez éloignées pour qu'elles ne se privent pas mutuellement d'air ni de lumière.

La salle d'opérations exige une baraque spéciale.

La salle des morts, la buanderie, les écuries seront reléguées dans une zône plus éloignée.

Dans les baraques d'été transformées pour l'hiver, les cloisons en bois reçoivent un revêtement en briques, en bitume ou en tuiles, ou bien on y cloue des plaques de carton-pierre comme celles de la toiture; ou encore on établit une seconde cloison en planches, on tend des couvertures, on condamne les fenêtres d'un côté, on place des poêles ou on organise le chauffage par le sous-sol, on établit des paravents autour des portes, on étend un plafond de toile entre la salle et l'espace circonscrit par le toit comme pour la transformation des églises, granges, halles en ambulances improvisées d'urgence.

Tente d'ambulance. — La tente d'ambulance est loin d'être répandue et appréciée comme elle le mérite. Pendant la guerre de 1870, on y recourut avec de grands avantages reconnus par les médecins français et allemands ; la Russie, l'Angleterre et la Hollande préfèrent la tente à la baraque de bois. C'est dans les cas de nécessité subite que l'emploi de la tente est indiqué, par exemple dans l'ambulance volante, dans les hôpitaux temporaires mobiles et dans les annexes d'ambulances.

Rien ne saurait montrer la transportabilité de la tente et par conséquent les avantages qu'elle a sur toute construction, dit le docteur russe Heyfelder, que ce fait de 1870 ; qu'à Neuwied, quand les ambulances vinrent à être encombrées, nous fûmes en mesure de faire dresser, occuper et mettre en service des tentes russes avec tous leurs accessoires, huit jours après que nous eûmes adressé télégraphiquement la demande au dépôt du constructeur à Saint-Pétersbourg. »

D'ailleurs, par chemin de fer, par voiture, par bateau ou par bête de bât, on transporte une tente aussi vite qu'un particulier peut voyager.

On préfère pour service de guerre les tentes de forme rectangulaire moyennant spacieuses 10 à 20 lits.

La tente d'ambulance anglaise est octogonale. Cette tente possède une charpente en fer et a la forme d'un rectangle à angles coupés. Elle est destinée à recevoir 12 lits, mais un peu étroite pour ce nombre de lits ; les lits doivent converger vers le centre.

La tente d'ambulance prussienne est une simple tente de forme rectangulaire destiné à recevoir 12 à 16 lits, avec un compartiment séparé pour la garde-robe et le matériel et un autre pour l'infirmier, quand ce dernier ne couche pas avec le reste du personnel sous une tente spéciale. La charpente est en fer ; la toile se tend au moyen de piquets ; une ouverture ménagée dans le faîte et couverte favorise la ventilation.

La tente d'isolement prussienne est carrée, petite,

destinée à recevoir un seul lit, a pour charpente 4 pieux en fer. Pour squelette du toit un cintre en fer également ; en donnant à ce cintre en fer et aux 4 pieux de fer une grande solidité, on pourrait ajouter une heureuse innovation qui la rendrait plus pratique et encore plus transportable. Ce serait de suspendre à l'aide d'un système de courroies solides en faisceaux parallèles et terminées par de fortes boucles d'acier, un cadre en toile à voile, cadre rectangulaire soutenu par 4 larges bandes de cuir, les courroies suspensives soutiendraient toute la longueur du lit cadre (cadre de marine), ces courroies seraient bouclées directement au cintre de fer de la tente. Des baguettes de bois enfermées dans l'ourlet des huit bords du cadre maintiendraient sa rigidité ; ce cadre serait garni d'une couchette de crin recouverte de toile cirée. La tente d'officier est tendue au moyen de piquets.

Cadres de marine ou cadres-lits d'ambulance. — En donnant pour les huit armatures en bois (baguettes) certaines modifications, ils pourraient servir en même temps de brancards et être accrochés comme couchettes dans les voitures, wagons et navires.

Il suffit pour obtenir ces divers desiderata d'allonger les extrémités des baguettes longitudinales de l'armature supérieure en forme de hampes de brancards. En outre, au niveau du cadre ces hampes seront coupées, et à la section munies de charnières, de façon qu'au repos, les cadres étant fixés comme couchettes, les bouts retombent parallèlement au cadre ; quand, au contraire, le cadre est chargé et porté comme brancard, les charnières maintiennent les bouts rigides comme des hampes d'une seule pièce.

Pour la suspension dans les baraques, wagons, granges, voitures fermées, tentes, on accroche les boucles des courroies à des crochets fixes ou vis en tire-fond aux plafonds et poutrelles des wagons et des chambres des habitations transformées en ambulance.

Tente russe. — Un des meilleurs systèmes est la grande tente russe doublée pour expéditions d'hiver, guerres d'Europe.

La grande tente doublée, modèle russe, à 20 et 40 lits, consiste en une toile extérieure en toile à voile et une doublure en drap ; elle est de forme rectangulaire.

Trois piliers en supportent le tout. Les cordes qui retiennent le toit sont attachées à des piquets solides enfoncés tout autour de la tente, un peu obliquement de manière à pencher vers l'extérieur et munis à cet effet de forts anneaux de fer ou d'acier. Les parois latérales sont boutonnées contre le bord du toit et peuvent par conséquent quand il s'agit de donner de l'air être roulées vers le haut ou totalement enlevées. Quand les parois latérales sont fermées, cette tente a le défaut de manquer de ventilation.

La tente d'hiver d'Heyfelder. — La tente d'hiver d'Heyfelder a même configuration que la tente russe ; seulement, afin de pouvoir diminuer le nombre des piquets disposés tout autour de la tente et pour donner à celle-ci une forme plus gracieuse et une solidité plus grande, on a fait à Lille, en 1870, les modifications suivantes :

On eut soin de faire construire une charpente à la fois légère et solide, de faire établir un parquet bien joint et légèrement exhaussé, de garnir l'ouverture d'entrée d'une marquise avec portières extérieures et intérieures, de pratiquer dans le pignon et dans le toit des châssis en fer blanc destinés à recevoir des carreaux de vitre, d'adapter une soupape de ventilation, de suspendre à l'intérieur des lampes à pétrole, d'y placer d'un à trois poêles de fonte et surtout de faïence qui est préférable ; et de faire communiquer les tentes entre elles au moyen de couloirs en toile. Les fentes existant entre le toit et les parois latérales furent recouvertes au moyen de couvertures de laine. Ce mode de transformation est bien meilleur marché que pour les baraques en bois dont la transformation pour l'usage d'hiver exige en moyenne pour 30 malades, 1,200 à 1,500 francs de frais à ajouter aux 8,500 francs de frais de premier établissement. Les tentes russes transformées par Heyfelder ont été reconnues en 1870 plus chaudes que les baraques et préférées par les malades aux baraquements.

D'après Virchow, en baraque, la place de chaque malade rexient à 375 francs.

Pour les tentes, la toile employée ou le coton américain ne doit pas être de couleur trop claire à cause du reflet. Des tissus écrus, rayés, de couleur ou badigeonnés extérieurement en vert ou en brun foncé (comme les tentes de la famille impériale russe) ou revêtus d'une doublure foncée (tente d'ambulance doublée en drap, tente d'officier dont le toit est doublé de toile cirée). Le badigeonnage à la couleur à l'huile, et la doublure en drap ainsi que le revêtement du toit en toile cirée ont en outre l'avantage de mettre à l'abri de la pénétration de la pluie.

Ce but est également atteint au moyen de certaines préparations chimiques dont il suffit d'imprégner le tissu des tentes pour le rendre imperméable (préparation de Schwabe). Mais toutes les parois ne doivent pas être imperméables à cause d'assurer la ventilation.

Tente-baraque destinée aux troupes de la marine, aux soldats blessés ou atteints de maladies contagieuses ou infectieuses, pour isolement. — Cette tente-baraque dessinée sur les plans de M. Duplouy, chirurgien en chef de la marine à Rochefort, et modifiée au congrès de Blois par M. Trélat, présente 8 mètres de longueur, 5 mètres de largeur et 3 m. 50 du plancher au faîtage. Elle se compose d'éléments aussi faciles à démonter qu'à assembler, savoir :

1° Une charpente consistant en 4 fermes en fer à cornière de 0 m. 35 assemblées par des boulons.

2° Une toiture en forte toile à voile goudronnée, dans laquelle sont ménagés des vasistas pour la ventilation.

3° Les parois, également en toile, offrent quatre larges fenêtres et une porte susceptibles d'être relevées à la manière d'une tente.

4° Le plancher se décompose en dix panneaux de bois ; il est élevé de 25 centimètres au-dessus du sol.

5° Des pieux fichés à une certaine distance à l'aide d'un maillet, et des cordes de retenue assurent la fixité de la tente-baraque en cas d'ouragan.

Cette baraque doit contenir six à huit lits ; elle est pendant l'hiver revêtue de paillassons de serre et facile à chauffer à l'aide d'un poêle. On a pu, à Bordeaux, par une société de fournitures militaires, faire constituer deux baraques sur ce modèle au prix de 1,000 francs l'une. (Présentées pour être envoyées au Canada).

On dispose dans le plancher des petits trous carrés recouverts de plaques de fer blanc criblées de petites ouvertures pour assurer la ventilation.

On pourrait doubler intérieurement la tente avec une étoffe légère de couleur verte suspendue sans rigidité au plafond et aux parois afin de donner un aspect plus gai à l'intérieur, ce qui est d'un excellent effet sur le moral des malades.

Une grande société de fournitures militaires, de Paris, présente pour l'Exposition de 1889 un projet très ingénieux d'ambulance sous la tente avec literie mobile complète.

Tente-ambulance de 60 lits montés. — Cette tente consiste en une charpente de fer en ⊥ légère et solide recouverte de toile à voile extérieurement et d'étoffe légère, verte intérieurement comme doublure. Deux allées parallèles de pieux de fer dont l'extrémité inférieure est terminée en pattes-griffes sont enfoncées en terre et la terre tassée sur ces griffes horizontales en pattes d'oie, ce qui donne une grande solidité. Sur les extrémités inférieure et supérieure de chaque allée court une rampe de fer qui s'adapte par de simples boulons à écrous. Entre les deux allées s'élèvent de distance en distance des courbes de fer destinées à soutenir la toile du faîtage, ainsi que l'éclairage et les tuyaux du chauffage l'hiver. A chaque pieu pendent de solides boucles de fer ou d'acier. Les parois de toile à voile présentent des fenêtres se relevant en portières par de simples drisses. Même système pour les deux portes des bouts et celle du milieu de la tente.

Entre les pieux de chaque allée et perpendiculairement au couloir central se balance un cadre de toile à voile dont les baguettes longitudinales supérieures forment hampes de brancard (hampes à charnières); ces cadres sont accrochés par de grands crochets de fer aux boucles de fer des pieux. On peut ainsi, en cas d'urgence ou de simple déplacement, en détachant deux courroies à chaque extrémité du cadre, avoir un malade toujours placé sur un brancard mobile et transportable.

Des lucarnes de ventilation sont disposées dans le faîtage.

Le lit-cadre est garni d'une couchette remplie de varech et recouverte d'une toile cirée. Un plancher démontable recouvre le sol qui a été assaini et nivelé avant l'installation de l'ambulance.

Cette ambulance-tente avec lits-cadres est bien la plus commode, la moins encombrante, réunissant les meilleures qualités de confortable et de sécurité pour les malades et blessés; c'est le système adopté pour les troupes des colonies hollandaises (Usine de St-Ouen).

(Sur demande d'un particulier, une tente de 60 lits, suivant ce système, doit être expédiée à Diego-Suarez).

CHAPITRE XXV

Aménagement des ambulances. — Désinfection

Premièrement, on devra toujours aux ambulances disposer des moyens de sauvetage des malades en cas d'incendie, avoir échelles et cordes de sauvetage et exercer le personnel à la chaîne et à la manœuvre de la pompe à incendie.

Il faut aussi pour l'incendie et l'hygiène avoir de l'eau en quantité en tout temps et à toute heure à proximité.

La chambre des morts sera établie dans un endroit masqué, frais et pas trop éloigné, dans le voisinage de la chapelle.

Les latrines ont une grande importance. A cet égard, deux systèmes opposés se présentent. L'enlèvement et la canalisation, et un troisième système, l'enfouissement, tous susceptibles de désinfection.

Le système de canalisation combiné avec installation de water-closets est celui des villes. Il ne peut être pratiqué que là où le terrain a une certaine consistance et une certaine pente, là où les eaux potables ne peuvent être mélangées d'aucune façon avec les matières drainées et là où le sol ne peut être imprégné par les matières.

Le système de l'enlèvement concerne plus particulièrement les hôpitaux et les baraquements. C'est le système qui peut le mieux se combiner avec la désinfection et avec une autre disposition importante, à savoir la séparation des matières solides et des matières liquides. Les matériaux liquides, conduits à travers un lit de tourbe, de sable, de charbon, y abandonnent leurs éléments organiques et odorants et arrivent aux conduits de drainage sous la forme d'une eau pure et inoffensive. Les matériaux solides, retenus par le charbon, la chaux, la terre, le sable, désinfectés par l'acide phénique ou le sulfate de fer, sont utilisés comme engrais.

Le troisième système, *la fosse improvisée*, est usuelle dans les ambulances et les camps.

Un fossé de trois pieds de profondeur au moins et d'une longueur de 10 à 20 pieds, selon les besoins est creusé dans la direction opposée à celle d'où vient le vent, à une certaine distance de tout lieu habité. Sur l'un des bords, le fossé est taillé à pic et le sol balayé, c'est là que se placent les soldats ; sur le côté opposé se trouve la terre rejetée pour le creusement du fossé ; tous les matins cette terre sert à enfouir les matières après avoir jeté des désinfectants, chaux, tourbe, charbon, cendres. Un feu de tourbe ou de charbon entretenu au-dessus de la fosse serait un puissant moyen de désinfection. Une pareille fosse peut servir plus de huit jours sans infecter l'atmosphère. Une clôture en planches, élevée pour des motifs de décence, isole les latrines du voisinage. A côté des latrines, on disposera des urinoirs (baquets). On veillera à ce qu'on ne vienne pas verser des liquides dans la fosse (Heyfelder).

Ventilation. — Dans les baraques et les tentes, le renouvellement constant de l'atmosphère se fait au moyen de la ventilation par le faîte ou par les lucarnes. Dans les habitations transformées en ambulance, on établit la ventilation par les petits moyens suivants :

1° Un ventilateur en fer-blanc encastré dans la cheminée ou dans une fenêtre ; 2° Une disposition permettant d'abaisser comme un pont-levis la partie supérieure des fenêtres ; 3° Un carreau en fer-blanc percé de trous ou une pièce de canevas ou de gaze substitués à un carreau de vitre ; ce dernier dispositif divise le flot d'air en une infinité de petits courants et empêche la pluie et la poussière de pénétrer en même temps que l'air ; 4° Des bouches à air ou incisions de 10 à 20 pouces de longueur sur 8 à 15 de largeur, pratiquées dans le panneau inférieur de la porte.

Désinfection. — Il sera de rigueur d'appliquer rigoureusement dans toute ambulance, les procédés de désinfection officiels pour les hôpitaux de Paris.

Nous donnons ci-dessous les diverses formules se rapportant à la désinfection telle qu'elle est pratiquée dans les hôpitaux de Paris, d'après le formulaire publié par l'administration de l'Assistance publique.

Les moyens de désinfection, dont voici l'exposé complet, peuvent s'employer aussi bien à la campagne qu'à la ville, mais il ne faut oublier qu'avant d'employer les désinfectants, on doit chercher, afin de la supprimer, la cause de l'infection (inocclusion des conduites d'égout, mauvaise construction des latrines, foyers de fermentation, sources de contages, etc.)

Désinfection des mains des chirurgiens, médecins, élèves, infirmiers, etc.

Se laver les mains d'abord avec de l'eau de savon, puis avec l'une des solutions suivantes :

Eau.............	1000	grammes.
Acide phénique..	50	—
Glycérine........	75	—

Eau.............	1000	grammes.
Sublimé.........	2	—
Sel de cuisine...	2	—

Désinfection des literies, vêtements, rideaux, tapis, etc., infectés. — Maintenir les matelas, couvertures, les vêtements, le lainage, etc., pendant vingt minutes, dans une étuve à vapeur sous pression, à une température de + 105° au moins. L'air sec, même à + 120°, ne désinfecte pas, même après plusieurs heures, le centre des objets volumineux ; il roussit les tissus de laine.

Le sang, les matières fécales, les déjections albumineuses colorées laissent des taches indélébiles sur les objets portés d'emblée à + 100°. Les parties souillées des couvertures, des enveloppes de matelas seront d'abord lavées avec une solution de chlorozone (hypochlorite de sodium peroxydé) dans la proportion de 1 décilitre de chlorozone pour 30 à 40 litres d'eau.

Les chaussures seront lavées avec la solution suivante :

Eau.............	1000	grammes.
Sublimé.........	2	—
Sel de cuisine ...	2	—

Désinfection du linge sale. — Les draps de lits, le linge souillés de déjections ou de sang, seront d'abord soumis à l'essangeage ou rinçage dans la dilution de chlorozone ci-dessus formulée, puis tordus, et alors seulement portés dans l'étuve à vapeur sous pression, ou plongés dans la lessive maintenue en ébullition.

En l'absence d'étuve à vapeur, plonger le linge, pendant six à douze heures, dans une solution faible de chlorure de chaux, obtenue en pressant dans un sac en toile solide 500 grammes de chlorure par hectolitre d'eau. Pour éviter la dissémination des poussières et des germes, le linge sera immergé avant d'être trié et compté. Le cuir sera désinfecté par le badigeonnage des surfaces à l'aide d'un pinceau chargé d'une solution de sublimé (sublimé et sel marin, AA 1 gramme par litre).

Désinfection des salles des malades. — Placer par avance au fond du bassin en porcelaine, 100 à 200 grammes d'une solution à 5 0/0 d'acide chlorhydrique ou de chlorure de chaux, ou la solution suivante : sulfate de cuivre et acide sulfurique, AA 50 grammes, eau 1 litre.

Désinfection des chambres de malades non occupées. — Fumigations sulfureuses ; boucher les issues et les fissures ; faire bouillir de l'eau pendant une heure au moins dans une large bassine placée sur un réchaud. Placer des fragments de soufre dans des récipients en tôle de 30 centimètres de diamètre, à bords très bas, de 5 centimètres au plus, reposant sur une couche de sable ; enflammer avec un peu d'alcool versé à la surface. Brûler 20 grammes de soufre par mètre cube. Ouvrir et ventiler largement au bout de 24 heures.

Fumigations nitreuses : placer dans un bocal, reposant au fond d'une terrine en grès, des cristaux de sulfate de nitrosyle (acide sulfo-nitreux), 1 gramme par mètre cube.

Porter le vase au-dessous d'un robinet laissant couler l'eau goutte à goutte, lentement sur le sel qui dégage immédiatement des vapeurs rutilantes. N'ouvrir la salle que le lendemain, en évitant de respirer l'air encore chargé de vapeurs nitreuses. Répartir en deux vases, aux extrémités de la salle, la dose de sulfate de nitrosyle.

Après l'une ou l'autre de ces fumigations, laver, à l'aide de brosses de peintre, les parois et le plancher de la salle avec une solution phéniquée à 2 0/0.

Désinfection des voitures. — Les voitures qui servent à transporter les malades doivent être désinfectées de la manière suivante :

Les voitures à parois de bois doivent être désinfectées comme les chambres, par les fumigations nitreuses décrites ci-dessus. Les voitures garnies de drap doivent être désinfectées de même, mais les voitures découvertes doivent être désinfectées dans une remise spéciale.

Quant aux voitures garnies de moleskine, on les désinfectera comme les chaussures avec une solution renfermant 2 0/00 de sublimé et de chlorure de sodium.

CHAPITRE XXVI

Hôpitaux de campagne (Dr Chassagne)

Installation. — Le médecin-chef, s'inspirant de la lettre et de l'esprit de ses instructions, choisit lui-même son emplacement à 8 kilomètres de la ligne de feu.

Ce seront toujours les mêmes conditions que pour l'ambulance, d'hygiène, d'accès, de couvert, d'approvisionnement en eau, paille et bois, mais avec une latitude de choix plus grande.

Là, plus qu'à l'ambulance, puisqu'on peut être immobilisé suivant une abondance de blessés (ce qu'il faut prévoir), on s'inspirera de défiance contre les locaux tarés par agglomération que les grands blessés qui vont arriver rendraient vite septiques.

On choisira de préférence les halles couvertes et ouvertes, les fermes, et, comme on est en dehors des vues et fluctuations probables de la lutte, on pourra s'y pavoiser sans danger.

Le personnel sera spécialisé et recommencera, comme à l'ambulance, comme au poste de secours, comme tout à l'heure à l'hôpital d'évacuation, ces trois opérations qui sont tout le fonctionnement — de l'avant à l'arrière — du service de santé de guerre :

1° Réception et placement dans les salles ;

2° Opération et appareils ;

3° Classement d'évacuation que le médecin se réservera toujours, là comme à l'ambulance, avec la consultation des cas difficultueux et de litige des opérations à pratiquer ou à surseoir.

L'installation parachevée par des réquisitions de lits, l'ambulance-hôpital pourra être complétée dans ses disponibilités par l'adjonction de ces tentes fermées ou parquets de danse si communes en Bourbonnais, ayant 14 mètres de long, 7 mètres de largeur, couvertes de toile double et imperméable, excellente installation pour 20 malades ; faciles à transporter sur deux voitures avec le parquet démontable ; au moment de la mobilisation il serait heureux de réquisitionner ces tentes-parquets de danse dans chaque commune où le maire pourra en signaler l'existence. C'est un matériel auxiliaire tout prêt. Nous nous faisons un devoir de le signaler (docteur Leblanc).

On réquisitionnera ou on se procurera vivres, voitures (dont un convoi de secours est envoyé au-devant de l'ambulance pour alléger sa besogne), on s'assurera aussi le concours de travailleurs ou même de *médecins civils requis d'office.* Chacun étant à son poste technique, le médecin-chef avise le directeur de santé que l'hôpital n° *** est prêt à fonctionner.

Alors, ou il reçoit peu de blessés dans sa zône et peut suivre, ou, alourdi par ses charges cliniques, il doit s'immobiliser.

En ce cas, dès le contact perdu avec l'armée qui marche, le rapport journalier ne lui parvient plus. C'est un isolé ; il passe sous le commandement de l'arrière du directeur général d'étapes.

Son fonctionnement reste le même que celui d'un hôpital de l'intérieur avec visite, contre-visite, distributions, médecin et officier d'administration de garde.

Il n'y a de changé que le commandement et l'absence d'imprévu ; le rapport vient de l'arrière, le médecin principal d'étapes succède techniquement au directeur de santé du corps d'armée ; il notifie les destinations à donner aux malades évacués quotidiennement ou à dates périodiques.

Peu à peu ces sorties rendent à l'hôpital sa légèreté ; sur chaque billet et fiche on mentionne avec détail les complications, opérations, appareils, la main-mise chirurgicale en chaque cas ; cela pour donner de la suite au traitement du blessé, où qu'il aille. C'est comme un journal de marche de sa maladie.

Si malgré toutes précautions antiseptiques : désinfection des latrines, isolement des cas suspects, rechange des salles, l'hôpital devient malade, l'agglomération et le contage trahissent leur victoire par une épidémie d'armée, on en rend compte avec une célérité discrète.

Le général d'armée prescrit aussitôt l'établissement à distance, en pleins champs (un sol sableux ou de calcaire léger, perméable est le meilleur), d'un hôpital d'isolement avec abris légers, faciles à détruire, locaux de désinfection et personnel spécial. Un fanion jaune en interdit l'accès à la troupe ; il n'est pas fait d'évacuation, un dépôt particulier de ces convalescents redoutables est créé s'il y a lieu.

En fin d'épidémie, les abris, matériel, literie, couvertures, vêtements, tout est brûlé sur le sol même d'hospitalisation; le médecin-chef responsable rend compte de cette opération dernière (article 101).

Nous ne pouvons qu'applaudir cette réglementation décidée qui, vraisemblablement, arrêterait et brûlerait sur lieu le contage, mais on ne perdra pas de vue que mieux vaut prévenir, que les épidémies sont malléables comme en main d'un médecin hygiéniste.

Aussi la science élevée des médecins-chefs de l'armée active ou territoriale se laissera rarement surprendre ; l'hôpital de campagne, peu à peu évacué, se dégagera de l'immobilité qui lui pèse soit par des hôpitaux improvisés avec ressources locales et médecins civils, soit le plus souvent à l'aide de formations auxiliaires des sociétés de secours de la Croix-Rouge.

En ces deux cas, le médecin-chef fait donner décharge ou opérer échange du matériel, puis, recomplété de son mieux, il part de l'avant pour rejoindre son directeur de corps d'armée auquel il avait échappé par fortune de guerre et comme prisonnier des blessés.

Dépôts de convalescents

Matériel à peu près celui d'infirmerie régimentaire (522 kilos, dans 6 caisses, 1,070 pansements) ; il comprend des baignoires (1 par 100 hommes), une boîte d'avulsion dentaire, des médicaments de reconstitution, 1 kilo de thé, 10 kilos d'alcool de quinquina.

Situé à proximité des ambulances d'évacuation, le dépôt de convalescents doit recevoir : 1° les blessés légers des ambulances et hôpitaux de campagne qui s'y rendent à pied isolément avec billet d'hôpital ou mieux par détachements surveillés ; 2° les guéris des hôpitaux de campagne immobilisés, des hôpitaux d'évacuation, des formations sanitaires du territoire, en un mot, tout ce qui, de toute source de guérison, revient à l'ennemi.

Le dépôt est organisé comme un régiment, soigné par un médecin de régiment. Tout cet appareil de vigueur et de rigueur est destiné à ne laisser s'oublier personne en ce lieu de repos, de bon lit (par réquisition), de douce pharmacie, de bonne cuisine (1 ration de vin).

Il y a tous les jours des promenades hygiéniques, des services de patrouilles, comme une gymnastique préparatoire au retour en guerre.

Le local doit être clos de murs avec poste et sentinelle à la porte. Ces postes sont fournis par l'armée territoriale, qui relève à mesure de la marche en avant les postes provisoires laissés par les troupes d'opérations. La discipline est sévèrement observée chez ces soldats qui ne doivent pas se gâter.

Avec une direction vigoureuse, il y a là une source qui n'est pas à dédaigner de renforts (par petits détachements) de soldats déjà instruits du feu.

Le médecin principal, directeur d'étapes, est le régulateur de cette circulation croisée — de blessés vers l'intérieur et des guéris vers l'ennemi,— mais le plus difficile de son service au côté social (épidémies) et économique élevé (approvisionnement en matériel ou personnel), est certainement l'évacuation, la dissémination des malades et blessés sur tout le territoire.

Les difficultés s'accroissent de ce que, avec les réseaux stratégiques et les grandes lignes ferrées sur lesquelles les armées devront pour ainsi dire s'asseoir pour s'alimenter, l'hôpital d'évacuation sera quelquefois très près de la zône de bataille, qu'alors tout y affluera, blessés et malades de tous points, de tous corps, comme en un refuge, par une force d'attraction ; il faudra là surtout de l'activité contre l'encombrement, du coup d'œil, de la décision, des ordres précis et rapides.

En même temps qu'un diagnostic sûr pour faire

comme en appel un triage dernier des catégories :

1° A évacuer sur les hôpitaux de l'intérieur (transportables). Appréciation de la distance et de l'affectation à telle variété de train sanitaire;

2° A garder momentanément (intransportables), complications aggravées par le trajet.

Il faut au médecin, principal directeur d'étapes, pour porter ce jugement de révision des triages précédents en des cas toujours graves, une grande netteté de diagnostic et de pronostic, un tact médical réel.

Il est assisté de trois médecins, un pharmacien, un officier d'administration, deux infirmiers de visite, deux d'exploitation, un commis aux écritures.

Il a sous ses ordres tout un personnel considérable de médecins chefs d'étapes de guerre, de routes, des trains sanitaires, des hôpitaux, des pays occupés, des dépôts de convalescents, des infirmeries de gare, des hôpitaux et des sociétés de la Croix-Rouge, personnel de dissémination et qui a pour rôle de pratiquer un égrènement judicieux des blessés et pour ainsi dire une médication d'air et d'espace.

Il peut y avoir des hôpitaux d'évacuation sur les routes de terre ou sur les fleuves, mais le plus occupé, celui qui donne satisfaction au plus tôt à l'hygiène et au blessé par son déversoir rapide, c'est l'hôpital d'évacuation assis sur voies ferrées à la station tête d'étapes de guerre.

Hôpital d'évacuation

Personnel : 1 médecin-major et un aide-major du cadre actif.

4 médecins de réserve ou de l'armée territoriale.

1 pharmacien, 2 officiers d'administration dont 1 de réserve, 8 infirmiers de visite, 34 d'exploitation, 4 commis aux écritures.

Le matériel comprend 1 approvisionnement d'hôpital de campagne.

L'emplacement sera une halle, un magasin de la gare des marchandises qu'on cloisonnera en salle d'attente pour la réunion des blessés du prochain train d'évacuation (nul ne peut monter dans le train s'il n'est porté sur la feuille d'évacuation réglementaire de santé à l'intérieur).

Salle de traitement provisoire.

Salle d'isolement pour les contagieux en attendant évacuation sur l'hopital d'isolement, avec étuve par la vapeur surchauffée (des locomotives), enfin des latrines à désinfection chimique quotidienne.

Le service est réglé comme dans un hopital de campagne. On spécialisera comme toujours les fonctions et le médecin-chef se réservera le triage toujours délicat.

1er Classement : { Transportables.
Intransportables.

On est d'accord pour surseoir au transport en période de réaction des blessés des grandes articulations. Une bonne immobilisation sera le plus urgent, de la poitrine, de la tête, mais on ne peut établir des règles fixes.

2e Classement. — Couchés, assis.

Couchés. — A évacuer en trains sanitaires permanents. Blessés graves pouvant aller loin avec confort relatif.

Couchés à évacuer en trains sanitaires improvisés.

Moins graves, hôpitaux peu éloignés.

Assis. — Trains ordinaires ; moins graves encore.

Ces triages faits, le médecin-chef mentionne dans le rapport journalier le nombre d'hommes à évacuer, divisé en les trois catégories des trois trains ci-dessus.

Dissémination par eau. — Le transport par eau dont nos canaux de l'Est forment la voie naturelle sera réservé aux fractures graves et aux typhoïdes.

La notice n° 11 dit que sur le fond d'un bateau de canal on établira un plancher étanche surmonté d'une toiture en toile goudronnée (coût de la transformation 6,000 francs).

4 à 6 bateaux ont la capacité clinique d'un train. 40 kilomètres par jour.

Le ravitaillement d'un corps d'armée nécessitant de trois à quatre trains quotidiens se succédant toutes les six heures (temps de déchargement), ils pourront revenir sur lest de malades et faire de la voie ferrée dans les guerres prochaines — comme elle l'a été en 1870 — la plus grande route d'écoulement des blessés. (Docteur Chassagne).

CHAPITRE XXVII

Aération. — Tuberculose. — Fièvres palustres. Farcin.

M. Brown Séquard a toujours signalé avec insistance le danger de l'air confiné.

Nous mourons par pénurie d'oxygène. La question de l'air est si vitale qu'on ne saurait trop y revenir souvent. La vie au milieu d'un air vicié par la respiration conduit à la phthisie. Les casernes, les prisons, les manufactures, les ateliers, les maisons encombrées par de nombreux habitants sont des foyers de production de tuberculose pulmonaire. A la grande prison de Milbank, le docteur Basly a constaté que 43 pour 100 de malades mouraient de la tuberculose. Tous ces faits sont bien connus, mais ce qui l'est moins, c'est la puissance de l'air pur pour empêcher la production de la tuberculose. En 1869 et 1870, Brown Séquard a fait un très grand nombre d'expériences sur des cobayes et sur des lapins ; il a inoculé sous la peau de la matière tuberculeuse et jamais les animaux n'ont contracté la maladie quand on les a laissé vivre sous un hangar en plein air ; les lapins enfermés dans les laboratoires sont tous morts de phthisie. Le docteur Stoker, de Dublin, a ramené à la vie un malade ayant des cavernes pulmonaires profondes, uniquement en l'exposant à l'air libre jour et nuit. De nombreux cas moins avancés, il est vrai, de tuberculose pulmonaire, guéris uniquement par l'influence de l'air libre ont été publiés par Mac Cormac, qui, l'un des premiers, s'est efforcé d'établir que la phthisie pulmonaire doit son origine et ses effets meurtriers à l'influence même de l'air sorti des poumons. Le renouvellement de l'air, voilà ce qu'il faudrait obtenir partout avec sûreté.

De très curieuses expériences faites par MM. Brown Séquard et d'Arsonval ont prouvé la vérité de l'opinion d'après laquelle l'air confiné dans lequel beaucoup de personnes ont respiré n'est pas seulement devenu irrespirable par la raréfaction de l'oxygène et l'accumulation de l'acide carbonique, mais qu'il est encore devenu toxique par des principes volatils émanés des poumons.

Ces expérimentateurs ont obtenu, en condensant les vapeurs aqueuses qui sortent des poumons de l'homme et des mammifères en parfaite santé, un liquide d'une haute toxicité. Ce liquide, injecté sous la peau du lapin comme dans sa circulation, le tue avec des symptômes et des lésions qui prouvent que le poison pulmonaire est un irritant des plus violents de la base de l'encéphale.

MM. Brown Séquard et d'Arsonval ont cherché ce que devient la puissance toxique du liquide pulmonaire si on le fait bouillir en vase clos. Ils ont trouvé qu'après avoir subi l'influence de la température portée à 100 degrés centigrades, ce liquide, loin d'avoir perdu sa puissance toxique, semble au contraire être plus capable qu'auparavant de produire des effets délétères.

L'influence pernicieuse du liquide de condensation des vapeurs pulmonaires n'est donc pas due à des microbes, mais elle appartient à une substance organique secrétée par les poumons.

Les recherches de Brown Séquard et d'Arsonval montrent encore que cette substance organique est un alcaloïde volatil, comparable à plusieurs égards aux substances si bien étudiées par M. Armand Gautier sous le nom de leucomaïnes et de ptomaïnes.

En résumé, dans l'air confiné se trouve un principe volatil, meurtrier, provenant des poumons, et bien plus dangereux que l'acide carbonique qui s'y rencontre aussi. L'haleine humaine, de même que celle des animaux, contient ainsi un poison des plus puissants.

Transmission de la tuberculose par les voies respiratoires. — Il est démontré aujourd'hui que ceux qui cohabitent avec des phthisiques sont aptes à contracter la phthisie, mais on ne saurait faire intervenir, comme porte-contage, l'air expiré, et la contamination pulmonaire tient à d'autres causes : 1° à la transformation des crachats en poussières impalpables que le balayage répand dans l'atmosphère ; 2° à l'introduction dans les voies respiratoires qui sont regardées comme la porte d'entrée de la tuberculose.

C'est ce que démontrent catégoriquement les expériences de MM. Cadéac et Mallet, exécutées sur des lapins : sur 46 lapins placés dans une atmosphère confinée de poussières tuberculeuses, deux dont les voies respiratoires étaient irritées sont devenus tuberculeux ; les mêmes animaux, enfermés dans des caisses où pénétrait un courant pulvérisé de liquides tuberculeux, sont tous devenus tuberculeux ; une injection de liquides tuberculeux dans la trachée produisait rapidement les mêmes effets.

On peut donc conclure que les bacilles, véhiculés par l'air humide ou l'eau distillée, sont très facilement absorbés par la muqueuse pulmonaire, et que le contraire a lieu quand ils sont incorporés à des poussières sèches.

Absence de microbes dans l'air expiré. — Lister a fait l'observation que l'air introduit dans la cavité pleurale par suite d'une fracture simple des côtes, sans plaie extérieure, provoque des effets tout différents et infiniment moins graves que ceux résultant d'un pneumothorax, consécutif à une plaie pénétrante de poitrine. Ce fait, ajoutait-il, fut pour moi un mystère, jusqu'à ce que, grâce à la théorie des germes, je compris qu'il est assez naturel que l'air fût filtré par les bronches, dont l'un des offices est d'arrêter les poussières exhalées et de les empêcher d'entrer dans les vésicules pulmonaires. Ce fait a été vérifié par Tyndall. L'air expiré est optiquement pur et complétement privé de microbes. La respiration des hommes apporte, dans un espace clos, son contingent de gaz toxiques et irrespirables, mais elle tend à purifier l'air des microbes qu'il contient.

Tuberculose. — Les amas de bacilles pénètrent et se multiplient d'abord sans causer de lésions manifestes. Ils entrent dans les cellules fixes des tissus et par leur présence ils déterminent, dans les cellules où ils sont logés et dans les cellules voisines, une irritation nutritive et formative qui se traduit par des figures de kariokinèse (division indirecte des noyaux et des cellules) et par la multiplication des cellules fixes, cellules des tissus conjonctifs, cellules endothéliales des vaisseaux, cellules épithéliales. (Professeur Cornil).

La guérison de la tuberculose, en général, peut être obtenue au moyen du phosphate de cuivre à l'état naissant et solubilisable dans un milieu alcalin. Dans cette combinaison, le cuivre joue le rôle de spécifique et le phosphate celui d'un agent dynamisant.

La tuberculose est d'autant plus facilement curable, qu'elle est plus rapprochée de ses origines.

Cette loi nous fait un devoir de rechercher cette affection dans les débuts les plus obscurs, de la deviner en quelque sorte dans sa germination favorisée par les grands traumatismes chez nos blessés des ambulances et hôpitaux. En un mot, mieux vaut la soupçonner là où elle n'est pas que de la méconnaître lorsqu'elle existe réellement.

La notion du bacille aidera beaucoup désormais à ces reconnaissances précoces et minutieuses.

Voici les formules recommandées :

On doit commencer par donner 10 centigrammes de sel cuprique.

1° Acétate de cuivre.......... 0,01 centigr.
Phosphate de soude cristallisé. 0,05 —
Poudre de réglisse et glycérine q. s.
pour une pilule.

2° Acétate neutre de cuivre.... 0,05 centigr.
Phosphate de soude cristallisé. 0,50 —
Potion gommeuse............ 125 grammes.
M. A. S. par cuillerées à soupe.

3° Phosphate de soude récemment précipité .... 1 gramme.
Glycérine pure.........
Eau distillée .... } AA 5 grammes.
Mêler au moment de l'emploi pour injections hypodermiques.

Tonique spécial, Vin de noyer phosphaté :
Vin de Malaga .... 1 litre.
Extrait de noyer...... 30 grammes
Phosphate de soude... 15 —

Une cuillerée à bouche à chaque repas. Inhalations avec solutions d'acide borique chaudes.

Fièvres des marais. — Les fièvres palustres ont été très bien étudiées récemment par le docteur A. Tartenson. Le docteur Tartenson se range à l'avis de la théorie physiologique de la capillarité de Robert de Latour, contrairement à la théorie des vasomoteurs de Claude Bernard. Pour Claude Bernard, la chaleur serait le résultat de la circulation du sang, et pour Robert de Latour, au contraire, elle en serait la cause.

D'une façon générale, écrit le docteur Tartenson, les fièvres larvées doivent être considérées comme des maladies toujours fébriles qui, ayant la même origine que les fièvres intermittentes et se guérissant par les mêmes moyens, se dissimulent, se masquent (larva masque) et cachent leur véritable nature sous des apparences trompeuses, qui, le plus souvent, les laissent méconnaître. Cette définition est très large et essentiellement clinique. La fièvre larvée est en effet beaucoup plus fréquente qu'on ne croit, et l'habitude de manier le sulfate de quinine procure à certains médecins des succès inespérés, là où d'autres, plus habiles mais moins prévenus, ont échoué complétement.

L'origine des fièvres larvées est la même que celle des fièvres intermittentes ordinaires et pernicieuses; Végétarien, Tartenson admet que la cause de la maladie tient à la présence dans l'atmosphère de spores toxiques et palustres (principe paludéen, malaria, effluves, poison tellurique, miasmes des marais sont synonymes), mais il éprouve quelque hésitation et embarras devant la nature microbienne de la pneumonie admise par Friedlander, Germain Sée et Cornil.

Tartenson divise les fièvres en fièvres bénignes, fièvres graves et fièvres intermittentes. Il reconnaît l'intervention de l'agent infectieux malarique, lorsque la température fébrile atteint ou dépasse 39°. A ce compte, la toxicité palustre compliquerait la plupart de nos maladies fébriles, et la pneumonie en particulier.

En dehors de l'hyperthermie, un autre symptôme indicateur de l'immixtion larvée, c'est l'existence d'exacerbations périodiques et nocturnes, qu'on rencontre si fréquemment dans la pneumonie.

Les deux médicaments, qui font face à cette double indication, sont le sulfate de quinine et l'alcool ; le sulfate de quinine en trois ou quatre doses de 0,25 centigrammes toutes les trois heures ; l'alcool, dans une potion vineuse unie à l'extrait de quinquina (potion de Todd).

Ici, le sulfate de quinine est souvent le salut suprême d'un moribond ; il est de même dans les autres fièvres larvées, fièvre larvée méningitique ou cérébrale, fièvre larvée typhoïde ou fièvre continue paludéenne et rémittente, la fièvre larvée angineuse ou angine paludéenne, la fièvre gastrique larvée ou vomissement paludéen.

Les fièvres malignes ou pernicieuses algide, délirante, comateuse et cholériforme, sont les principales. Elles ne doivent pas être confondues avec les fièvres intermittentes graves, qui ont une marche régulière et normale et dont la gravité et le danger dépendent soit des conditions individuelles du sujet, qui est faible ou débilité par une maladie antérieure, soit d'une ténacité exceptionnelle des accidents, soit enfin d'une complication fortuite n'ayant point de rapport direct avec l'infection palustre.

Le traitement des fièvres larvées comporte deux indications :

1° Combattre l'élément paludéen ;

2° Soustraire le malade à l'élément miasmatique.

Le remède héroïque est le quinquina substitué aujourd'hui incomparablement par le sulfate de quinine, à l'aide duquel le médecin tient entre ses mains la vie du fébricitant.

Deux méthodes thérapeutiques sont en présence. La méthode de Torti qui a rallié Bretonneau, et qui consiste à administrer le sulfate de quinine le plus loin possible de l'accès à venir pour rompre la périodicité ; la seconde, celle de Sydenham, qui donne le médicament 4 à 8 heures avant l'accès présumé, en petites doses rapprochées.

Bretonneau avait modifié la pratique de Torti par des doses massives espacées. Tartenson applique le précepte de Torti dans les fièvres graves réservant le procédé de Bretonneau pour les fièvres ordinaires.

Dans la perniciosité larvée ou franche, il suit la règle invariable de prescrire le sulfate de quinine, dès que la nature paludéenne des accidents apparaît, soit au début, soit au milieu, soit à la fin d'un accès. Dans ces cas, Tartenson considère le sulfate de quinine comme abortif à la dose de 1 gramme pendant le stade de frisson, dans un peu de rhum ou d'eau-de-vie ; cette formule n'est applicable qu'aux sujets vigoureux ayant l'habitude de l'alcool. Le sulfate de quinine doit être préalablement dissous dans l'eau de Rabel, ou mieux par l'acide tartrique à poids égal, ce qui le rend beaucoup moins irritant et partant mieux toléré.

Tartenson, pendant la rémission, administre le sulfate de quinine sous forme de cachets ou bien dans la confiture, ou délayé dans du café noir chaud ;

en lavements, les doses doivent être plus fortes. Peu partisan des injections fébrifuges hypodermiques qui, sous forme de bromhydrate et surtout de chlorhydrate de quinine, donnent cependant de beaux résultats.

Quelle est la dose immédiate à donner, surtout chez les malades graves ou pernicieux? En général chez l'adulte, une dose de 2 grammes à 4 grammes sous notre climat, est indispensable pour être curative.

Dans l'immense majorité des cas, le sulfate de quinine suffit à remplir la seconde indication, seul ou aidé du quinquina; mais lorsqu'il ne fait que calmer les symptomes, il faut recourir à l'arsenic (liqueur de Boudin, ou granules de Dioscorides) et éloigner les malades du milieu infectant. Ce dernier moyen est souvent d'une influence promptement décisive.

Farcin. — Il nous a paru utile de publier l'observation suivante qui peut être utile à lire dans les cas de morve qui se rencontrent assez souvent dans les ambulances à la suite de guerre.

M. Bucquoy a communiqué, en décembre 1887, un cas de farcin à la Société des Hopitaux de Paris. Un homme de 46 ans, entré au mois de septembre dans le service de M. Bucquoy, pour des abcès disséminés en divers points du corps (tissu cellulaire et muscles) et durant depuis plusieurs mois. L'origine avait été une plaie de la main, suivie d'angioleucité et d'adeno-phlegmon axillaire. Le malade ayant ces abcès depuis cinq mois, ayant perdu ses forces, maigri, avait la fièvre. Ses urines ne contenaient rien d'anormal, ses reins paraissaient sains. Après avoir songé à une infection purulente et avoir repoussé cette hypothèse à cause de la longue durée des accidents et de l'absence d'abcès viscéraux, M. Bucquoy songea au farcin chronique.

Le malade était charretier ; il ne couchait pas dans l'écurie, il est vrai, mais il fut établi que l'écurie avait abrité des chevaux morveux et que probablement le cheval conduit d'ordinaire par ce charretier avait la morve.

Des abcès ayant continué à se former, le malade succomba par épuisement, sans avoir eu ni jetage nasal, ni adénopathies. On avait donné comme traitement le quinquina, l'alcool, le sulfate de quinine et des injections hypodermiques de créosote dans l'huile de vaseline.

A l'autopsie, MM. Leblanc et Laguerrière, vétérinaires, reconnurent les lésions suivantes : abcès farcineux multiples du tissu cellulaire et des muscles, un dans les méninges et un autre dans l'encéphale même ; vaste ulcération de la muqueuse respiratoire siégeant, comme chez le cheval, à la base de la langue et sur toute l'étendue des gouttières laryngo-pharyngées et les replis glosso-épiglottiques ; dans les poumons, foyers tubéreux désignés sous le nom de tubercules de la morve.

Des cultures sur pommes de terre avaient été faites du vivant du malade avec le pus des abcès et permirent d'affirmer au bout de cinq jours l'existence de la morve. Après dix jours d'inoculation, une ânesse (l'âne étant le meilleur réactif de la virulence morveuse) succombait avec des lésions de morve aiguë, dans les poumons, la rate et les ganglions bronchiques. Des bacilles morveux se trouvaient en quantité considérable dans toutes les lésions et dans la moelle des os.

Il semble que le virus morveux, en passant par l'homme, se soit atténué en partie, car le chien, qui est un excellent réactif de la morve équine, fut à trois reprises inoculé sans résultat.

M. Bucquoy termine en rappelant que l'affection farcino-morveuse reste toujours une maladie univoque malgré la variété de ses manifestations, la lenteur ou la rapidité de sa marche, qui tiennent à la qualité du virus, au mode de transmission et au terrain de culture. Enfin, d'après cette observation, on voit qu'il existe des formes larvées pouvant être prises pour des cas de septicémie vulgaire ou d'infection purulente.

CHAPITRE XXVIII

Régime des ambulances. — Cuisine. Vins falsifiés.

Dans les hopitaux improvisés en campagne, le médecin établit le régime en prenant comme base le régime réglementaire des hopitaux militaires et en le modifiant selon le climat, les usages locaux et la saison. En thèse générale, tout régime comprendra trois portions ou degrés différents : 1° la portion entière avec viande, 375 à 500 grammes, légumes, ration entière de pain 2 à 2 1/2 livres de pain bis ; 2° la demi-portion au régime moyen, avec une moindre quantité de pain et une moindre quantité de viande ; 3° la portion des malades au régime : trois soupes par jour et une petite quantité de pain blanc.

Ce dernier régime peut être modifié et remplacé par le régime lacté pour les malades atteints d'affections pulmonaires et pour les convalescents par le régime des soupes mucilagineuses à l'orge, au riz, à l'avoine pour les dysentériques et les typhiques. Les aliments spéciaux sont prescrits spécialement par le médecin. Des imprimés permettant d'inscrire dans autant de colonnes qu'il y a de régimes, le nombre des malades mis à chacun de ces régimes, servent au médecin, qui les signe, de moyen de contrôle, au cuisinier d'indication pour les quantités à préparer, à l'économe de pièce justificative de sortie. Ces relevés permettent d'économiser du temps et d'embrasser d'un coup d'œil l'ensemble du service de l'alimentation ; pour cette raison ils méritent d'être mis en vigueur dès l'établissement de l'ambulance.

Cuisines. — Aussitôt qu'une ambulance est installée, il s'agit de s'occuper d'une prompte et bonne préparation des aliments. Lors du choix du local, déjà on aura dû tenir compte d'une cuisine spacieuse. Dans les ambulances sous baraques, on installe la cuisine dans une baraque spéciale placée dans une situation centrale. Généralement, c'est un hangar élevé, dont le toit en planches repose sur des piliers en bois ; au devant d'une paroi en planches, les marmites sont murées dans un fourneau en briques. Au besoin, on peut faire la cuisine à feu découvert, sur n'importe quel emplacement.

Recherches des matières servant à falsifier les vins, par E. Péligot. — Quelques réactifs permettent de distinguer assez facilement les vins naturels d'avec les vins travaillés.

Le chlorure de baryum qu'on verse dans un vin non plâtré, ne donne qu'un précipité peu abondant de sulfate de baryte insoluble dans l'acide chlorhydrique ; c'est ainsi qu'il agit sur les vins de Bourgogne, de Touraine, de Bordeaux, etc. ; avec les vins du Midi qui sont presque tous plâtrés, ce précipité est considérable.

L'oxalate d'ammoniaque agit dans le même sens ; l'oxalate de chaux se produit en petite quantité dans les vins non plâtrés ; en forte proportion dans les autres.

La potasse, au dixième, produit une coloration vert bouteille dans les vins rouges naturels ; l'acétate de plomb, un précipité bleu lapis. Ces préliminaires permettent de distinguer les vins naturels d'avec les vins plâtrés ou colorés artificiellement.

En ce qui concerne ces derniers, on a proposé une foule de réactions fondées sur les colorations diverses que l'acétate de plomb neutre ou basique, l'alun, l'ammoniaque, les alcalis fournissent en présence de ces matières colorantes : ces réactions seraient utiles si le vin lui-même n'était pas déjà coloré ; mais en réalité, aucune matière colorante, ajoutée au vin rouge, ne peut être décélée avec certitude à l'aide de ces procédés ; il faut toutefois excepter la fuchsine, mais celle-ci ne s'emploie plus guère depuis que les chimistes savent en reconnaître les plus faibles quantités. A l'égard des autres, pour arriver à des résultats de quelque valeur, il faut soumettre comparativement aux réactifs dont on fait usage des mélanges synthétiques de vins naturels et d'extraits colorants, et faire des essais de teinture sur des tissus mordancés.

Pour la fuchsine on ajoute à 6 centimètres cubes de vin, 8 gouttes d'ammoniaque et 15 centimètres cubes d'éther ; après agitation du mélange, on y plonge une floche de soie blanche, et on ajoute de l'acide acétique en léger excès : la soie se colore en rose ou en rouge ; elle perd sa couleur par son contact avec un excès d'ammoniaque. Des fractions de milligramme de fuchsine dans un litre de vin peuvent ainsi être décelées.

Quand un vin fuchsiné a vieilli, la fuchsine se dépose contre les parois de la bouteille ou du tonneau.

Recherches de l'alun. — On modifie la couleur de certains vins en y ajoutant une certaine quantité d'alun ; on emploie aussi comme colorant, sous le nom de teinte de Fismes, un mélange de baies de sureau, d'alun et d'eau. C'est dans les cendres, dont il faut faire une analyse complète, qu'il convient de rechercher l'alumine, en opérant parallèlement sur un vin naturel de même origine.

Les vins plâtrés. — Dosage de l'acide sulfurique.

Nous avons dit que le vin naturel ne renferme qu'une petite quantité de sulfates. On détermine l'acide sulfurique par le procédé ordinaire, en le pesant à l'état de sulfate de baryte.

Mais les vins sont souvent plâtrés. Les vins peu riches en tanin, qui, comme les vins du Midi, tournent à l'aigre dans les voyages de long cours, sont plâtrés dans les conditions suivantes : On ajoute à 100 kilos de raisin, au moment du foulage, environ 1 kilog. de plâtre cuit : on foule et on porte à la cuve. Il se fait dans les futailles un dépôt abondant de tartrates de chaux et de matières colorantes. Le vin soutiré est bleu clair, tout en offrant d'abord une amertume assez prononcée ; il contient en dissolution une notable proportion de sulfate de potasse : lorsque le plâtre dont on fait usage renferme une certaine quantité de calcaire, celui-ci diminue l'acidité du vin, en saturant une partie des acides libres qu'il renferme.

La quantité de cendres se trouve notablement augmentée ainsi que cela résulte des analyses qui suivent :

		résidu par litre	sulfate de potasse
Vin de Montpellier	non plâtré	2,90	0,395
	plâtré	4,48	3,000
Vin des Pyrénées-Orientales.	non plâtré	2,41	0,369
	plâtré	10,10	7,388

Le vin plâtré, dont on consomme à Paris des quantités considérables, ne paraît pas offrir d'inconvénients pour la santé du consommateur, à moins que le plâtrage ait été exagéré. Le sulfate de potasse est laxatif ; il en est de même du bitartrate de potasse auquel il se substitue. L'administration de la guerre avait d'abord fixé a 4 grammes de sulfate de potasse la limite d'acceptation des vins qu'on lui fournit : cette limite est aujourd'hui abaissée à 2 grammes.

Dans le but de vérifier si le vin renferme une quantité qui dépasse cette dernière dose, on fait usage d'une liqueur titrée contenant par litre 14 grammes de chlorure de baryum et 50 centimètres cubes d'acide chlorhydrique ; 10 centimètres cubes de cette liqueur qui équivaut à 0,1 de sulfate de potasse sont ajoutés à 50 centimètres cubes de vin essayer. La liqueur dont on a séparé par filtration le sulfate de baryte ne doit plus précipiter par le chlorure de baryum qu'on y ajoute.

Recherches de l'acide salicylique. — On ajoute à 30 c. c. de vin quelques gouttes d'acide sulfurique, et on agite le liquide avec l'éther. La couche éthérée qui surnage bientôt est évaporée, et le résidu est mis en contact avec une goutte de perchlorure de fer dilué, présentant à peine la couleur jaunâtre ; la couleur violette intense indique la présence de l'acide salicylique.

Recherches des matières sucrées. — Dans le but d'augmenter le résidu sec, les vins sont parfois additionnés de glucose ; ce sont les vins gallisés et les piquettes de raisins secs. Si cette addition a été faite, le résidu de leur évaporation, l'extrait, reste poisseux, il ne sèche pas alors même qu'il est chauffé longtemps au bain-marie ; la matière colorante des vins rouges ainsi fraudés se sépare en zônes inégalement colorées.

Après décoloration préalable par le charbon, ou par le sous-acétate de plomb, ces vins sucrés réduisent notablement la liqueur tartro-alcaline de cuivre ; les vins naturels n'agissent que très faiblement sur cette liqueur.

Les matières sucrées peuvent être également recherchées au moyen de l'action qu'elles exercent sur la lumière polarisée. Les vins naturels sont doués d'un faible pouvoir rotatoire vers la droite ; ce pouvoir est considérablement augmenté par le gallissage au moyen de glucose.

CHAPITRE XXIX

Considérations générales

Pour clore ce travail, nous allons, comme dernier souvenir laissé au médecin mobilisé, reproduire un extrait de la conférence du docteur Bousquet sur l'antisepsie sur le champ de bataille.

L'antisepsie est possible, puisqu'elle a été appliquée.

Au nom de l'humanité, nous devons donc faire des pansements antiseptiques sur le champ de bataille et nous devons les faire primitivement.

Avant d'aller plus loin, nous allons essayer de vous faire comprendre ce que devient un blessé en temps de guerre et esquisser ou résumer à grands traits le fonctionnement du service de santé en campagne.

Si vous le voulez, supposons un soldat qui a la cuisse traversée par une balle ; il tombe et après un temps plus ou moins long, est relevé par les brancardiers ; ceux-ci le transportent au poste de secours, puis à l'ambulance de première ligne. Là, suivant la gravité de sa blessure et le nombre de camarades déjà recueillis, il sera traité à l'hôpital temporaire le plus voisin, ou emballé dans un train sanitaire et évacué sur les hôpitaux de l'intérieur.

Les soins donnés sur le champ de bataille, au poste de secours, aux ambulances de première ligne, constituent le service de l'avant ; les différents hôpitaux et ambulances de l'intérieur constituent le service de l'arrière.

Nous ne nous occuperons pas de ce service hospitalier ; là, nous l'espérons, tout sera organisé pour le mieux, et chacun saura se montrer à la hauteur de sa mission. Revenons donc au service de l'avant.

Dès qu'un homme est blessé, sa plaie, exposée au contact de l'air, est susceptible de s'infecter. Si vous n'intervenez pas rapidement, si vous attendez pour agir que vous soyez commodément installé dans un hôpital, vous condamnez ce malheureux à la mort, car il va être traîné dans la boue, dans la poussière, exposé à la pluie, recouvert de linges malpropres, c'est-à-dire placé dans les conditions les plus favorables à l'infection.

Mais, dira-t-on, allez-vous vous installer au milieu des balles et des boulets, et là faire tranquillement tout le cérémonial prescrit par Lister ? Non, certes. Tout ce que nous demandons, c'est que l'on nous donne des tampons construits avec des substances antiseptiques, et nous disposerons ces tampons autour des orifices des plaies, de manière que ni les ferments, ni les organismes suspendus dans l'air, puissent arriver jusqu'à elles.

A l'hôpital ou à l'ambulance, où sera ensuite transporté le malade, on pourra à loisir renforcer le pansement dans les cas simples, et par contre, si l'on juge l'exploration nécessaire, il sera facile de la pratiquer, en s'entourant de toutes les précautions désirables.

Donc, à moins de nécessité absolue, il faut abandonner la pratique si chère aux anciens chirurgiens, il ne faut plus envers et quand même, en présence d'une plaie, s'empresser d'introduire dans son trajet le doigt, une sonde ou tout autres corps plus malpropre ; à moins de nécessité absolue, il faut être sobre d'intervention.

Le sort d'un blessé dépend presque entièrement du médecin qui soigne la plaie pendant les premières heures, et il faut exiger un point de tout le monde, savoir :

Ne pas faire de mal, car l'ancien principe d'Hippocrate, *nil nocere*, prend ici la première place.

Le doigt malpropre, la sonde infectée peuvent introduire des ferments dans le fond de la plaie.

L'action putride de ces ferments peut être telle que toute l'énergie et tout le soin qu'un autre médecin apportera dans le traitement consécutif ne pourront pas réparer les désastres dont ce premier examen est la cause. Plus moyen de prévenir les périls de divers genres qu'entraîne sans cesse la septicité de la plaie. Souvent donc la vie d'un homme dépend de votre doigt ou de votre sonde.

Malheur à qui charge sa conscience d'une négligence ! On ne vous demande rien de plus que de ne pas nuire aû malade ; on n'exige ni talent, ni peine, mais seulement la connaissance des principes admis par tous aujourd'hui.

Ainsi, sur le champ de bataille, il faut se borner à une seule chose : appliquer sur l'orifice ou sur les orifices des plaies, des tampons faits avec des substances antiseptiques quelconques et les y maintenir à l'aide d'un bandage convenable. Ce genre de pansement convient justement aux blessures de guerre qui sont pour la plupart dues à un projectile de petit calibre. Le petit diamètre de la plaie permet une exacte occlusion. L'énorme vitesse du projectile a pour conséquence qu'une plaie de cette nature est aussi nette que si on l'eût faite avec un cylindre très tranchant. Pas trace de tissus broyés ou de lambeau ; il est rare que la plaie contienne des corps étrangers. La grande rapidité du projectile déchire nettement les tissus. La plaie n'est donc qu'une plaie par instrument tranchant, très-disposée à une réunion par première intention, pourvu que les produits de décomposition n'amènent pas la suppuration progressive, la septicémie, l'érysipèle et tout le cortège de souffrances et de dangers dont nous avons encore le souvenir (Nussbaum, citation du professeur H. Bousquet).

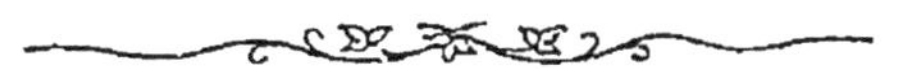

NOTES SUPPLÉMENTAIRES

CHAPITRE XXX

Infirmeries de gare. — Variétés pathologiques. —Appareils d'Hennequin pour fractures de l'humérus.

Infirmeries de gare (Docteur Chassagne). — Placées en général dans les gares de bifurcation à buffet ou stations haltes-repas pour pouvoir alimenter (en zone d'étapes par ordre du directeur d'étapes, plus à l'intérieur par l'administration centrale).

Leur but essentiel est de rafraîchissement et restauration.

On pourra y détacher fortuitement quelques aggravés jusqu'à leur conduite dans un hôpital local ; en ce cas la feuille d'évacuation reçoit les remaniements obligés.

Personnel. — Armée territoriale : 1 médecin-major-chef, 1 auxiliaire, 1 comptable, 13 infirmiers de visite ou d'exploitation.

Matériel. — 18 caisses, 46 ballots, 7,360 kilos, 3,210 pansements, 50 couches en fer, 10 brancards ; en moyenne de quoi subvenir aux besoins de 50 malades pendant 3 mois.

Locaux. — Une salle de malade et ou marché passé avec le buffetier, ou une cuisine-tisanerie et un réfectoire.

Le commissaire militaire de la gare reçoit chaque jour du directeur de santé territorial un état des places vides de ses hôptaux de la région.

Le directeur ou son délégué prennent charge de l'évacuation en gare et donnent les destinations et soins immédiats.

Ravitaillement des formations sanitaires. — A la station, magasin de chaque armée, il y a un dépôt de remplacement de matériel du service de santé, comprenant des unités ou sous-unités collectives, ou des objets isolés, des tentes-baraques pour 2 corps d'armée, des réserves de pansements pour 100 malades (1 caisse, 6 ballots, 422 kilos), des réserves de médicaments pour 100 malades (4 caisses, 400 kilos).

Les demandes de réapprovisionnement doivent être adressées en double expédition au directeur du corps d'armée, qui transmet au médecin-directeur d'armée, lequel envoie une expédition au directeur d'étapes.

Nota. — Les médicaments d'usage nouveau et récent, ou d'un prix élevé ne peuvent être prescrits dans les ambulances, infirmeries, etc., ils ne s'y rencontrent pas ; mais pour les officiers et soldats, à qui il est possible de les faire venir du dehors, sur ordonnance le médecin traitant sera toujours libre de les formuler du moment que leur fourniture n'incombe pas à l'État.

Service sanitaire de guerre de l'Allemagne.

Régiments d'infanterie. — 6 médecins, 1 médecin-major supérieur, 1 major, 4 assistants, 12 aides de lazareth, 1 par compagnie grade d'adjudant.

48 brancardiers régimentaires, 4 par compagnie, 6 havre-sacs à bandages, 12 sacoches d'infirmiers, 3 voitures médicales régimentaires.

Ambulance. — 3 ambulances par corps d'armée. Chaque ambulance comprend : 7 médecins, 8 voitures pour transport des blessés, 2 voitures sanitaires, 2 à bagages avec chacune 2 tentes de pansement, 1 de cantinier.

Il y a au total 165 médecins par corps d'armée.

Dans l'armée allemande, 1 médecin conduit, surveille, dirige les brancardiers sous le feu. En 1870, 29 médecins allemands furent tués, dont 12 médecins-majors supérieurs, 10 majors de 2e classe, et 7 aides-majors.

Le coup de chaleur frappant les troupes en en marche.

Arnold Heller, médecin-major des grenadiers de Silésie a établi par des chiffres statistiques authentiques, que les coups de chaleur dans les armées en campagne font plus de victimes que les épidémies les plus meurtrières, notamment le typhus, puisque dans ce dernier la température des malades est de 40°, 41° c, même que ce chiffre peut être dépassé : 41° 5 ; tandis que dans le coup de chaleur la température des soldats atteints est en moyenne de 42° à 45° c., par conséquent nécessairement mortel.

D'où l'auteur tire cette conséquence « que le coup de chaleur n'est autre chose qu'une grave perturbation du corps, à telles enseignes que dans les marches exécutées en été il s'accumule dans le sang des soldats un excédent de chaleur, déterminant peu à peu une élévation de la température propre, qui finit par atteindre un degré où il y a impossibilité pour l'économie de vivre » ; et Heller reproduit à cette occasion les expériences de Listen, Richet, Delaroche, Obermer, Rosenthal, Leyden, etc. Ce n'est donc pas tant l'élévation de la température extérieure qu'il faut accuser ici, que l'élévation de la température intérieure ou un état ataxo-adynamique, comme dans les fièvres graves, ainsi que l'ont démontré Liebermeister et Wunderlich. Il y a donc là une véritable énervation, une sorte d'asphyxie nerveuse.

Traitement par la phénacétine, 0 gr. 50 centig. par jour. Cette dose produit un abaissement durable de température de 7 à 8 degrés.

Contribution à l'étude des fractures de l'extrémité supérieure de l'humérus par M. Hennequin.

Frappé de l'insuffisance de presque tous les appareils destinés au traitement des fractures de l'humérus, l'auteur s'est efforcé d'arriver à une formule thérapeutique qui donne des résultats irréprochables. Le nouvel appareil plâtré qu'il a combiné s'applique tandis que le membre blessé est soumis aux forces extensives et contre-extensives qui produisent la coaptation parfaite des fragments;

il prend un point d'appui sur le moignon de l'épaule et l'aisselle, un autre sur l'avant-bras fléchi à angle droit devant la poitrine.

Quand il y a un épanchement sanguin considérable, il faut attendre pour placer l'appareil que le gonflement ait cessé, même qu'il ait commencé à diminuer ; on appliquera un appareil provisoire purement contentif. A cet effet, voici la succession des manœuvres à exécuter :

1° On fait asseoir le blessé sur le bord du lit ou sur une chaise, au-dessous d'un point d'appui auquel on pourra fixer un lac. Si le blessé est trop malade, on peut le laisser couché, en faisant seulement déborder le membre ;

2° On applique sur la main, l'avant-bras et l'extrémité inférieure du bras un bandage ouaté compressif de 1 à 3 centimètres d'épaisseur. On fléchit alors l'avant-bras à angle droit et on le maintient dans cette position à l'aide d'une bande de 2 mètres dont le milieu, formant une boucle, embrasse le poignet, et dont les deux chefs vont se croiser derrière la nuque, pour revenir d'arrière en avant sur les côtés du thorax, passer dans la boucle antérieure et se nouer devant la poitrine.

L'aisselle est garnie d'une compresse longue, ouatée, fixée à la partie supérieure de l'épaule par une épingle ;

3° Pour appliquer l'extension et la contre-extension, on procède de la façon suivante : Une bande passe en anse dans l'aisselle garnie à l'avance, et va se fixer au point d'appui indiqué plus haut, c'est le lac contre-extenseur. Une autre bande de 1 mètre est appliquée par sa partie moyenne à la face postéro-inférieure du bras, ses deux chefs sont croisés obliquement au-devant du pli du coude, puis retombent de chaque côté de l'avant-bras, chacun reçoit alors un poids de 2 à 3 kilos ;

4° Pour confectionner l'appareil on prend 16 feuilles de tarlatane de 1 mètre de long, ayant pour largeur la circonférence du bras : au bord supérieur, on fait une échancrure de 15 à 20 centimètres de profondeur et de 8 de largeur. Les deux chefs ainsi formés sont, à leur tour, divisés en deux suivant la longueur. Au bord inférieur, autre échancrure de même largeur, de 25 à 27 centimètres de profondeur. On a ainsi un appareil en forme d'H dont la partie transversale doit être de la longueur même du bras, mesurée du creux de l'aisselle, à la partie culminante du coude fléchi. Cet appareil est imbibé de plâtre délayé, selon l'usage ;

5° La coaptation des fragments étant vérifiée, on passe l'appareil entre les thorax et le bras, et on dirige les deux chefs supérieurs bifides, l'un en avant, l'autre en arrière du moignon de l'épaule. Dans l'écartement de leurs languettes, on fait passer les chefs du lac contre-extenseur et on entrecroise les languettes sur le moignon de l'épaule où un aide les fixe par une légère pression. On moule alors sur le bras le plein de l'appareil dont l'échancrure inférieure vient embrasser le pli du coude comme la supérieure embrasse le creux de l'aisselle. Les chefs inférieurs se conduisent alors en arrière de l'avant-bras puis reviennent sur ses côtés s'entrecoiser sur la face antérieure comme les courroies d'un cothurne jusqu'au niveau du poignet. Une bande sèche roulée est fixée mollement autour du bras pour mouler l'appareil ;

6° Au bout de 20 à 25 minutes on supprime l'extension et la contre-extension, on égalise les bords de l'appareil et le malade peut alors se tenir debout et marcher un peu. Il peut aussi mouvoir la main du côté malade et même, sans inconvénient, imprimer de légers mouvements à l'épaule. Par la fenêtre qui reste ouverte en avant de l'appareil on surveille la résolution de l'épanchement et la diminution de volume du membre, on garnit alors le vide qui se produit entre le bras et l'appareil et, au besoin si on le juge nécessaire, on renouvelle celui-ci au bout d'une vingtaine de jours.

Trente-cinq jours suffisent ordinairement à la consolidation ; au bout de ce temps on a enlevé l'appareil, et, au moyen de douches, de l'électricité, du massage, des bains stimulants et de l'exercice réitéré, on rend au membre sa souplesse et l'intégrité de ses mouvements. Ceux-ci se rétablissent d'autant mieux que la réparation du levier est plus parfaite *(Revue chir.)*.

Alimentation des malades dans les hôpitaux militaires.

La quantité des aliments est déterminée sur le cahier de visite par les dénominations suivantes :

Diète D. — Bouillon. — 1/2 portion. — 1 id. — 2 id. — 3 id. — 4 id.

Les malades à bouillon, 1/2 portion, 1 id., ont seuls droit à une nourriture spéciale :

Ainsi un malade ayant 1/2 portion peut avoir 1/2 portion tapioca.

Id. 1 id. id. Coteletie, œuf. Les malades à 2, 3, 4 portions sont à un régime uniforme.

La portion comporte : 82 grammes de pain. 35 grammes de viande sans légumes. 0 litre 06 de vin. 50 grammes de légumes secs. 62 grammes id. frais

Le lait peut être prescrit comme aliment et comme médicament.

Comme aliment le maximum est 4 portions ; la portion est de 125 grammes :

1° Aliments ordinaires pour officiers, sous-officiers et soldats, pouvant être prescrits dans toutes les positions, à l'exception de la diète de pain qui ne peut recevoir que du bouillon.

Viande cuite : 4 portions avec ou sans légumes ; 3 id. ; 2 id. ; 1 id.

Viande rôtie, grillée ou côtelette seulement, pour un dixième de l'effectif des malades.

Bouillon gras, soupe grasse ; bouillon maigre, soupe maigre ; légumes frais, légumes secs ; légumes conservés, macaroni ;

2° Boissons pour officiers, sous-officiers et soldats, pouvant être prescrites dans toutes les positions :

Vin rouge ou blanc : 4 portions ; 3 id. ; 2 id. ; 1 id. diète.

Bière ou cidre : 4 portions ; 3 id. ; 1 id. ; diète.

Lait : 4 portions ; 2 id. ;

3° Potages pour officiers, sous-officiers et soldats, pouvant être prescrits aux officiers dans toutes les positions, et aux sous-officiers et soldats à 2 portions et au-dessous :

Lait simple, soupe au lait, vermicelle, riz, semoule, tapioca, bouillie de fleurs de farine, juliennes, panades ;

4° Aliments légers pour officiers, sous-officiers et soldats :

1re catégorie : œufs sur le plat, frits omelette, dans les bouillons ou soupes. Poisson frais, poisson salé. Pruneaux, raisins, groseilles ou cerises, figues, dattes, jujubes, oranges, pommes, confitures, compotes, biscuits de Reims, café au lait ou à l'eau. Salade ;

2me catégorie : viande rôtie (officiers), poulet, canard, dindon, pigeon ;

5° Aliments particuliers pour officiers, pouvant être exceptionnellement prescrits aux sous-officiers et soldats :

Artichauts, pois, haricots, choux-fleurs, asperges, salsifis, épinards, chicorée, oseille ; poires, pêches, abricots, fraises, framboises.

NOTES. — Les potages ne doivent être prescrits que très exceptionnellement aux sous-officiers et aux soldats en remplacement de la soupe ; ils pourront être prescrits aux officiers sans exception. Les malades à 2 portions ne peuvent recevoir que des aliments légers de la 1re catégorie.

La volaille, aliment léger, peut être prescrite à 1 portion et au-dessous aux malades au régime gras sans viande, ou au régime maigre.

Plaie du crâne avec issue de substance cérébrale suivie de guérison. — Application antiseptique. — Applications analogues en temps de guerre.

Il s'agit d'un enfant de 9 ans, tombé du haut d'un balcon sur des pavés pointus. L'examen, pratiqué deux heures après la chute, démontre qu'il n'existe aucun trouble cérébral. Sur la moitié droite du crâne se voit une plaie contuse, de quatre à cinq centimètres d'étendue, au niveau de la bosse frontale. La peau de la région, au pourtour de la plaie, est comme tendue sur un vide fait à la boîte crânienne, et dessine un enfoncement considérable de la moitié droite du frontal.

A la partie inférieure de la plaie et profondément,

20

sous les bords de celle-ci, se voit une petite masse blanche du volume d'une noisette qu'on ne peut méconnaître pour de la substance cérébale.

Après avoir anesthésié l'enfant, la plaie est débridée, puis plusieurs fragments osseux, correspondant à la portion enfoncée du crâne, extraits. On constate par l'examen de ces fragments, que la perte de substance du crâne, de forme ovalaire, équivaut à une étendue de 5 centimètres dans un sens, de 7 centimètres dans l'autre sens.

On applique un pansement rigoureusement antiseptique.

La guérison se produit sans complications.

Il ressort de ce fait, l'évolution simple et favorable d'un traumatisme grave du crâne et du cerveau, coïncidant avec une cicatrisation obtenue sans suppuration, grâce au traitement antiseptique; l'absence de tout trouble cérébral. Dans toutes les fractures du crâne il est d'urgente nécessité d'enlever des fragments osseux trop intimement engrenés pour être redressés. Si des faits nombreux ont prouvé que des dépressions prononcées du crâne peuvent être bien et longtemps tolérées, il existe des cas bien plus nombreux démontrant que le contact des esquilles, la pression des fragments enfoncés d'une fracture, produisent une irritation chronique qui se traduit par des accidents immédiats, ou plus souvent par des manifestations tardives, telles que l'épilepsie et la folie traumatique. L'intervention immédiate, soit par la trépanation, soit par l'extraction directe des esquilles, est donc indiquée pour remédier à cet enfoncement.

Les malades aux manœuvres.

En raison des abus qui se produisent parfois pendant les grandes manœuvres, tout médecin militaire sera, dorénavant, détenteur d'un registre à souche où il inscrira le nom de chaque homme éclopé, la nature de son indisposition, l'heure à laquelle il s'est présenté à lui, et la dispense qui a été accordée à chacun. Ceux qui auront reçu l'autorisation d'user de la voiture d'ambulance seront réunis à l'arrivée au cantonnement dans un gîte spécial servant d'infirmerie et qui sera annexé au poste de police. Ils y coucheront et seront soignés par un infirmier désigné pour faire ce service.

De cette façon, les colonels auront très facilement des renseignements très précis et pourront se rendre compte exactement de l'état de leurs troupes. Ces prescriptions auront aussi pour effet dans les prochaines marches non-seulement d'empêcher les mauvais soldats de jouer au malade, mais encore d'obvier au manque de soins chez les autres.

L'ichthyol en chirurgie, par L. Jumon.

L'ichthyol se présente sous deux formes, suivant qu'il est associé à l'ammoniaque ou à la soude L'ichthyol *sulfonate d'ammonium* est un liquide de consistance sirupeuse, de couleur brune, d'une odeur et saveur bitumineuse, se boursouflant et se carbonisant par la chaleur ; brûlant sans laisser de résidu; soluble dans l'eau qui reste limpide, soluble incomplètement dans l'alcool et l'éther séparés. L'ichthyol *sulfonate de sodium* est une matière goudronneuse, brûnâtre, d'odeur bitumineuse, possédant pour le reste à peu près les mêmes propriétés que l'ichthyol *sulfonate d'ammonium*.

C'est l'ichthyol *sulfonate d'ammonium* qui est employé de préférence. Les deux combinaisons possèdent la propriété antiseptique. D'après Lorenz, elles ont pour conséquence de détruire rapidement les bacilles ; si on mélange avec elles des liquides virulents, les inoculations restent sans résultat.

Dans le traitement des plaies, l'ichthyol agit comme un excellent antiseptique. L'emploi exclusif de cette substance est contre-indiqué, lorsqu'on veut obtenir une réunion par première intention. Toutefois la cicatrisation se fait rapidement, et on obtient des cicatrices régulières. On badigeonne les plaies avec une solution étendue d'ichthyol ou on les recouvre d'une pommade d'ichthyol à la vaseline, au 70ᵉ On a fabriqué des appareils à pansement, gaze, ouate, imprégnées d'ichthyol.

Dans les brûlures peu profondes, la pommade à l'ichthyol et à la vaseline, calme presque instantanément la douleur ; dans les brûlures profondes, il est préférable d'employer une solution aqueuse d'ichthyol aux deux centièmes.

Dans l'érysipèle, on se trouve bien de badigeonner, deux ou trois fois par jour, les parties malades avec un mélange d'ichthyol, d'éther et de glycérine, en ayant soin de dépasser les limites de la rougeur.

Substitution de la photoxyline au collodion, dans la pratique chirurgicale, par Von Wahl.

La photoxyline est un produit dont on se sert dans la photographie. L'auteur emploie une solution à cinq pour cent, mélangée avec parties égales d'alcool et d'éther. Il a reconnu à cette préparation les avantages suivants sur le collodion officinal :

1° D'adhérer plus longtemps à la peau, et de n'être altéré, ni par les lavages, ni par le contact prolongé avec des liquides indifférents;

2° De former une couche absolument imperméable aux autres liquides ;

3° D'exercer sur les tissus une compression uniforme.

Voici les applications chirurgicales de la *photoxyline :* petites opérations, telles que l'extirpation de kystes dermoïdes, d'adénites, d'opérations plastiques faites sur la face de cure radicale de hernies, d'hydrocèle, de castration. Dans ces trois dernières, il faut redouter l'imprégnation des pièces à pansement par l'urine ; alors, au lieu de recourir à un pansement volumineux, on applique sur la plaie, préalablement réunie par la suture et le taffetas d'Angleterre, et après cessation de tout écoulement sanguin, une mince couche d'ouate dégraissée, imbibée de *photoxyline.* Cette couche protectrice peut résister, pendant huit à dix jours, à l'action dissolvante des liquides. Grâce à la compression uniforme qu'elle exerce sur la région, le drainage de la plaie sera inutile. L'auteur considère ce pansement comme très-avantageux surtout chez les enfants, où le contact de l'urine avec les pièces à pansement est presque impossible à éviter.

Dans les laparotomies, l'application d'une couche de *photoxyline* ou d'une mince couche d'ouate imprégnée de ce liquide, rend inutile tout autre pansement, et protège très efficacement la plaie abdominale,

La balle du fusil Lebel.

Nous croyons devoir donner sur la balle du fusil Lebel des renseignements supplémentaires.

Cette balle est de forme cylindro-conique. La longueur totale est de trois centimètres. La portion cylindrique a une longueur de deux centimètres, huit millimètres. La portion conique a 5 millimètres de long, et représente un cône tronqué au sommet, c'est-à-dire que cette portion conique se termine par une surface de quatre millimètres de diamètre.

Les expériences de tir ont été faites avec des charges réduites, à toutes les distances, depuis 2,000 mètres jusqu'à bout portant. Les auteurs ont étudié les effets produits par les projectiles sur les divers tissus de l'économie.

Lésions cutanées. — Les ouvertures d'entrée de la balle sont *arrondies,* comme taillées à l'emporte-pièce, d'un diamètre parfois égal, mais plus souvent inférieur à celui du projectile. Elles sont d'autant plus petites que la vitesse de la balle est plus grande.

Les ouvertures de sortie sont *irrégulières*, en fente ou en étoile, d'un diamètre plus variable que l'ouverture d'entrée. Elles sont presque toujours insuffisantes pour permettre l'exploration, avec le doigt, du trajet de la balle.

Tissus fibreux. — Les perforations, les fentes, les déchirures sont ordinairement plus petites que les ouvertures cutanées.

Nerfs, muscles, tendons. — Les nerfs et les tendons échappent facilement à l'action des projectiles. Les effets produits sur les muscles diffèrent, suivant la direction de la balle. Lorsque celle-ci frappe un muscle perpendiculairement à la direction de ses fibres, elle y creuse un canal d'autant plus large, que la distance du tir est plus rapprochée. Si la balle atteint le corps charnu très obliquement, parallèlement à ses faisceaux, le trajet est étroit, tellement étroit qu'il peut échapper aux recherches.

Vaisseaux. — Artères et veines sont perforées, échancrées ou coupées nettement. Les bouts sectionnés restent béants dans la plaie ; les tuniques divisées du vaisseau ne se rétractent pas sensiblement.

Os. — S'il s'agit d'os *spongieux,* lorsque la balle arrive directement sur l'os, le tissu spongieux est broyé ; si elle arrive latéralement, le tissu spongieux éclate ; cet éclatement se traduit par des fissures radiées et concentriques, par des esquilles longitudinales, au voisinage de la perforation, principalement au niveau du trou de sortie de la balle.

S'il s'agit d'os compacts, la balle produit, dans les tirs à grandes distances, de longues fissures, sans destruction étendue du périoste ; le broyement de l'os, de la moelle, des esquilles multiples et disjointes, dans les tirs à six cents mètres et en deçà.

Arrêt et déformation des balles. — Dans aucune des expériences, même avec le tir à 1800 et 2000 mètres, la balle, quelque grande qu'ait été la résistance des tissus au milieu desquels elle a pénétré, ne s'est arrêtée dans ces tissus. Jamais les balles ne se sont divisées, aplaties, ou même sensiblement déformées par le choc sur les os les plus résistants. *A l'avenir, la chirurgie n'aura plus à se préoccuper de la recherche et de l'extraction des balles.*

Comparaison entre les balles du fusil Lebel et les anciennes balles. — Les premières ont l'avantage de se déformer à peine et exceptionnellement ; de ne produire d'effets explosifs que lorsqu'elles sont tirées à une distance de 200 mètres et en deçà ; de faire dans les parties molles des trajets rectilignes, plus étroits, moins contus ; de ne pas s'arrêter dans les parties molles. Elles produisent des lésions osseuses plus considérables, surtout dans les os compacts et résistants pour les tirs à longues distances.

Chauvel et Nimier, concluent que si, dans les guerres futures, le nombre des blessés est plus grand, les blessures seront parfois moins sévères, et la chirurgie conservatrice continuera de s'exercer dans des conditions favorables, si elle sait être résolument antiseptique.

Je lis dans un journal politique parisien, rendant compte de la visite faite par M. le président de la République, le 16 juillet 1888, à l'Ecole militaire de Saint-Cyr, que des expériences comparatives ont été faites, ce jour-là, au polygogne de l'Ecole, avec le fusil Gras d'une part, le fusil Lebel de l'autre. Ces expériences ont démontré que le fusil Lebel a un effet utile bien supérieur au fusil Gras. En 32 secondes, une section de cinquante tireurs armés du fusil Lebel a brûlé 150 cartouches de plus que la section tirant avec le fusil Gras pendant le même laps de temps. De plus, bien que le tir fût fait dans les conditions les moins avantageuses, puisque les tireurs utilisaient le système de répétition et exécutaient le tir le plus rapide, le pour cent de balles mises dans le but par le fusil Lebel a eté double de celui obtenu par le fusil Gras.

Les topiques médicamenteux de Unna dans les maladies de la peau.

M. Hallopeau s'est initié pendant un séjour à Hambourg aux pratiques préconisées par l'éminent dermatologiste Unna pour l'application des médicaments à la surface de la peau, — progrès incontestables réalisés en dermatologie.

Les pansements, qui sont très variés suivant la nature et le siége de la lésion, se rapportent cependant à deux types : les *mousselines chargées d'onguent* que l'on applique en compresses et qui restent en place plusieurs jours ; — les *colles médicamenteuses,* tantôt fortes, tantôt faibles, que l'on étend sur les surfaces malades.

Voici la composition de ces colles :

	Colle faible	colle forte
Gélatine	15	30
Oxyde de zinc	5	10
Glycérine	25	30
Eau	45	30

L'oxyde de zinc les rend inaltérables.

Les colles médicamenteuses constituent des enveloppes poreuses, absorbantes ; elles sont beaucoup moins à redouter au point de vue de la résorption des médicaments, que la traumaticine ou dissolution de gutta-percha dans le chloroforme. Leur pression est douce et calmante.

Unna les emploie systématiquement dans le prurit, les érythèmes, l'eczéma artificiel, l'ichthyose, l'acné, les plaies, etc. Unna enduit quelquefois tout le corps. M. Hallopeau estime que ce badigeonnage universel peut n'être pas sans danger dans certains cas.

Les mousselines-emplâtres, dans lesquelles la substance médicamenteuse est appliquée sur une emplâtre imperméable trempée dans la gutta-percha, agissent autrement que les colles.

Sous leur influence, la peau devient plus molle et se laisse plus facilement pénétrer par les médicaments. Ces mousselines diffèrent des gazes usitées jusqu'ici en France en ce que l'excipient est réduit au minimum ; avec 2 à 5 grammes de substance adhésive, on arrive à fixer 30 à 40 grammes de médicament. M. Hallopeau a employé avec succès dans un cas de lupus une emplâtre créosotée suivant cette formule.

Des accidents dus à l'emploi des antiseptiques en chirurgie *(Concours médical).*

L'antisepsie chirurgicale a donné des preuves si éclatantes de sa puissance que l'emploi des substances antiseptiques a dû fatalement se répandre de plus en plus. Mais il ne faut pas perdre de vue que les substances antiseptiques, les plus usuelles sont toutes plus ou moins toxiques ; et on sait qu'il s'est produit depuis quelques années un certain nombre d'accidents parfois mortels dus à l'absorption, à la surface des plaies, des agents chimiques employés pour maintenir leur asepsie aussi parfaite que possible.

Les adversaires de la méthode en profitèrent, et répudièrent hautement l'emploi des antiseptiques chimiques ; d'autres fervents adeptes de l'asepsie ont cherché dans les matériaux de pansement et de lavage simplement stérilisés le moyen d'échapper aux dangers d'empoisonnement. L'année dernière, au Congrès des médecins Hellènes tenu à Athènes, le docteur Zancarol (d'Alexandrie) faisait d'une façon énergique le procès de tout les antiseptiques ; il s'étendait complaisamment sur leurs dangers, montrait au grand jour tous les accidents qu'on leur impute... Nous croyons quil ne faut rien exagérer : abandonner aujourd'hui les antiseptiques qui ont rendu et nous rendent tous les jours de si éclatants services, serait tomber dans un excès aussi perfide que l'abus lui-même de ces substances. Nous disons hautement que les antiseptiques bien maniés, avec les précautions que tout bon chirurgien doit prendre, ne sont point dangereux.

Un fait très important se dégage de l'étude de tous les faits connus d'intoxication par les antiseptiques ; les accidents ne se produisent, la plupart du temps, que dans certaines conditions ; ou bien il y a eu excès de la substance employée, ou bien la surface traumatique considérable a donné lieu à une absorption trop puissante. Certains tissus, nous le verrons, ont un pouvoir absorbant plus développé pour certaines substances.

L'iodoforme, par exemple, est très rapidement absorbé par les surfaces séreuses saines ; il s'émulsionne et devient très-facilement résorbable sur les surfaces formées de tissus adipeux. D'autre part, on sait que tout poison doit être éliminé par nos émonctoires et en particulier par l'intestin, le rein, le foie. Si ces organes sont altérés au préalable, ils ne rempliront point leur fonction naturelle et l'agent toxique pourra s'accumuler dans l'organisme. Dans d'autres cas, c'est cet agent lui-même qui attaque ces organes en imminence morbide et détermine des altérations rapides et plus ou moins profondes dans leur tissu. Il faut encore tenir compte de certaines idiosyncrasies en vertu desquelles il est des sujets sensibles à des doses minimes des substances antiseptiques employées ; on peut avoir là des surprises, qui seront peu dangereuses, toutefois, si l'on n'emploie point de doses trop fortes ou trop longtemps prolongées.

Il faut aussi savoir que les dangers d'intoxication sont variables avec l'âge des individus ; l'emploi des antiseptiques sera soigneusement surveillé chez les enfants dont la puissance d'absorption est si considérable ; chez les vieillards il faudra se défier de l'état des viscères émonctoires qui sont souvent altérés. Il en sera de même chez les alcooliques, les cachectiques, ceux qui présentent des suppurations prolongées, les albuminuriques, les diabétiques, tous individus dont les organes présentent souvent des lésions histologiques qui modifient leur fonctionnement habituel.

Il appartient au chirurgien prudent de peser toutes ces circonstances, de surveiller l'emploi de ses antiseptiques ; de s'arrêter au moindre symptôme inquiétant et de modifier ses pansements. C'est pourquoi nous avons cru intéressant et utile d'exposer brièvement ce chapitre de la thérapeutique clinique d'après les faits connus en y ajoutant un certain nombre de remarques et de détails que nous avons nous-même observés.

1° *Accidents dus à l'emploi du pansement phéniqué.* Nous pouvons les ranger en deux classes ; accidents locaux, accidents généraux. Parmi les accidents locaux nous décrivons l'érythème, l'eczéma phéniqué et la gangrène.

Erythème phéniqué. — Le contact des solutions phéniquées avec la peau, commence à être désagréables quand on emploie la solution à 5 o/o. Les propriétés irritantes de cette solution sont dues à plusieurs circonstances. Souvent la matière première est impure, l'acide phénique est de qualité inférieure, il a alors une odeur forte, âcre et des plus désagréables. Il faut rejeter les solutions mal préparées au fond desquelles on voit des globules d'acide phénique non dissous dans l'eau, ou quand il se forme des yeux brunâtres à la surface du liquide versé dans une cuvette. Il faut aussi savoir que les solutions phéniquées préparées à l'alcool sont beaucoup plus irritantes que celles dans lesquelles la dissolution de l'acide est favorisée par la glycérine. Aussi j'ai adopté, après beaucoup d'autres d'ailleurs, les types suivants de solution phéniquée :

à 5 o/o	Acide phénique.....	50 gr.
	Glycérine	50 gr.
	Eau distillée........	1000 gr.
à 2 1/2 o/o	Acide phénique.....	25 gr.
	Glycérine	25 gr.
	Eau distillée	1000 gr.

La solution est beaucoup plus parfaite, moins irritante, et, partant, d'un maniement beaucoup moins désagréable.

La pulvérisation phéniquée, pratiquée trop près, et quelquefois une cause d'érythème. La gaze de Lister, grossière, rigide, trop chargée de résine ou préparée avec des acides impurs, irrite très fortement la peau ; aussi ne doit-on employer que des gazes souples, molles et bien blanches, et rejeter les autres produits de fabrication inférieure.

Certaines causes prédisposantes favorisent l'apparition de l'érythème phéniqué ; les sujets à peau fine comme les femmes, les enfants, sont plus sensibles au contact de l'acide. Certaines régions, la mamelle, le cou, les membres du côté de la flexion, les organes génitaux externes, la région sous-périnéale sont également d'une susceptibilité particulière. Le scrotum enfin est la région la plus sensible de toutes et il ne faut jamais y appliquer de pansement phéniqué. Les sujets herpétiques voient parfois se développer sur leurs mains des éruptions tenaces d'eczéma. Il ne faut pas oublier non plus que l'emploi des solutions faibles a parfois amené la production de plaques gangréneuses superficielles sur la peau des diabétiques et que les téguments lisses et œdémateux de l'albuminurique sont encore un terrain à éviter dans l'application de ces solutions.

L'érythème phéniqué revêt plusieurs formes clinique ; le docteur Brun, dans sa thèse d'agrégation (Paris 1886), en décrit trois principales.

à) *Erythème simple apyrétique.* — Cette forme, la plus légère et la plus bénigne, est caractérisée par l'apparition d'une plaque rouge non saillante répondant à toute l'étendue du tégument recouvert par le pansement. Le malade perçoit une chaleur mordicante, un prurit intense, mais son état général est absolument intact, il n'a aucune élévation de température. Ordinairement cette rougeur érythémateuse disparait au bout de 48 à 72 heures. Elle ne laisse d'autres traces qu'une desquamation épidermique superficielle qui s'effectue après la disparition de la rougeur.

b) *Erythème fébrile.* — Cette seconde variété est caractérisée par une éruption confluente formée de vésicules de volume variable. Elles peuvent aller des dimensions d'un grain de mil à celles d'une tête de grosse épingle ; parfois même la sécrétion de sérosité qui se fait à la surface de l'épiderme soulevé est assez abondante pour former de grosses bulles semblables à celles d'un vésicatoire. Les malades sont tourmentés par une chaleur mordicante, un prurit violent, des douleurs cuisantes. Souvent on voit la rougeur dépasser les limites du pansement et s'étendre à presque toute la surface du corps, mais avec une coloration de moindre intensité. Les grosses vésicules crèvent et laissent couler un liquide louche et jaunâtre ; les petites commencent à se flétrir au quatrième jour, puis toute la surface atteinte d'érythème se recouvre de croûtes furfuracées minces et jaunâtres. Un état général très marqué accompagne la manifestation cutanée, la température monte à 38 1/2 et même 39° ; le malade ressent un certain malaise, de l'anorexie, et une céphalalgie parfois intense.

c) *Eczéma phéniqué.* — Cette troisième forme d'érythème est la plus rare ; quelquefois on la voit succéder à la précédente et se localiser sur une région. D'autre fois on voit apparaître de véritables poussées eczémateuses qui ne tardent pas à se généraliser à la surface du corps. Dans ces cas il faut évidemment tenir compte d'une prédisposition individuelle. Nous connaissons un confrère, qui ne peut se servir d'eau phéniquée, ou même se trouver exposé au spray pendant quelques minutes, sans voir survenir quelques heures après une poussée d'eczéma généralisé.

Grâce à certaines précautions prophylactiques, on pourra presque toujours éviter l'érythème ou l'eczéma phéniqués : pour cela, on n'utilisera que les solutions très bien faites, des pièces de pansement douces, bien imprégnées, et non chargées de substances résineuses.

De plus, il sera prudent de ne pas employer le pansement phéniqué sur les jeunes enfants, les femmes et les sujets à peau fine. Ou bien, dans ces cas, on aura soin d'oindre les téguments au-dessous du pansement, à l'aide d'une pommade boriquée dont voici les différentes formules empruntées à Lister et à M. Lucas-Championnière :

1° Onguent boriqué dur (formule de Lister) :

Acide borique lavé.......	1 gr.
Cire blanche	1 gr.
Parafine	2 gr.
Huile d'amande douce.. .	2 gr.

2° Onguent boriqué mou (formule de M. Championnière) :

Huile d'amande douce...	210 gr.
Parafine	60 gr.
Cire blanche	30 gr.
Acide borique..........	60 gr.

Quand malgré toutes les précautions prises on se trouvera en présence d'un érythème confirmé, la suppression du pansement phéniqué sera la mesure la plus sage ; on le remplacera par un autre moins irritant, boriqué ou salicylé par exemple.

d) *Gangrène phéniquée.* — Cet accident n'est pas aussi rare qu'on pourrait le croire ; j'en ai pour ma part observé cinq à six cas depuis trois à quatre ans. Dans tous, la lésion portait sur un doigt et était le résultat d'une application malencontreuse de solutions phéniquées fortes. Dans deux cas c'étaient des garçons de laboratoire qui s'étant piqués un doigt ou souffrant d'une petite lésion inflammatoire y appliquèrent une compresse imbibée d'une solution phéniquée fait au hasard ; souvent une solution titrée très concentrée qu'ils employaient de préférence à la solution étendue d'eau. Dans deux cas j'ai eu affaire à des malades qui, à la suite d'un accident quelconque, avaient laissé appliquer sur leur doigt une solution concentrée par un garçon de pharmacie ou même par un pharmacien.

Dans tous les cas donc, la cause de l'accident provenait de l'ignorance où étaient ses auteurs, de la puissance caustique de l'acide phénique.

Un phénomène trompeur, en effet, accompagne rapidement l'application de ces solutions concentrées ; le sujet ne tarde pas à éprouver un engourdissement du doigt qui calme la douleur dont il souffrait, et, confiant, il renouvelle au besoin son pansement pour bien s'assurer contre le retour de la douleur. Or, cette anesthésie est justement le signe de la nécrose commençante, les extrémités nerveuses cutanées sont détruites par l'acide ; les éléments anatomiques sont nécrosés. Quelques heures après, le doigt est insensible à la piqûre, il est comme rétracté, aminci, puis il semble se dessécher; il noircit les jours suivants, la gangrène est confirmée, on n'a plus alors qu'à favoriser l'élimination de l'eschare ou à faire l'amputation des parties mortifiées Dans les cas où nous avons observé cette gangrène phéniquée, c'était toujours une momification, une gangrène sèche ; et nous avons été frappé de ce fait que dès les premiers moments de la constatation, on pouvait traverser les parties molles du doigt avec une aiguille sans provoquer de douleur, ni d'écoulement sanguin. Il faut donc que le public soit en garde contre l'emploi inconsidéré de l'acide phénique et sache bien que les solutions concentrées sont localement dangereuses quand elles dépassent 5 o/o.

Intoxication phéniquée. — L'absorption de l'acide phénique au niveau des plaies, et sans aucun doute sa pénétration dans le torrent circulatoire à travers l'épithélium pulmonaire quand on est longtemps exposé aux vapeurs du spray, se traduisent par un phénomène à peu près constant bien étudié pour la première fois par le docteur Kirmisson. Ce phénomène consiste dans l'émission d'urines, qui, d'abord de coloration à peu près normale, quoique très foncée, prennent successivement, pendant le refroidissement, les teintes vert olive, brun, sale, ou noire. Cette coloration semble due au passage de l'acide phénique dans le rein, et cependant on ne le retrouve pas en nature dans l'urine ainsi altérée. Quelques chimistes y ont trouvé de fortes proportions d'un sel mal déterminé, un phénate d'urée. Le docteur Kirmisson fut amené par les observations qu'il fût à penser qu'il y avait une relation certaine entre la grande étendue des plaies et l'apparition des urines phéniquées. M. le professeur Verneuil admet aussi que ce phénomène se rencontre surtout chez les sujets atteints de suppurations anciennes chez lesquels le rein est notablement altéré.

Les urines phéniquées, comme tous les autres signes d'intoxication carbolique, s'observent surtout quand les plaies sont larges, quand elles portent sur des tissus spongieux, des os par exemple ; quand la solution phéniquée se trouve retenue dans une cavité traumatique comme les anfractuosités d'une fracture compliquée. On les observe aussi quand les opérateurs font des débauches de solutions phéniquées dans le lavage des plaies, comme on le voyait souvent au commencement de la méthode de Lister. Non seulement les grands lavages, mais encore le spray appliqué sur une large surface traumatique, ne tardent pas à provoquer l'apparition des signes d'intoxication. Nous avons observé encore, il y a un an environ, le phénomène des urines noires débutant moins de deux heures après le début d'une pulvérisation phéniquée sur la surface d'amputation d'un moignon de cuisse largement béant.

Les enfants et les vieillards sont beaucoup plus sensibles que les adultes à l'intoxication phéniquée par pansement. L'application étendue de compresses phéniquées sur la peau fine de l'enfant peut être suivie de phénomènes d'absorption. Nous avons été souvent frappés de ce fait lors de notre internat à l'hôpital des enfants. Maintes fois nous avons observé que les opérations sur les os, les évidements des extrémités épiphysaires s'accompagnaient rapidement de phénomènes inquiétants. Nous nous rappelons en particulier un évidement du grand trochanter sur une fillette de 10 ans environ, où l'on employa en grande abondance de la solution phéniquée à 5 o/o. A partir du moment de l'opération, l'enfant se refroidit ; le lendemain elle était toujours dans l'algidité ; les urines étaient fortement colorées ; bientôt l'enfant tomba dans le collapsus et elle succomba le troisième jour après l'opération. Il est certain que dans ce cas la mort fut due à l'absorption de l'acide phénique en grande abondance par les vaisseaux veineux du tissu spongieux largement ouverts par l'acte opératoire.

Les formes cliniques de l'intoxication phéniquée sont au nombre de deux : aiguë, lente et progressive:

1° *Forme aiguë:* Elle peut se montrer immédiatement après l'opération et le pansement comme dans les cas dont nous avons parlé plus haut. Mais il n'est pas rare de la voir débuter plusieurs heures et même un ou deux jours après. Parfois des sujets semblent réfractaires aux premiers pansements et ne montrent des signes d'absorption que très longtemps après le début de l'emploi du liquide antiseptique. Deux variétés d'accidents aigus ont été observées :

Dans les cas d'*intoxication légère*, on observe simplement une céphalalgie frontale assez intense, de l'inappétence, des nausées, souvent des vomissements ; en somme, c'est un état gastrique assez intense qui domine et qui peut passer sur le compte d'un simple trouble digestif, comme on en observe souvent après les opérations, surtout chez les malades dont l'estomac ou le foie fonctionnaient médiocrement avant le traumatisme. Cependant, l'apparition de la coloration spéciale des urines doit mettre le médecin sur ses gardes.

Dans les cas d'*intoxication grave*, les symptômes sont tout à fait caractéristiques. Le malade présente un état de torpeur profonde qui peut aller jusqu'au coma complet. Toute la surface du corps présente une pâleur notable, la face est blanche et les lèvres sont un peu violacées, une sueur visqueuse couvre les téguments. La température s'abaisse notablement, le pouls devient petit, filiforme ; la sensibilité générale est profondément émoussée, la pupille et la cornée elles-mêmes deviennent insensibles. L'inappétence est absolue, le malade a, de plus, des vomissements bileux répétés et quelquefois une diarrhée abondante, noire et très fétide. Les urines ont les caractères indiqués plus haut, et Billroth a fait observer que souvent elles contenaient de l'albumine et des cylindres épithéliaux, indices d'une altération commençante du rein. Tous les symptômes que nous venons d'indiquer montre l'action essentiellement irritante de l'acide phénique sur le tube digestif. On trouve, en effet, à l'autopsie des lésions inflammatoires de la muqueuse gastro-intestinale qui peuvent aller jusqu'à la production d'ulcérations.

Du côté de la circulation, on observe assez souvent le ralentissement des battements cardiaques, qui deviennent en même temps beaucoup plus énergiques ; vers la fin, ils sont faibles, irréguliers, intermittents et l'arrêt du cœur en diastole est un des modes physiologiques de la terminaison fatale.

La respiration est accélérée dès le début, ce qui semble montrer que l'acide phénique a une action particulière sur la composition du sang, diminuant son pouvoir absorbant d'oxygène ; plus tard, elle devient irrégulière, saccadée, anxieuse, plus stertoreuse. On observe enfin, plus souvent toutefois chez les enfants, des convulsions cloniques et des spasmes du diaphragme, et ces phénomènes sont souvent précédés d'une sorte d'hypéresthésie générale ou d'ivresse.

La mort peut survenir dans cette forme grave au bout de 4 à 6 heures, ou plus tardivement après 8, 10 et 12 jours. La guérison est toujours lente et progressive ; on l'a vue souvent s'accompagner d'accidents sérieux ; spécialement de congestions pulmonaires. On a aussi observé à la suite de l'empoisonnement des ulcères de la cornée.

2° *Forme chronique.* — Elle est caractérisée par des sortes d'accès qui surviennent après les pansements ; elle semble varier un peu avec l'âge des sujets. Chez les enfants on observe surtout des troubles cérébraux légers, une agitation marquée dont il est très-difficile de les tirer.

Chez l'adulte, au contraire, les phénomènes gastro-intestinaux dominent ; inappétence, vomissements, nausées. Les urines sont noires et on observe assez souvent une élévation marquée de la température. Enfin, bien que la guérison survienne souvent, les malades, surtout les vieillards, finissent quelquefois par succomber.

Traitement. — Quand on emploie couramment les pansements phéniqués, il faut prendre certaines précautions grâce auxquelles on pourra éviter les complications parfois si graves que nous venons de décrire. On sera toujours très réservé dans l'emploi des solutions fortes chez les enfants et les vieillards. Dans tous les cas et aussi chez les adultes on évitera les lavages trop abondants et surtout trop prolongés sur les grandes surfaces traumatiques, dans les cavités articulaires, les grandes séreuses viscérales comme le plèvre, et surtout les cavités creusées dans le tissu spongieux des os chez les enfants. On aura toujours soin d'assurer par la position, la compression et un drainage bien ménagé la sortie du liquide employé aux irrigations.

Si les signes d'intoxication se montrent, il faut supprimer le pansement phéniqué, combattre le collapsus au moyen d'injections hypodermiques d'éther, ramener la chaleur au moyen de frictions excitantes et de boules d'eau chaude. Il est très utile d'activer l'élimination du poison par les reins en activant la sécrétion urinaire au moyen de boissons diurétiques. Un bon moyen est d'appliquer des compresses froides sur les membres. La sudation pourra être provoquée également au moyen de quelques injections sous-cutanées de sulfate d'atropine.

Sonnenburg a conseillé un moyen qu'il ne faut pas négliger, c'est l'administration à l'intérieur à doses répétées d'une solution de sulfate de soude à 5 o/o. Le malade doit prendre toutes les heures une forte cuillerée à bouche de cette solution. Georges Newton conseille l'emploi de sulfate de magnésie employé de la même façon. Sous l'influence de ces sels, il se forme dans l'économie un phénol-sulfate très soluble et très facilement éliminable (Docteur Barette).

L'acide acétique comme désinfectant.

L'acide acétique ayant été recommandé contre la diphthérie, on a conseillé de l'employer en solutions à 3 ou 5 pour cent, dans les opérations gynécologiques. L'acide acétique présente divers avantages : il est aussi antiseptique que l'acide phénique ; il n'est par toxique ; il est hémostatique et imprègne les tissus beaucoup plus facilement que les autres antiseptiques. Le sublimé est loin de présenter cet avantage, en raison des composés insolubles qu'il forme avec les albuminoïdes. De plus, l'acide acétique, en solution à 3 pour cent, n'attaque par les instruments de chirurgie. La solution à 5 pour cent sera employée dans les cas de septicémie ; elle produit une sensation de brûlure sur les plaies.

Traitement antiseptique des abcès (docteur Lucas Championnière).

Avant d'ouvrir un abcès, quel qu'il soit, on lave avec soin la région à l'eau phéniquée forte :

Acide phénique cristallisé .	50	grammes.
Glycérine..................	50 à 75	—
Eau......................	1.000	—

On se sert d'un bistouri plongé dans l'eau phéniquée ; on vide l'abcès, et on injecte dans sa cavité de la solution forte, en faisant en sorte que le liquide introduit puisse sortir librement. On dispose dans l'orifice un bout de tube caoutchouc facile à extraire à l'aide d'un fil, et on couvre le tout d'un épais gâteau de charpie imprégné de la solution suivante :

Acide phénique cristallisé....	25	grammes.
Glycérine..................	25	—
Eau......................	1.000	—

Le pansement est couvert à son tour d'une feuille de taffetas gommé, convenablement fixée. — Au bout de 24 heures, on retire le tube pour le laver et le raccourcir et on le recouvre d'un autre gâteau de charpie, imprégné d'eau phéniquée faible. — Grâce à ce mode de pansement, la suppuration est moindre, la rougeur de la plaie insignifiante, et la cicatrice moins apparente.

Incompatibilité des antiseptiques.

Il existe entre les antiseptiques les plus employés en chirurgie et en hygiène les incompatibilités suivantes : entre le sublimé et l'iode ; — le sublimé et le savon ; — l'acide phénique et l'iode ; — l'acide phénique et le permanganate de potasse ; — l'iode et le savon ; — l'acide salicylique et le savon ; — l'acide salicylique et le permanganate de potasse ; — le permanganate de potasse et l'huile ; — le savon et la glycérine.

Association de divers antiseptiques.

En raison des intoxications que peuvent produire l'acide phénique et le sublimé, le docteur E. Rotter a cherché à faire un antiseptique qui serait un microbicide suffisant, mais qui n'offrirait aucun danger au point de vue de l'intoxication. Il a réuni un certain nombre de substances antiseptiques, espérant que de leurs forces ajoutées naîtrait une résultante puissante. Chaque antiseptique entre dans la composition du mélange à des doses auxquelles il ne peut être nuisible. L'auteur a cherché à composer son mélange avec des substances peu chères ; il a cherché à composer son mélange à des doses auxquelles il ne peut être nuisible. L'auteur a cherché à obtenir avec elles une solution claire, sans couleur et sans odeur. Cette solution pourra être faite facilement avec de l'eau ordinaire, sans alcool pour aider à dissoudre, sans chauffage pour faciliter la solution de la poudre à doses partielles antiseptiques.

Il entre dans la composition du mélange, pour un litre d'eau :

Sublimé	0,05
Chlorure de sodium	0,25
Acide phénique	2 gr.
Chlorure de zinc	ââ 5 gr.
Sulfocarb. de zinc	
Acide borique	3 gr.
Acide salicylique	0,60
Thymol	0,10
Acide citrique	0,10

L'acide citrique entre dans la composition du mélange pour clarifier la solution de zinc ; le thymol, pour corriger l'odeur des autres substances.

Cette solution antiseptique a été essayée dans les laboratoires. L'auteur installa à côté de ses expériences sur sa solution, une série d'expériences comparatives avec une solution de sublimé à 1 pour 1000. Les résultats furent les mêmes des deux parts.

Après ces expériences de laboratoire, la solution antiseptique fut employée dans les hôpitaux de Munich.

L'application de la solution n'est point douloureuse ; il n'y a, parait-il, jamais d'eczéma, même après l'application de bandages humides pendant 24 heures. L'odeur de la solution est agréable, et persiste malgré la présence de liquides existant dans la plaie.

De plus, cette solution n'altère pas les instruments que l'on peut y laisser plongés longtemps pour les laver.

Choix d'un antiseptique usuel.

Avant de clore ce chapitre, disons un mot sur le choix d'un antiseptique usuel, c'est-à-dire d'un antiseptique qu'on aura toujours sous la main pour nettoyer une surface malade, pour laver la peau en un point sur lequel on va porter un instrument, avec lequel le médecin, le chirurgien, les personnes qui entourent le malade pourront se laver les mains, se nettoyer les ongles, etc. Nous donnerions la préférence soit au liquide de Lépine, soit à une solution acide de sublimé corrosif.

Liquide de Lépine. — Quand on associe plusieurs antiseptiques, leur pouvoir antiseptique s'additionne ; mais le pouvoir toxique du mélange ne s'augmente pas proportionnellement à son pouvoir antiseptique. S'appuyant sur cette loi, M. Lépine a proposé un mélange des plus puissants antiseptiques. En voici la formule pour un litre :

Sublimé	0 gr. 01 ct gr.
Acide phénique	1 gr.
Acide salicylique	1 gr.
Acide benzoïque	0 gr. 50 ct gr.
Chlorure de chaux	0 gr. 50 ct gr.

Brome........................ 0 gr. 10 ct. gr.
Bromhydrate acide de quinine. 2 gr.
Chloroforme.................. 2 gr.
Eau.......................... 1 litre.

Cet antiseptique excellent n'est guère employé en raison de sa complexité et de son prix de revient. Aussi lui préfère-t-on habituellement le suivant:

Solution acide de sublimé corrosif. — Les propriétés antiseptiques du sublimé ne sont contestées par personne. Mais le sublimé seul a l'inconvénient de former avec les matières albuminoïdes des tissus un précipité insoluble. Laplace a montré que cet inconvénient disparaissait si on ajoutait à la solution dite Liqueur de Van Swieten, 5 pour 1000 d'acide chlorhydrique ou d'acide tartrique et que le liquide ainsi obtenu avait des propriétés antiseptiques beaucoup plus énergiques que la simple solution de sublimé. On pourra donc formuler comme suit:

Sublimé corrosif........... 1 gr.
Acide tartrique............ 5 gr.
Eau distillée.............. 1000 gr,

Cette solution peut s'employer pure lorsque l'absorption par la surface nettoyée ne doit pas être considérable.

L'autonomie du service de santé et l'assimilation des grades (K. D.),

I. *L'autonomie du service de santé.* — II. *Officiers ou assimilés?* — III. *Médecins et non-combattants.*

I. — En adoptant la loi du 16 mars 1882, sur l'administration de l'armée, le Parlement obéissait à une généreuse inspiration. Il réparait une iniquité, entendait prévenir les retours des désastres sanitaires du passé et voulait, qu'on me pardonne l'expression, mettre en leur place, choses et gens, les intendants dans leurs bureaux ou au contrôle et les médecins à la direction technique des ambulances et des hôpitaux.

Cette loi, acceptée comme la victoire du progrès sur la routine, était une loi libératrice ; mais, hélas! maintenant que l'enthousiasme a fait place à l'expérience et au raisonnement, on convient enfin de son insuffisance et on reconnaît que le fabuliste avait bien raison de recommander de ne jamais abandonner une proie pour en saisir l'ombre seulement.

Par le plus important de ses articles, cette loi spécifie que dans l'exécution du service, les médecins-chefs des hôpitaux et des ambulances auront dorénavant autorité sur tout le personnel militaire ou civil attaché à leur service.

En conséquence, ajoute-t-elle, ils donneront des ordres aux pharmaciens, officiers d'administration, infirmiers et troupes du train momentanément détachés auprès d'eux.

En principe, le chef d'une formation sanitaire aurait donc la même autorité qu'un officier de troupes sur les unités qu'il commande, et sous sa responsabilité, la surveillance des distributions et la tenue des ambulances ou des salles de malades En fait, où commence cette autorité, où finit-elle?

Elle est limitée aux murs de l'hôpital et aux limites de l'ambulance, parce que la loi qui impose au médecin une juste responsabilité technique ne lui confère pas les moyens d'assurer directement le service dont il est chargé. C'est ainsi qu'on confie à d'autres moins compétents que lui, le soin de préparer pendant la paix et le droit de requérir en temps de guerre, le matériel, le personnel et les approvisionnements nécessaires. Singulière autonomie ! — n'est-ce pas ? — ou plutôt demi-autonomie qui augmente la responsabilité du médecin tout en le laissant désarmé. Il ne faut donc pas un grand esprit de prévoyance pour mesurer les périls d'une telle situation et pour soupçonner des conflits, d'autant plus redoutables qu'ils seront plus fréquents.

II. — Ce n'est pas tout, cette loi, pour des motifs aisés à comprendre, a mis le médecin dans une situation inférieure à celle de l'officier de troupes.

Elle en a fait un assimilé avec « correspondance de grade ». C'est la formule : et en vérité, il faudrait ignorer les règlements ou les mœurs militaires, pour nier l'importance de cette restriction. Un sous-lieutenant est un gradé, un médecin-inspecteur n'est qu'un assimilé ! Celui-ci possède seulement la correspondance du grade ; celui-là prend rang dans la hiérarchie des officiers. Le soldat ne l'ignore pas et au point de vue disciplinaire, on le lui enseigne trop. En dehors de l'ambulance et de l'hôpital, le médecin ne possède ni le droit de punir, ni le droit d'imposer à un subalterne l'obéissance hiérarchique. Un inférieur l'outrage ? Il peut se plaindre et en référer à l'autorité militaire. Oui sans doute ; quand à infliger directement une punition, fût-ce un jour de consigne ou de salle de police, la loi ne le lui permet pas. C'est, dit-elle, un assimilé ; ce n'est pas un gradé.

III. — Mais objecte-t-on, argument aussi injuste que spécieux, « le médecin est un non combattant. » Eh quoi donc ? Devant la mort, l'assimilation, — puisqu'il s'agit d'assimilation, — serait-elle autre entre l'officier foudroyé sur le champ de bataille et le médecin, qui de jour et de nuit, sans défaillance et de pied ferme, attend, combat et brave la contagion dans l'atmosphère empestée des ambulances ou des hôpitaux ?

Inutile d'insister sur les lacunes de cette législation. Des faits nombreux en témoignent et pendant un essai de mobilisation, on a pu voir, comme nous en avons été témoin, des officiers des équipages du train, détachés à une ambulance, décliner l'autorité du médecin-chef et « refuser de s'y soumettre tant, « disaient-ils, que l'ambulance n'entrerait pas en « fonctions. » N'est-on pas en droit de se demander ce qu'un tel conflit produirait en temps de guerre ?

Tout commentaire est, après cela, superflu. De tels faits démontrent suffisamment, n'est ce pas, que la question de l'assimilation, de l'égalité des grades et de l'autonomie absolue, n'est pas, comme on a osé tout récemment l'écrire, « affaire de vanité et de galons. » Ceux qui le pensent oublient les cruels enseignements du passé; ceux qui l'affirment ne sont sans doute jamais entré dans la salle d'honneur du Val-de-Grâce.

Ils auraient pu lire sur les murs de cette salle les noms des héros du devoir professionnel que la patrie et la médecine française ont inscrits sur leur livre d'or.

Là, du moins, qu'ils apprennent, s'ils l'ignorent, comment on honore le drapeau en servant l'humanité, et comment *on sait mourir*, quand on est un « *non combattant* ».

Aujourd'hui, médecins de l'armée active, de la réserve et de l'armée territoriale, nous appartenons tous à une même famille ; les intérêts scientifiques et professionnels du corps de santé militaire sont devenus les nôtres. (K. D.)

CHAPITRE XXXI

Traitement des plaies articulaires (Docteur Bousquet).

Nous croyons utile de citer ces intéressantes pages du professeur Bousquet ; l'application s'en présentera fréquemment pour le médecin mobilisé, dans la prochaine guerre :

Il y a vingt ans environ, les plaies des articulations étaient considérées comme un accident des plus sérieux ; mis en leur présence, le chirurgien savait qu'il fallait s'attendre à toute la série des complications qui entravaient alors la cicatrisation.

En effet, comme le faisait remarquer Piéchaud dans sa thèse de doctorat (Paris 1880), les articulations sont particulièrement disposées aux accidents inflammatoires. « La synoviale forme en plusieurs points des culs-de-sac qui retiennent le pus. Elle est sur sa face externe maintenue par des liens fibreux qui s'opposent à la distension. Avec elle se trouvent en communication des diverticules appelés synoviales tendineuses et musculaires ; que les liquides inflammatoires viennent à développer la cavité synoviale, une tension énorme s'en suivra, des fusées purulentes pourront se produire dans les gaines musculaires, les extrémités osseuses en contact avec le pus, perdront leur cartilage et fourniront à leur tour des éléments au travail de destruc-suppurative. Ce sont là des lésions simples liées à la structure de la région, mais d'autres en découlent :

décollement périostiques, nécrose, hecticité par suppuration, infection purulente, etc. »

Consultons les classiques et, sans remonter au déluge, ouvrons le dernier de nos grands traités, antérieur à l'apparition de la chirurgie antiseptique, celui de Follin et Duplay, t. III, p. 173, et nous y lirons ce qui suit : « Lorsque la plaie est de petite dimension, et qu'on a eu soin d'employer, dès le début, les moyens thérapeutiques propre à empêcher le développement de l'inflammation, *il peut* se faire que la cicatrisation ait lieu promptement et sans plus d'accidents que s'il se fût agi d'une plaie simple des téguments. De semblables faits sont *malheureusement forts rares.* Il est beaucoup plus fréquent de voir survenir des accidents inflammatoires sérieux que la bénignité des symptômes primitifs était loin de faire soupçonner ».

Ces accidents étaient l'arthrite traumatique que Duplay décrit de main de maître, puis il ajoute : « Dans l'immense majorité des cas, et quoi qu'on fasse, les symptômes de l'arthrite vont toujours en augmentant d'intensité, et aboutissent à la suppuration ». Quant aux modes de terminaison, ils étaient loin d'être merveilleux. Continuons la lecture du même ouvrage et nous trouvons : « L'arthrite traumatique suppurée peut se terminer de différentes manières : dans certains cas, la suppuration diminue peu à peu d'abondance, les symptômes locaux et généraux s'amendent, et la guérison survient. »

Il est rare que l'articulation recouvre l'intégrité de ses mouvements ; cependant il existe dans la science *quelques faits qui démontrent la possibilité d'une aussi heureuse terminaison.* Ainsi, M. Blot a rapporté *(Archives générales de Méd. 1856)*, deux observations d'arthrites suppurées guéries sans ankylose, et nous avons pu observer un exemple très remarquable d'une semblable guérison à la suite d'une plaie pénétrante du genou. Dans la majorité des cas..., il reste soit une ankylose *incomplète, ce qui est encore une terminaison favorable,* soit une ankylose complète et par soudure osseuse. Enfin la mort est une terminaison assez fréquente de l'arthrite traumatique. »

Ainsi l'ankylose incomplète était regardée comme une *terminaison favorable,* et, si par hasard les blessés retrouvaient, non l'intégrité, mais une certaine partie de leurs mouvements, c'était chose si remarquable qu'on l'enregistrait avec soin et que le fait était religieusement répété dans tous les mémoires ultérieurs sur le sujet.

Depuis l'introduction de la méthode antiseptique, le pronostic de ces plaies s'est notablement amélioré. « Les accidents qui, il y a quelques années encore, étaient tant à redouter, tendent à devenir d'une rareté excessive. Les suites éloignées elles-mêmes ne sont plus à craindre, et l'on peut dire que les résultats définitifs ont acquis de nos jours une perfection dont nos devanciers pourraient à bon droit être jaloux. Non seulement les blessés ont la vie sauve, mais ils conservent leurs membres qui récupèrent souvent avec une rapidité étonnante l'intégrité de leurs mouvements » (Bœckel, *Chirurgie antiseptique).*

De 1874 à 1877, Volkmann, sur vingt-six cas de plaies articulaires n'avait pas perdu un seul blessé. Tous ceux qui étaient entrés en traitement avant le début de la réaction inflammatoire, soit quatorze, avaient conservé la mobilité de leur jointure et parmi eux, un certain nombre avaient une lésion simultanée des os ; trois admis en pleine suppuration avaient guéri avec ankylose.

A cette époque (1877) les assertions de ce genre étaient reçues en France avec un sourire de raillerie ; l'antisepsie, en effet, malgré la croisade entreprise et prêchée, avec tant de succès, depuis, par Lucas-Championnière, commençait à peine à entrer dans nos mœurs.

Actuellement, toute statistique sur la guérison des plaies articulaires serait impossible ; sous l'influence des méthodes rationnelles, la guérison est devenue la règle, la terminaison funeste est une exception ; même dans les cas les plus graves, on peut avoir la certitude d'arriver à de bons résultats. L'observation suivante dans laquelle nous nous trouvions en présence d'un concours de circonstances particulièrement défavorables, prouvera aux débutants qu'il ne faut jamais désespérer du succès :

Coup de couteau dans l'articulation du genou droit. Suppuration de l'article. Phlegmon sous-périostique consécutif. Arthrotomie antiseptique. Guérison.

« Le 19 juillet 1887, M. R. tripier à Clermont-Ferrand, homme vigoureux, ancien sous-officier de cuirassiers, travaillait avec ses ouvriers à nettoyer et à apprêter des pieds de bœuf et de mouton. Un de ses ouvriers s'étant levé, était monté sur un escabeau pour regarder dans une cuve. R., voulant le rappeler à l'ordre s'avança pour lui donner un coup de genou dans le derrière ; malheureusement pour lui, l'ouvrier avait le membre supérieur droit complètement étendu, et dans sa main il serrait un couteau de tripier, étroit et bien affilé, dont la pointe était dirigée en arrière... R... lança vigoureusement son genou dans la direction du postérieur de son indocile ouvrier, mais le genou au lieu de rencontrer les parties molles rencontra la pointe du couteau qui pénétra profondément dans les tissus.

« Le malade s'affaissa perdant beaucoup de sang. Un de nos confrères appelé en toute hâte, constata l'existence d'une plaie située à un travers de doigt au-dessus et en dedans de la rotule et, d'après l'examen du couteau, et la direction de la blessure, il jugea qu'il y avait pénétration. Après avoir eu quelque peine à arrêter le sang, le confrère fit un pansement. Quelques jours après, un autre confrère fut mandé et enfin l'état allant toujours en empirant, la famille estima qu'il fallait un troisième médecin et nous fûmes prié de venir voir le malade le 30 juillet.

« Il avait eu la veille un grand frisson, et se plaignait de douleurs intolérables, la peau etait sèche, le pouls dépassait 130, la température à la main paraissait très élevée.

« La région du genou droit est chaude, tuméfiée, notablement augmentée de volume ; par la plaie qu'a produite le couteau, il s'échappe une sérosité brûnâtre, louche, qui sort avec plus d'abondance, lorsque l'on presse sur les culs-de-sac de l'articulation.

« De l'ensemble de ces phénomènes locaux et généraux, il appert manifestement pour nos confrères, comme pour nous, que le genou est en voie de suppuration, et d'un commun accord nous convenons qu'il faut sans retard ouvrir l'articulation. Nous posons comme condition à cette intervention, le transport du malade dans un local autre que celui dans lequel il se trouve, car l'amphithéâtre de dissection le plus mal tenu, serait un milieu plus salubre que le domicile de notre tripier.

« Le malade est transporté dans un hôtel de la ville et le lendemain matin, 31 juillet, toutes les précautions antiseptiques étant rigoureusement prises, sauf le spray, nous ouvrons l'articulation. D'après le procédé de Kaufmann, de Zurich, décrit dans la thèse de Jalaguier, nous faisons sur le côté externe de l'articulation, au-devant du tendon du biceps, une incision de 0,08 cent. environ qui part de la tête du pronée. Nous arrivons facilement et sans presque avoir de sang sur le bord postérieur du fémur ; avec l'index de la main gauche préalablement passé à la solution phéniquée, nous reconnaissons la capsule articulaire et l'ouvrons dans toute son étendue. Il s'écoule une assez grande quantité de sérosité roussâtre, analogue à celle qui sortait par la plaie ; le doigt promené dans l'articulation en retire plusieurs caillots fibrineux.

« Nous faisons dans l'article de grands lavages avec la solution phéniquée à 5 0/0, puis, avec le doigt, introduit dans l'article, nous soutendons successivement le cul-de-sac supérieur et interne, puis le cul-de-sac inférieur du même côté, qui sont ouverts d'un coup de bistouri ; deux gros drains traversent ainsi complètement le genou.

« Pansement de Lister complet. Le membre est fixé sur une attelle.

« Le soir la température est de 39,2 et pendant huit jours elle reste stationnaire, 38 le matin, 39 ou 39,5 le soir.

« Le premier pansement est fait le mercredi 4 août. Nous enlevons les drains qui traversent l'article et en laissons deux morceaux debout, en haut et en dehors, et en bas et en dedans ; l'état local paraît très satisfaisant.

« Dès le samedi 6 août, la fièvre cesse presque complètement et le lundi 8, en faisant le deuxième pansement, nous supprimons complètement les drains.

« Pendant les jours qui suivent, l'état local reste satisfaisant, le malade ne se plaint pas. Le thermomètre marque 38, 38,5 et cependant R... n'a pas d'appétit, il maigrit et prend un facies terreux.

« Dans la journée il est assez tranquille, mais pendant la nuit il est en proie à un délire furieux, il frappe les gens qui l'environnent et demande à grands cris qu'on lui donne un couteau pour couper sa jambe. Tantôt des bêtes le rongent, ou bien ses ouvriers ne travaillent pas suivant ses désirs. Ce délire a tous les caractères du délire alcoolique. Cependant R... n'a jamais été privé de vin, car il en absorbe plus de deux litres par jour. L'opium associé à la quinine le calment un peu, mais il est difficile de lui faire prendre des médicaments ; quelle que soit la forme sous laquelle on les lui présente, il a pour eux une sainte horreur. Les plaies marchent aussi bien que possible ; dès le 12 août, la synoviale nous paraît complètement fermée. A maintes reprises, nous examinons le creux poplité et les régions périphériques, mais nous ne trouvons rien de particulier et le malade n'accuse pas de douleurs plus vives en un point qu'en un autre.

« Le 16, en faisant le pansement avec notre confrère, le docteur Tixier, il nous semble constater un peu de fluctuation à la partie inféro-interne de la cuisse, mais il n'y a rien de net, et un coup de bistouri donné en guise de ponction exploratrice ne nous apprend rien. Le samedi, 20 août, la fluctuation n'est plus douteuse, nous constatons la présence d'un énorme abcès qui a décollé le périoste et occupe tout le creux du poplité ; rien du côté de l'articulation.

« Une incision en dehors de l'anneau des adducteurs, en plein dans l'épaisseur des fibres du vaste interne, et allant jusqu'à l'os, donne issue à une énorme quantité de pus, un litre au moins. Le doigt introduit dans la plaie avec toutes les précautions antiseptiques, nous permet de reconnaître l'existence d'un vaste décollement ; mais rien ne nous indique l'existence d'une communication avec l'articulation. Deux gros drains sont passés avec un trocart, l'un sort à la partie la plus élevée du losange poplité, l'autre traversant toute la collection vient sortir près du tubercule des adducteurs. De grandes irrigations phéniquées sont faites par ces drains ; puis nous enveloppons le membre d'une couche de ouate saupoudrée d'iodoforme, et par dessus un pansement de Lister complet protège le tout.

« Depuis deux jours, R.... avait voulu revenir dans son domicile et étant donné le milieu où nous nous trouvions, ce luxe de précautions ne nous semblait pas inutile.

« A dater de ce jour notre tripier reprend l'appétit, le sommeil revient progressivement, le délire se calme.

« Le 24 août, nous supprimons les drains, en laissant un simple tube debout à l'orifice situé à la partie supérieure du creux poplité. Le 28, ce morceau de drain est enlevé, les diverses plaies faites autour de l'articulation sont en voie de parfaite guérison. R... fait cinq repas copieux chaque jour, il engraisse à vue d'œil et nous l'autorisons à se lever la jambe étendue sur une chaise.

« Au commencement d'octobre, notre opéré se

promène avec des béquilles, les plaies sont entièrement cicatrisées. Le genou exécute quelques mouvements de flexion et nous sommes persuadé qu'il arrivera par le massage et l'exercice à reprendre une partie de ses mouvements ; car, en mettant le creux poplité sur notre genou, et en faisant porter la jambe à faux, nous obtenons un mouvement de flexion de 45 à 50° environ.

« L'extrémité inférieure du fémur est encore volumineuse, mais elle a notablement diminué depuis trois semaines.

« Une séance de massage de vingt minutes de durée fut faite matin et soir ; les résultats obtenus par ce procédé thérapeutique furent rapides, car vers la fin de novembre, R... arrivait à se mettre à genoux marchait et reprenait peu à peu son travail. En le voyant marcher à l'heure actuelle nul ne se douterait qu'il a subi une opération aussi grave ; les mouvements de l'articulation sont en effet absolument normaux. Pour en fournir une preuve, il suffira de raconter que, pendant l'hiver, notre opéré est tombé sur la glace ; dans sa chute, la partie postérieure de la région fessière est allée toucher les talons : il s'est ainsi produit une rupture brusque, qui a occasionné au patient une vive douleur pendant quelques minutes mais ne l'a pas empêché de reprendre la marche après quelques instants. »

D'après la marche des phénomènes ci-dessus relatés, le couteau, après avoir ouvert la synoviale, avait pénétré plus profondément jusqu'à l'os, intéressant le périoste du fémur du côté de la partie interne de la cuisse. Ainsi s'expliquerait la formation de cet énorme abcès qui se développa lentement, sourdement, et dont, seule, la marche de la température pouvait nous faire soupçonner la présence.

Il nous semble aussi fort remarquable de voir un abcès de ce volume évoluer au contact d'une articulation ouverte, sans que celle-ci ait à souffrir de ce voisinage. Le travail pathologique s'arrête brusquement du côté de l'articulation ouverte et lavée antiseptiquement, il continue au contraire du côté des parties profondes, où l'intervention chirurgicale n'avait pas agi. Aussi n'est-il pas douteux pour nous, que les accidents ci-dessus relatés auraient été conjurés, si dès le début nous avions pu faire une désinfection rigoureuse de la région et de la blessure.

Quelle est donc la conduite à tenir en présence d'une plaie articulaire ?

Supposons le cas le plus simple. — *Plaie étroite sinueuse* du genou, par exemple. — La première question qui viendra à l'esprit est la suivante. L'articulation est-elle ouverte ou non ? Evidemment, c'est là un grave problème, mais, est-il nécessaire pour le résoudre de faire des recherches minutieuses? Et comme nous l'avons vu trop souvent, est-il rationnel de prendre une sonde et d'explorer la plaie pour acquérir la certitude de la pénétration ? Nous croyons semblable manœuvre parfaitement inutile, et nous ne saurions trop mettre en garde les débutants contre les dangers qu'ils font ainsi courir à leurs malades.

Qu'importe, en effet, de savoir si la synoviale est ouverte ou non, vous désirez être renseigné sur ce point afin de redoubler de précautions, dans le cas où la première hypothèse serait la vraie? Eh ! bien, agissez d'emblée comme si vous étiez absolument sûr de l'existence de cette dangereuse complication. Aurez-vous à vous repentir d'avoir mis trop de soins à panser une plaie des parties molles? Non certes, dès lors la conduite à tenir nous semble toute tracée.

Le chirurgien, après s'être lavé les mains et nettoyé les ongles, avec toutes les précautions antiseptiques désirables, doit procéder à la toilette de la région blessée. Dans la pratique rurale où les lois de l'hygiène ne sont pas toujours suivies avec une exactitude rigoureuse, ce nettoyage de la peau du blessé acquiert une importance capitale. Nous lavons généralement la région : 1° avec de l'eau chaude, une brosse et du savon ; 2° avec une solution phéniquée forte.

Le lavage à l'eau chaude et au savon doit être répété aussi longtemps que l'état du sujet le nécessitera. Nous avons vu certains confrères surpris de nous voir râcler avec une brosse rude la peau de nos clients, il n'y a aucun inconvénient à décaper ainsi les patients et c'est jusqu'ici le seul moyen pratique pour arriver au résultat désiré. Lorsque nous le pouvons, et surtout lorsqu'il s'agit d'une région recouverte de poils, la décoction de bois de Panama recommandée par Lucas-Championnière, remplace avec avantage l'eau simple.

Pour les lavages phéniqués, nous employons la solution forte 5 pour 100, et nous ne nous servons ni d'éponges, ni de compresses de tissu spongieux, le coton hydrophile nous paraissant la seule substance absorbante pratique pour la chirurgie rurale.

Nos confrères parisiens ont à leur disposition des aides compétents qui peuvent désinfecter leurs éponges ou préparer des compresses de tissu spongieux, le praticien rural livré à ses propres forces doit simplifier le plus possible son matériel et ses travaux. Or, il est très facile de faire des boulettes de coton hydrophile et de les jeter à mesure qu'elles ont servi.

La région ainsi préparée, nous saupoudrons la plaie et les parties environnantes dans une grande étendue, avec de la poudre d'iodoforme porphyrisée, puis, nous mettons par-dessus une couche de coton hydrophile enduite de pommade ainsi formulée :

Vaseline .... 40 gr.
Acide borique........ 6 gr.

Nous laissons ce pansement en place, pendant le temps nécessaire à la cicatrisation de la plaie, huit, dix, douze, quinze jours et plus suivant les circonstances.

Ce premier pansement enlevé avec toutes les précautions convenables, nous supprimons l'immobilisation et mettons sur l'article une feuille de coton hydrophile, enduite sur sa face, en contact avec les téguments d'une forte couche de la pommade précitée, le tout maintenu avec une bande en flanelle, si faire se peut, de manière à permettre déjà le rétablissement des mouvements.

2° *La plaie est vaste, l'articulation largement ouverte, la région blessée à eu le temps de s'infecter avant l'arrivée du chirurgien.* — Dans notre Traité de chirurgie (Poulet et Bousquet, T. 1er p. 883), nous avons tracé comme suit la conduite à tenir et depuis lors nos idées ne se sont pas notablement modifiées : « La première précaution consiste à désinfecter la blessure, les environs de la plaie seront lavés à la brosse et au savon, ensuite avec la solution antiseptique forte si le traumatisme a introduit dans la solution de continuité des substances étrangères en poudre (terre, poussières diverses), il faudra pousser les lavages *aussi loin que possible ;* le bain antiseptique, la pulvérisation phéniquée rendent alors de grands services.

Si l'on suppose que des matières étrangères ont pénétré dans l'article, on ne doit pas hésiter à ouvrir la jointure, puis à nettoyer avec la solution à 5 0/0 l'intérieur de la cavité articulaire. A fortiori, cette mesure sera-t-elle nécessaire, s'il existe dans l'articulation un corps étranger. Ces premières indications remplies, comme dans le cas précédent, le chirurgien pourra utiliser le pansement de Guérin, qui, fréquemment en pareille circonstance, donne des résulats véritablement merveilleux. Si l'on préfère le pansement de Lister, un drain sera introduit dans l'articulation et coupé au ras de la peau ; il faudra ensuite suturer avec soin la synoviale, puis la plaie cutanée : la suture devra être faite très attentivement et pas trop serrée. Une grande quantité de gaze (gaze perdue de Volkmann) sera disposée de façon à exercer une compression élastique ; par dessus, on appliquera le bandage approprié et le membre sera immobilisé avec le plus grand soin.

Le pansement doit être renouvelé dès qu'apparait au dehors une trace de sécrétion ; cette occasion sera mise à profit pour nettoyer une dernière fois la synoviale : le où les drains seront enlevés vers la fin de la première semaine. »

3° *L'articulation est pleine de pus au moment où l'on fait appeler le chirurgien.* — C'est le cas en présence duquel nous nous sommes trouvé dans l'observation ci-dessus relatée. Après avoir fait les lavages convenables, le chirurgien ouvrira largement l'articulation par la voie qui lui semblera la plus commode, puis pratiquera de grands lavages phéniqués. Il est essentiel qu'aucun des replis de la synoviale ne puisse échapper à l'action du liquide modificateur. Aussi, ne saurions-nous trop recommander aux jeunes praticiens de faire des incisions longues dépassant les limites des culs-de-sac. Du côté opposé à l'articulation seront faites des contre-ouvertures par où sortiront les drains.

Dès que l'état de l'articulation sera modifié, c'est-à-dire le cinquième ou sixième jour, il sera bon de supprimer les tubes à drainage, de manière à prévenir l'ankylose. Les plaies faites par le chirurgien seront saupoudrées d'iodoforme, recouvertes de gaze phéniquée, puis enveloppées d'un pansement ouaté. Immobilisation absolue avec une gouttière plâtrée s'il est nécessaire.

En pareille circonstance, l'ankylose est beaucoup plus à redouter que dans les deux cas précédents, aussi ne faut-il pas trop attendre pour commencer à faire exécuter des mouvements. Dès que les plaies sont cicatrisées, il faut rompre les adhérences ; les douleurs occasionnées par ces manœuvres étant des plus vives, il est bon d'anesthésier le patient : on peut ainsi pousser beaucoup plus loin la rupture des brides fibreuses.

Les jours suivants, une séance de massage, de quinze à vingt minutes de durée, sera pratiquée matin et soir ; elle aura pour avantage de donner de la souplesse à l'article et, aussi, de combattre les troubles trophiques (épaississement des tissus, rougeur de la peau, paralysie vaso-motrice), si communs à la suite des opérations combinées à l'immobilité prolongée des membres. Si la saison le permet, les douches locales, et mieux une saison à Aix-les-Bains, compléteront le traitement.

CONCLUSION

Deux lois contraires semblent aujourd'hui en lutte: Une loi de sang et de mort qui, en imaginant chaque jour de nouveaux moyens de combat, oblige les peuples à être toujours prêts pour le champ de bataille, et une loi de paix, de travail, de salut qui ne songe qu'à délivrer l'homme des fléaux qui l'assiégent.

L'une ne cherche que les conquêtes violentes, l'autre que le soulagement de l'humanité. Celle-ci met une vie humaine au-dessus de toutes les victoires ; celle-là sacrifierait des centaines de mille existences à l'ambition d'un seul.

La loi dont nous sommes les instruments cherche même à travers le carnage, à guérir les maux sanglants de cette loi de guerre. Les pansements inspirés par nos méthodes antiseptiques peuvent préserver des milliers de soldats. Laquelle de ces deux lois l'emportera sur l'autre ? Dieu le sait. Mais ce que nous pouvons assurer, c'est que la science française se sera efforcée en obéissant à cette loi d'humanité, de reculer les frontières de la vie (Pasteur).

A. Solutions pour injections antiseptiques.

FORMULES	NOM des auteurs	NOM des expérimentateurs	EMPLOIS	DOSE de tolérance
parties Eucalyptol . . . 5 Vaseline liquide 20	MM. A. Meunier	MM. Ball, Dujardin - Beaumetz, Ley, Léon Petit, Roussel.	Tuberculose, désinfectant chirurgical.	0.50 à 1.25 d'eucalyptol.
Eucalyptol . . . 5 Iodoforme. . . 0.25 Vaseline liquide 20	A. Meunier	Dujardin-Beaumetz, Ley.		0.50 à 1.25
Sulfure de carbone 1 Vaseline liquide 19	A. Meunier	Dujardin-Beaumetz, Ley.		Par petites quantités.
Iodoforme. . . . 1 Vaseline li. mé. 100	A. Meunier	Dujardin-Beaumetz, Ley.	Tuberculose, blennorrhagie, emploi chirurgical.	0.03 à 0.05
Myrtol pur . . . 5 Vaseline liq. mé. 20	A. Meunier.	Dujardin-Beaumetz.	Tuberculose, bronchites fétides, bronchorrées, cyst. névral. sciatiq.	Parfaitement toléré.
Thérébent. pure 5 Vaseline li. mé. 20	A. Meunier	Dujardin-Beaumetz.	Bronchites, cystites.	1 à 10 gr.
Thymol . . . . . 10 Vasel. liq. méd. 90	A. Meunier H. Bocquillon	Dujardin-Beaumetz, Ley.	Désinfectant général.	0.20 à 0.30 par jour
Phénol . . . . . 1 Vasel. liq. méd. 200	A. Meunier	Léon Petit, Tillaux, Ley	Tuberculose, antisep. gén.	0.40 à 0.60
Terpinol . . . . 50 Vasel. liq. méd. 100	H. Bocquillon	Constantin Paul.	Bronchite, cystite.	Parfaitement toléré.
Iode. . . . . . . 1 Vasel. liq. méd. 100	A. Meunier	Dujardin-Beaumetz, Ley.	Asthme, emphysème diathèse uriq	Parfaitement toléré.
Iode . . . . 2 Vasel. liq. méd. 100	H. Bocquillon	Constantin Paul, Ley	Traitement iodé en général, catarrhe.	Parfaitement toléré.
Menthol . . . . . 10 Vasel. liq. méd. 100	A. Meunier H. Bocquillon Boymond	Rosemberg.	Succédané de la cocaïne	Sans danger
Eugénol. . . . . 3 Vasel. liq. méd. 100	A. Mennier	A. Meunier	Tuberculose.	Toléré.

FORMULES	NOM des auteurs	NOM des expérimentateurs	EMPLOIS	DOSE de tolérance
parties Hélénine . . . . 1 Vasel. liq. méd. 100	MM. A. Meunier	MM. A. Meunier	Microbicide du bacill. de Koch.	
Chloroforme . . 20 Vasel. liq. méd. 80	A. Meunier H.Bocquillon		Anesthésie des microbes sciatique, névralgies.	Parfaitement Toléré.
Hydrogène sulf. 4 vol.	H.Bocquillon	Dujardin-Beaumetz, Ley.	Tuberculose	Parfaitement toléré.
Salol . . . . . . 1 Chloroforme . . 1 Vasel. liq. méd. 10	H.Bocquillon		Antiseptique	

B. Injections d'alcaloïdes.

Cocaïne pure 2 Vasel. li. mé. 100	A. Meunier.	A. Meunier.	Anesth. locale, Névralgies. Oculistique. Art dentaire	Mieux toléré que les solutions aqueuses
gr. Aconitine cr. 0 001 Chloroforme. 1 Vasel. li. mé. 5	A. Meunier.	A. Meunier.	Névralgies.	
Digitaline cri. 0001 Chloroforme.. 1 Vasel. li. mé. 5	A. Meunier.	A. Meunier.	Affections cardiaques. Asystolie.	1 c. c. par injection.
Quinine pure 0 20 Alcool absol. x à xv Ether . . . . x à xv Vasel. li. mé. 20	A. Meunier.	A. Meunier.		Plusieurs injections. 1 c. c. = 0.23 de quinquina
Quinine pure 0 20 Chloroforme. xx Vasel. li. mé. 20	H.Bocquillon			Plusieurs inj. 1 c. c. — 0.23 de quinquina
Pilocarpine . 0 05 Chloroforme. 3 Vasel. li. mé. 7	P. Vigier. H.Bocquillon	Gillet de Grandmont.	Oculistique. Diphthérie.	
Solanine. . . 0 05 Chloroforme. 1 Vasel. li. mé. 9	H.Bocquillon	Geneuil.	Analgésique	

FORMULES	NOM des auteurs.	NOM des expérimentateurs.	EMPLOIS	DOSE de tolérance
parties Eserine . . . 0 05 Chloroforme. 1 Vasel. li. mé. 10	MM. H.Bocquillon	MM. Gillet de Grandmont.	Oculistique.	
Atropine . . 0 001 Chloroforme. III Vasel. li. mé. 1	H.Bocquillon	Gillet de Grandmont	Oculistique.	
Hyoscine . . 0 005 Chloroforme. V Vasel. li. mé. I	H.Bocquillon	Gillet de Grandmont.	Oculistique. Hypnotique.	
Duboysine. . 0 005 Chloroforme. V Vasel. li. mé. 1	H.Bocquillon	Gillet de Grandmont.	Oculistique.	
Daturine . . 0 005 Chloroforme. V Vasel. li. mé. 1	H.Bocquillon	Gillet de Grandmont.	Oculistique.	
Apomorphine 0 01 Chloroforme. 1 Vasel. li. mé. 4	H.Bocquillon		Emétique.	
Hyoscyamine 0 06 Chloroforme. 4 Vasel. li. mé. 4	H.Bocquillon	Tifton. Bryre.	Delirium tremens.	1/2 cc. de liquide par injection.
Agaricine . 0 05 Chloroforme. 1 Vasel. li. mé. 5	H.Bocquillon	Seifert. Héring.	Sueurs profuses des phthisiq.	
Cotoïne . . . 1 Ether acétiq. 4 Vasel. li. mé. 10	H.Bocquillon	Patella. Bergésio.	Antidiarrh. Ulcérations de l'intestin.	
Caféine . . . 1 Chloroforme. 9 Vesel. li. mé. 10	H.Bocquillon			

C. Injections antisyphilitiques.

Calomel . . . 0 10 Vasel. li. mé. 1 20	MM. Scarrenzio	Balser, Hallopeau, Besnier, Grellety	Syphilis primaire et secondaire	
Ox. jaune mer. 1 Vasel. li. mé. 10	Dujardin-Beaumetz.	Dujardin-Beaumetz, Gillet de Grandmont.	Syphilis constitution. Gommes de l'œil.	

D. Injections diverses.

FORMULES		NOM des auteurs	NOM des expérimentateurs	EMPLOIS	DOSE de tolérance
		MM.	MM.		
Ether . . . . Vasel. li. mé.	30 90	H.Bocquillon		Stimulant antispasmod	
Paraldéhyde Vasel. li. mé.	10 100	H.Bocquillon	Kéraval.	Hypnotique. mélancolie.	
Iodoforme . Ether . . . . Vasel. li. mé.	1 10 10	H.Bocquillon		Antiseptique chirurgical.	
Brôme. . . . Vasel. li. mé.	10 100	H.Bocquillon		Désinfectant croup, sédatif	
Aseptol . . . Vasel. li. mé.	1 100	H.Bocquillon		Antiseptique	
Phosphore. . Vasel. li. mé.	1 100	Dujardin-Beaumetz.	Dujardin-Beaumetz.	Sciatique Mélancolie	0,005 par injection.

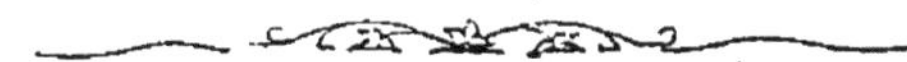

SOCIÉTÉ FRANÇAISE DE SECOURS AUX BLESSÉS MILITAIRES[1]

Au cas où la France serait engagée dans une guerre, le soussigné *(prénoms, nom)* .... *(qualité)* .... né à .... le .... demeurant à .... déclare s'engager, pour la durée de deux ans, envers la SOCIÉTÉ FRANÇAISE DE SECOURS AUX BLESSÉS MILITAIRES, représentée par le Conseil, et, sur son appel, à faire partie du personnel des (2) .... de la Société, en qualité de ....

L'engagé dont le concours aura été requis recevra de la Société, pendant la durée de son service, une indemnité journalière déterminée par le tarif ci-dessous, dont il a pris connaissance et qu'il a déclaré accepter.

Fait à .... le 18

SIGNATURE DE L'ENGAGÉ :

Visa du Secrétaire général : Visa du Président de la Société :

(1) Même formule pour l'Association des Dames françaises.
(2) Indiquer si l'engagé veut servir dans les hôpitaux temporaires, dans les ambulances de campagne ou, indistinctement dans les hôpitaux et les ambulances.

Décret du 2 Mars 1878. — Art. 3. — Nul ne peut être employé par la Société de secours s'il n'est Français ou naturalisé Français, et s'il n'est dégagé de toutes les obligations imposées par la loi du 27 juillet 1872 sur le recrutement de l'armée et par la loi du 3 brumaire an IV sur l'inscription maritime.

Néanmoins, les hommes appartenant à la réserve de l'armée territoriale peuvent, exceptionnellement, sur des autorisations nominatives données par le Ministre de la guerre, être admis à faire partie du personnel employé par cette Société.

Sont recrutés : les médecins traitants, parmi les docteurs en médecine ; les médecins aides, parmi les docteurs en médecine ou les officiers de santé ; les pharmaciens, parmi les pharmaciens diplômés.

TABLEAU DES INDEMNITÉS JOURNALIÈRES

GRADES.	SERVICE dans les hôpitaux du lieu de la résidence.	SERVICE dans les hôpitaux hors du lieu de la résidence	SERVICE dans les ambulances attachées aux corps d'armée.	ENTRÉE en campagne
Médecin en chef . . .	Service gratuit . . .	16 fr. 65 (5 00fr.) sans vivres . .	16 fr. 65 (Avec les vivres et le logement.)	1.000 fr.
Médecin traitant . . .	Service gratuit	13 fr. 55 (400 fr.) sans vivres . .	13 fr. 35	800 fr.
Aide-médecin. , . .	5 fr. (150 fr.)	5 fr. » (150), avec vivres . . .	8 fr. 35	500 fr.
Pharmacien (1) . . .	Service gratuit . . .	13 fr. 35 (400), sans vivres . . .		800 fr.
Aide-pharmacien (diplômé) . . . . . ,	5 fr. (150 fr.)	5 fr. » (150), avec vivres . . .	8 fr. 35	500 fr.
Comptable principal .	(2).	13 fr. 55 (400), sans vivres . . .	13 fr. 35	800 fr.
Aide-comptable . . .	(3)	5 fr. » (150), avec vivres . . .	8 fr. 35	500 fr.
Ministre du culte. . .	Service gratuit . . .	de 1re classe. 13 fr. 35 (400), sans vivres . . . de 2e classe. 8 fr. 35 (250), avec vivres . . .	 8 fr. 55	 800 fr. 500 fr.
Infirmier-major . . .	3 fr. (90 c.) . . (Avec vivres d'hôpital.)	5 fr. 50 (105). . . . . . (Avec vivres d'hôpital)	4 fr. »	
— caporal. . .	2 fr. (60) . .	2 fr. 50 (75)	3 fr. »	
Infirmier	1 fr. 50 (45). .	2 fr. » (6)	2 fr. 75	
Homme de service . .	1 fr. 50 (45). .	2 fr. » (60)	2 fr. 75	
Homme d'écurie . . .	1 fr. 50 (45). .	2 fr. » (60)	2 fr. 75	

(1) Quand le pharmacien sera commissionné avec le titre de pharmacien en chef, il jouira des mêmes avantages que le médecin en chef.

(2) Indemnité variant de 6 fr. 65 c. (200 fr.) à 11 fr. 65 c. (350 fr.), suivant l'importance de l'hôpital (20 à 200 lits).

(3) Indemnité variant de 3 fr. (90 fr.) à 5 fr. (150), suivant l'importance de l'hôpital (2o à 2oo lits).

APPAREIL TOSELLI

L'usage de la glace *intus* et *extra* jouera un grand rôle dans la thérapeutique et l'alimentation des blessés nous croyons devoir faire connaître l'appareil de l'officier du génie Toselli, fabriqué par M. Bustin, boulevard de la Chapelle (Paris).

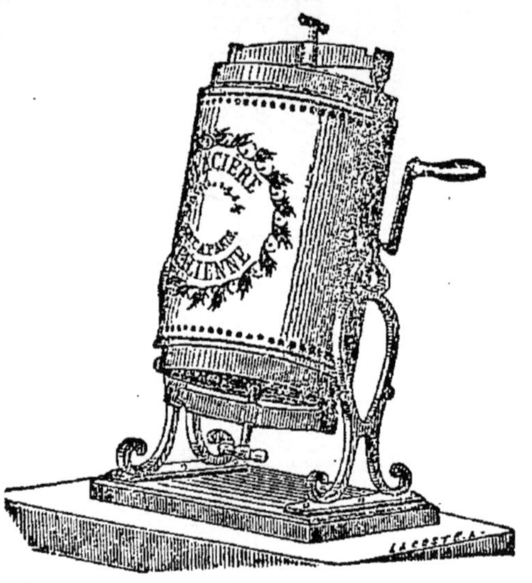

Parmi les appareils qui fonctionnent par l'emploi d'un sel inoffensif et de l'eau, la Glacière Toselli est la seule qui ait obtenu une récompense à l'Exposition Universelle de 1878. Machine la plus simple et la plus rapide pour glacer les crêmes, et obtenir, avec une grande économie des blocs de glace, d'une livre à quatre livres par opération de 5 minutes. Réussite garantie.

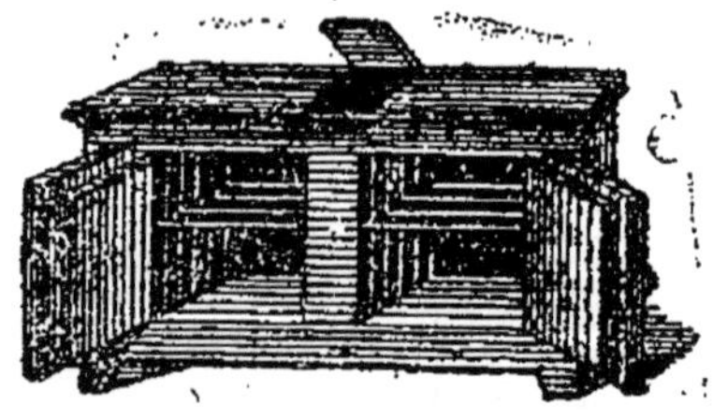

Glacières mobiles et portatives, *brev. s. g. d. g.*, à l'usage des marchands de vins, cafés, hôtels, confiseurs, bouchers et charcutier, marchands de beurre et comestibles, etc., pour conserver avec une petite quantité de glace les provisions de toute espèce, frapper les vins, eaux de seltz, etc.

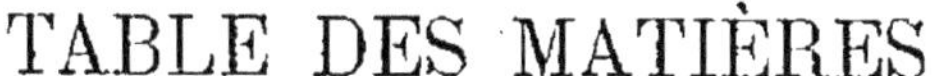

TABLE DES MATIÈRES

TABLE

PREMIÈRE PARTIE

DEUXIÈME PARTIE

TROISIÈME PARTIE

NOTES SUPPLÉMENTAIRES

IMPRIMERIE F. MARION, GRANDE-RUE A GANNAT.

IMPRIMERIE, F. MARION, A GANNAT

www.ingramcontent.com/pod-product-compliance
Ingram Content Group UK Ltd.
Pitfield, Milton Keynes, MK11 3LW, UK
UKHW020059200726
13856UKWH00002B/290